高强度有源自聚焦超声及其应用

赖启基 赖宁磊 著

 南京大学出版社

作者简介

赖启基简介

赖启基,1935年生,毕业于南京大学物理系,教授、博导,享受国务院特殊津贴专家,是南京大学核物理专业学科带头人之一。校内历任基础物理实验室与近代物理实验室主任,基础物理及原子核物理教研室主任,核电子实验室与核电子学专业主任,南京大学粒子加速器实验室主任,南京大学加速器研究所所长兼电子加速器工程技术开发中心主任(法定代表人),南京大学科技产业专家委员会委员,南京大学高级职称评委会委员、评审组组长等。赖启基先生前后参加中国核学会、中国粒子加速器学会的筹备工作,校外历任加速器学会理事、直线加速器专业组长、电子加速器专业组长;参加筹备江苏省核学会,先后任学会理事、常务理事、副理事长,兼任辐射技术与加速器专业委员会主任,中国核工业部高等学校原子核物理专业教材编审委员会委员,国家教委物理教材编审委员会委员,中国科学院国家同步辐射实验室学术委员,江苏省计量测试学会电离辐射专业委员会委员,国家技术监督局全国放射治疗、核医学、放射剂量学标准委员会委员,北京医疗器械研究院国家医用加速器工程技术研究中心工程技术委员会委员,国家技术监督局全国医用电器标准化医用高能辐射和核设备标准化委员会委员,南京市政协委员等。

赖启基先生是南京大学核物理专业奠基人之一,1957年2月被派定参与筹建原子核物理专业与核电子学专业,编写教材并开设核电子学、纳秒技术及其在核物理学的应用等课程。同时带领团队进行科学研究,研制可用于核谱研究的三型闪烁γ谱仪及其他核实验设备,快速建成了可用于教学、科学研究的初具规模的专业实验室,满足了教学、科研和专业发展的需要。由于科研、教学、专业建设的成果,核物理专业于1960年被评为校、省先进集体,赖启基先生被委派代表核物理专业,于1960年6月出席在北京人民大会堂召开的全国文教系统群英会,受到了朱德、周恩来等国家领导人的亲切接见。师生们研制的部分教学、科研仪器参加了大会展览,此事已被列入"南京大学大事记"中。1967年,赖启基先生组织创办了"南京大学可控硅厂",主持研制了当年国内先进的高压大功率快速晶闸管,被选入全国科技成果展。

赖启基先生先后主持国家级、江苏省科技攻关,国家级产学研,自然科学基金,博士点基金,江苏省科技开发等多个科技项目。所主持的医用、辐照加速器等项目取得了重大的经济及社会效益,先后获国家、省、市等多项科技进步奖。其中,所主持的NDZ20-20 MeV型高能双光子医用电子直线加速器项目,领衔组织南京大学、南京工学院(即现在东南大学)、720厂、1014所、南京第一医疗器械厂、772厂、江苏省肿瘤防治研究所(即江苏省肿瘤医院)7家单位,数十位科技工作者协作攻关,历经12年艰苦研发,在国家科委、省市政府大力扶持下,圆满完成攻关并成功用于治疗多种肿瘤患者后,于1986年5月,由谢家麟院士主持、全国加速器与放疗界31位顶级专家联合召开全国性科技攻关成果鉴定会,鉴定意见明确指出此型加速器的研制成功"填补了国内高能档医用电子直线加速器的空白,主要性能指标达到了国际先进水平"。此型医用加速器后续产业化改进设计后转产,获得预期的社会效益与经济效益,项目成果先后获得国家教委科技进步一等奖与南京市科技进步一等奖,并被列为"国家级重大科技成果"。此外,赖启基先生主持的NFZ-10型加速器与用它研究功率半导体器件方法与工艺的研究成果已在铁道部株洲电力机车研究所多年用于批量辐照生产大功率、高速半导体开关器件并用于电力机车的电控系统,结出累累硕果,为我国高铁提速发展做出了不可磨灭的卓越贡献,获得了巨大的经济效益和社会效益。项目验收鉴定委员会由何多慧院士、赵文彦、裴元吉、丁耀根教授等10位著名专家组成,鉴定意见指出:"NFZ-10型加速器的研制成功,标志了我国工业辐照电子加速器的研制取得的新进展,为我国开辟新的辐照加工技术及对加速器技术的发展做出了重要的贡献。"此项目于1998年1月获国家教委科技进步二等奖。

赖启基先生在重要科技刊物先后发表论文70余篇,专著五部;参与制定大型医疗器械国家标准、高能辐射工程及应用国家行标各一部。曾被授予江苏省有突出贡献中青年专家、江苏省高校"先进工作者"等荣誉称号。2018年于中国同位素与辐射行业协会成立三十周年报告会上获得"核技术应用杰出成就奖"。2001年作为项目创始人之一建立海克医疗团队,现任南京海克医疗设备有限公司首席科学家、技术总监。

赖宁磊简介

赖宁磊,1996年毕业于南京大学电子科学与工程系,1998年创办了南京英派升信息咨询有限责任公司,担任董事长兼总经理,主营计算机软硬件、网络系统集成等业务。1999年投入资金与南京大学合作研发高新技术项目——高精度超小型无损检测电子直线加速器(HPBL),历时两年时间完成该项目验收并计划投产。2001年与父亲赖启基合作创立了海克医疗项目小组,2005年至今成立了南京海克医疗设备有限公司,担任董事长兼总经理,多年来历经艰难险阻,专注于大型高新技术医疗设备项目——海克高强度聚焦超声肿瘤治疗系统(HKSFU)的开发,负责组织实施该项目的研发及产业化工作。2005年作为该项目核心知识产权的持有者完成了国际发明专利——"准自聚焦高强度大功率超声换能器"的计算机模拟设计,完成了HKSFU核心技术指标测试数据的计算机拟合,并给出了自聚焦超声换能器的多项关键参数,这些内容已被国家行业标准所引用。另外,在HKSFU剂量学研究过程中深入参与了TPS专家软件的设计。该项目成果得到国家科技部及江苏省科技厅的立项支持与省市领导的亲切关怀。

内容简介

据统计,当代肿瘤治疗90%以上是物理治疗的成果。所谓物理治疗,包括手术这一古老的物理治疗和10数种现代物理治疗(如现代电离辐射——放疗、激光、射频、温热、致冷、高强度聚焦超声等)。其中,高强度聚焦超声(High Intensity Focused Ultrasound,HIFU)肿瘤治疗,由于其生物医学物理本质,有望成为真正无/微创、安全/有效治疗多种良、恶性肿瘤物理治疗新方向。基于这一共同期盼,近20年来,中国、美国、英国、加拿大、韩国、日本等相继动用大量资金、人才,先后研究、开发、生产了多种型号HIFU,部分产品已被广泛用于子宫肌瘤和肝癌治疗。正是由于对HIFU的本质性共识与大量临床实践报道,HIFU已被世界卫生组织(WHO)列为21世纪世界医疗器械发展的肿瘤物理治疗前沿方向,从而也成为当代大型医疗装备研究、开发的世界热点。本文集论述内容主要是在南京海克医疗设备有限公司数十位员工历经20年在此领域艰苦奋斗、迎难而上、反复攻关、独辟蹊径取得多层次、多方位核心技术成果的基础上,从理论与多年临床实践两层面进行深入探讨,并总结而成的。期待能抛砖引玉地吸引同行专家学者的评析指正,使其能与时俱进、日趋完善,再次与表谢忱。

目　录

第1章 绪 论

1.1 说明:本书中 HIFU 为英文 High intensity focused ultrasound 的通用、广义的缩写,HIASFU 英文全称为 High intensity active self-focused ultrasound,是一特殊型的 HIFU。

1.2 HIFU 的国内外行业标准概括。HIFU 行业标准首先由中国于 2005 年 12 月 7 日发布,2006 年 12 月 1 日实施,成为世界首先发布/实施的国家医药行业标准:YY0592—2005。时隔十多年后 HIFU 行业标准与时俱进地仍由中国于 2016 年 1 月 26 日发布,2018 年 1 月 1 日实施,名为 YY0592—2016(代替 YY0592—2005)。YY0592—2016 在其"前言"中指出以下四点:删除了一些与其他引用标准重复的术语和定义;增加了纵向定位精度的要求;增加了电磁兼容的相关要求;删除了 2005 年版附录 A。

然而,二十多年来我国以及全球范围相关 HIFU 的大量研究、开发、生产、临床实践所形成的文献报道充分表明:两轮 HIFU 的 YY 国家行标应与时俱进地做必要更新,使其更科学、更合理、更成熟。为此,在下面谨提几点建议,供进一步更新行标时参考。

(1) 作为国家行业标准文件,除了须全面科学地对项目类别、技术要求具体阐明技术指标详尽内容外,不可或缺地还须对核心技术指标测试方法和测试设备的科学要求与测试结果的数据进行规范处理。但遗憾的是,两轮 HIFU 的 YY 行标均缺失后者内容,从而显示了两轮 HIFU 的 YY 行标的不完整性。

(2) 作为用于肿瘤无/微创临床的 HIFU,声压(或声强)聚焦增益指标是其预估 HIFU 能否达到其临床期望无/微创疗效的关键性技术指标。两轮 HIFU 的 YY 行标均缺失此项关键指标要求及对应测试方法,建议予以补充。

(3) HIFU 的两轮 YY 行标中均于 5.15 节规定"焦域最大声强"—"空间峰值时间平均声强(I_{spta})的最大值应不小于 1 000 W/cm²"。这一技术要求显然使符合此要求的 HIFU 无法满足实际肿瘤临床的有效、安全的基本要求,更不适于深部肿瘤和有骨障肿瘤(如肝癌)的治疗。

(4) HIFU 的两轮 YY 行标中均于 5.1.1 和 5.1.2 分别要求 HIFU 的"焦域横向尺寸""焦域纵向尺寸""应不大于制造商公布的标称值"。这样的标准条款源于国内有关 HIFU 制造商所发表的论文中有关 HIFU 焦域尺寸"越小越好"之说。显然,此说的概念有偏颇之虞,作为"标准"的条款亟待修正。

1.3 HIFU 的国内外临床应用报道概况。

(1) HIFU 作为重要的和最新的肿瘤物理治疗技术,追溯其发展历程迄今已有 80 年的历史了(从 1942 年 Lynn 的研究算起)。然而,直至 1999 年(距今 23 年),才由美国哈佛大学学者 F. Joles M D 报道,被称为具有划时代意义的治疗乳腺癌的崭新技术——高强度聚焦超声技术

（HIFU 技术）；日本东芝公司于 2002 年把 HIFU 推至临床应用。然而据报道，我国的 HIFU 产业化与实际临床应用已超前三五年走在世界前列。首届"HIFU 在医学中的应用国际研讨会"于 2001 年 5 月 10 日—12 日在中国重庆召开。会议的组织委员会和学术委员均由中国学者担任。会议总结报告由华盛顿大学 Timathy J. Mason 教授撰写并在大会总结中引用时任美国声学会主席 Lawren ce Curm 教授的话："我们大家都惊讶地发现，中国在 HIFU 的临床应用上领先世界 3—5 年"。可见，我国把 HIFU 实用于临床时间超前世界 3—5 年之报道本缘于此。

（2）在 2001 年首届 HIFU 技术及其临床应用国际学术研讨会之后，相继十三年，每一年在不同国家举办一次国际学术研讨大会。2013 年 5 月 12 日—16 日在上海召开了第十三届国际治疗超声大会之后，迄今（2020 年）未见新国际会议召开。然而在我国国内"全国超声治疗及超声生物效应学术大会"到 2017 年 10 月也陆续举办了九次。第九次全国 ISTU 于 2017 年 10 月 13—15 日于北京召开。会议论文共 141 篇，其中"超声治疗"论文共 21 篇，主要内容包括如何使 HIFU 临床增效；HIFU 临床不同随访期疗效分析；HIFU 治疗子宫肌瘤术中、术后常见并发症，如皮肤烫伤、腰骶部胀痛、腿部发麻、疲乏、腹胀等。有论文评价腹壁有、无瘢痕在 HIFU 临床中皮肤烫伤的差异；个别论文报道了"改变组织声环境"，如引入碘油、纳米磁性颗粒、高吸水性树脂等；此外，还有论文提出引入空化核（如微泡造影剂）二次辐照、注入无水乙醇、术前动脉栓塞等方法，期望可以借此改善以往国内、外 HIFU 子宫肌瘤临床疗效不佳之弊。但论文也同时客观地指出上述各种方法虽已成为长期以来的研究热点，但各种方法也都显示了各自不足之处。

1.4　由牛凤岐、朱承刚、程阳、寿文德起草的等效采用国际标准的国家标准：GB/T20249—2006/IEC61828:2001 有关"两类 HIFU"专业性定义中，第 3.1.2 节指出 HIFU 的"已知型和未知型聚焦换能器"详细内容可参阅原文。这里只做简介于下："对于医学超声领域目前所用的超声换能器，仅凭外形观察很难确定其是否为聚焦型""由于固有的自然聚焦和所采用的附加聚焦手段的潜在复杂性，有关聚焦换能器的任何一个通用定义都必须依据其声场和非结构给出""在已知其结构的换能器和对其知之甚少的换能器之间也应加以区别。对于前一类，诸如几何焦距等某些理论定义均可用于聚焦特性的描述和建模。而属于后一类的超声换能器，其特性就像是未知的'黑匣子'，能够了解到的只有其声场"。此标准的详细科学论述读者可参阅原文，本书不做重复。

1.5　关于 HIFU 的聚焦增益在我国 GB/T19890—2005 国家标准和 GB/T20249—2006/IEC61828:2001 都给出其定义和计算方法，这表明"聚焦增益"这一技术指标确系 HIFU 的关键特性之一。基于这一共识，HIASFU 也进行了理论与实践研究，进一步证明了其重要性，也给出了 HIASFU 焦域声强增益计算关系式并与 GB/T20249—2006/IEC61828:2001、GB/T2005 国家标准的定义和计算方法比对。

1.6　详述采用获国际发明专利的低生热、高导热、不辐解、可精确测量不同会聚角的聚焦超声功率从数十瓦至数千瓦的、无机材料研制成的"全吸收群锥靶"。此项国际发明专利的装置已成为 HIASFU 或其他 HIFU 科技发展不可或缺的重要计量装置发明之一，本书附此项国际发明专利全文于后。

1.7　缘于当前 HIFU（HITU）尚属"年轻"项目，包括对应的国内、外行业标准、发表的论文、著作不一而是，本书不拟妄加过多评析（除必要少量内容外），因此本书将是以已发表或拟发表的 HIASFU 论文为主的著作，期望读者理解与批评指正。

第 2 章　HIASFU 换能器结构与定义

　　图 1 为 HIASFU 有源自聚焦大功率超声换能器沿中心轴 OZ 纵剖面结构示意图。换能器已获中、美、欧盟、日、加、韩等国家国际专利的知识产权保护。

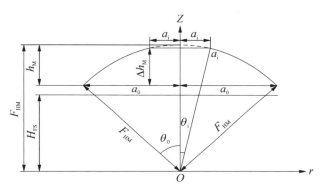

图 1　HIASFU 换能器结构示意

　　图 2 为 HIASFU 换能器特有的"复合背衬"沿中心轴剖面结构示意图，图中：①为少量扇形压电陶瓷片紧密结合组成大口径、中孔小口径准自聚焦超声换能片；②为换能片保护层；③为厚度等于 1/2 波长（或其整数倍）的刚性、低耗材料的背衬；④为全反射气腔；⑤为中孔冷却水通道。

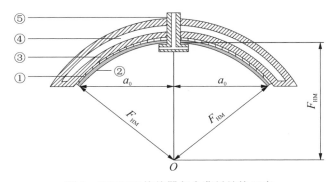

图 2　HIASFU 换能器复合背衬结构示意

　　有源自聚焦换能片与复合背衬紧密结合组成的获国际发明专利授权保护的 HIASFU 换能器与其他聚焦换能器相比，不仅具有聚焦特性好、电声转换效率高的优点，而且也提高了换能器发射强超声功率的能力。中孔小口径冷却水通道的动态流水进一步使超声换能器可运行于超高声功率水平(如数千瓦至万瓦),从而使此类聚焦超声换能器不仅成为用于肿瘤治疗的 HIASFU 核心技术,也能对其他需要强功率聚焦超声应用装备提供新的核心技术支持。

图 1 中所示各参量的意义及相应的计算关系详述于下(长度均以 cm 为单位):F_{HM} 为球台形或球冠形 HIASFU 换能器焦距;a_0 为换能器大端口半径;a_i 为换能器小台口半径;Δh_M 为换能器小台口与大端口之间的平行距离;h_M 为换能器虚顶点至大端口面之间的垂直距离;球冠形换能器的 $\Delta h_M = h_M$,即实顶点至大端口面之间的垂直距离;H_{FS} 为临床时换能器焦点距患者皮肤外表面的垂直距离,这里显然假定患者皮肤是与换能器端口平面平行的平面。对于 HIASFU,由于设计了拟申报国际发明专利的"动态热平衡声耦合装置"用于实际临床,上述假定与实际误差较小,更由于"动态热平衡声耦合装置"对患者临床时皮肤的高效动态散热降温作用,使皮肤表面与换能器端平面平行假定的误差影响显著降低。

根据图 1 应有的 HIASFU,则

外大口径半会聚角 $\theta_0 = \arcsin(a_0/F_{HM})$;

内小口径半会聚角 $\theta_i = \arcsin(a_i/F_{HM})$;

$h_M = F_{HM}(1 - \cos \theta_0)$;

$\Delta h_M = F_{HM}(\cos \theta_i - \cos \theta_0)$。

球台形 HIASFU 换能器内表面声发射有效面积(单位:cm^2)$S_M = 2\pi F_{HM}^2 (\cos \theta_i - \cos \theta_0)$;

球冠形 HIASFU 换能器内表面声发射有效面积(单位:cm^2)$S_M = 2\pi F_{HM}^2 (1 - \cos \theta)$;

HIASFU 的焦点声强增益 $K_{10} = \xi_0 S_M$;

HIASFU 焦平面上焦域直径为 d 的焦域声强增益 $K_{Id} = \xi_d S_M$。

HIASFU 球台形换能器积分等效半会聚角的余弦:

$$\cos \theta_{eq} = \frac{3}{2}(\tan^2 \theta_0 - \tan^2 \theta_i) \cdot \left(\frac{1}{\cos^3 \theta_0} - \frac{1}{\cos^3 \theta_i}\right)^{-1} \tag{1}$$

式(1)有关 $\cos \theta_{eq}$ 计算式的推导及其在 HIASFU 临床剂量学建设中所不可或缺的重要地位,本书将专题详述于第 8 章。

高强度有源自聚焦超声换能器——HIASFU 的定义、性质可简述如下:

(1)超声辐射源表面即声场波阵面;

(2)换能器材料极化方法导致自然聚焦特性(极化后无须人为聚焦,如人为透镜聚焦、离散阵元相控、离散阵元置于聚焦形态背衬等人为聚焦);

(3)声场特性可前瞻性设计、可预知理论设计结果与试验结果高度一致;

(4)可精确推导得换能器的积分等效半会聚角余弦 $\cos \theta_{eq}$ 的计算关系式,从而使得HIASFU 临床剂量学设置成为可能(唯一可能)。

附:HIASFU 换能器国际发明专利权利要求书与使用说明

权利要求书

1. 一种既可用于肿瘤治疗也可用于其他强功率聚焦超声设备的超高强度准自聚焦超

声换能器,其特征在于:由少量压电陶瓷片紧密胶接在低损耗高声阻抗材料及其所封闭的气腔作为背衬组成的准自聚焦超声换能器。换能器通过一种高效冷却结构即全反射气腔,使换能器能可靠运行在更高的超声功率水平,以扩展其应用范围。

2. 根据权利要求 1 所述的高强度聚焦超声换能器,其特征为:换能器的压电陶瓷层是由少量相同曲率半径、相同厚度的压电陶瓷片紧密邻接成大口径凹球冠而成。

3. 根据权利要求 1、2 所述的高强度准自聚焦超声换能器,其特征是:背衬的内表面也是凹球冠形,且其曲率半径与球冠压电陶瓷层凸面的曲率半径相同。背衬厚度约为该背衬材料中声波波长 1/2 的整数倍。

4. 根据权利要求 1、2、3 所述,紧密分布在背衬上压电陶瓷片的个数 n 将根据换能器口径的大小取不同值。如 $\phi=160$—200 mm 时,取 $n=6$;$\phi>200$ mm 时,取 $n=8$—18。由于 B 超探头不位于换能器中孔,故换能器中孔尺寸只由换能器声场特性要求和水冷、馈电结构的需要来决定。

5. 根据权利要求 1、2、3、4,由于采用少量同结构、同尺寸(即同厚度、同形状、同面积的凹球面扇形结构)的压电陶瓷片组成的大口径换能器便于采用少量 RF 源分别对陶瓷片馈电,并通过各馈电电源的分别幅相调节,从而即使各压电陶瓷片自身的电声特性不尽相同,也可保证获得优化的、对称性好的整体换能器特性。

6. 根据权利要求 1、2、3、4、5 所述,当换能器用于人体肿瘤治疗时,除通常对换能器全部供电的模式外,也可根据肿瘤部位的特殊性,选择部分压电陶瓷片供电,而另一部分不供电,以避开人体中某些器官对声路的阻挡,从而有利于扩大临床应用范围。

专利说明书
准自聚焦高强度超声换能器

本发明涉及一种准自聚焦高强度大功率超声换能器,特别涉及一种用于无创肿瘤治疗所需的高强度聚焦超声换能器实现高效率自聚焦的新方法,属医疗器械领域。

超声换能器是高强度聚焦超声肿瘤治疗系统(HIFU)的核心部件,其特性在很大程度上奠定了 HIFU 治疗的有效性、安全性和高效性。而这“三性”既是高质量医疗器械必备的基础,同时也往往是技术上不易协调、自洽的难题。现有用于 HIFU 肿瘤治疗的聚焦超声换能器有以下几种类型:第一类为平面形压电陶瓷片通过声透镜结构实现聚焦;第二类为大量密布的小口径压电陶瓷片无规嵌布于大口径凹球台形刚性材料上;第三类为少量中等口径压电陶瓷片或换能器(通常为圆形的)分布于与它们曲率半径相同的大口径凹球台形刚性材料上或等效曲面空间;第四类为少量压电陶瓷片紧密嵌接在球台形的声辐射层的凸背面上。所有上述各型换能器都设置较大的中孔,用于安装 B 超探头,从而减少了换能器有效的声发射面并使声功率降低。此外,第一类和第四类换能器的电声效率都将受到透镜层或辐射层不同程度声衰减和不理想匹配的影响,难以制成高效率的换能器。第二类换能器为获得较好的聚焦特性要求,阵元数目很多(例如 1 000 片以上),从而在实际制造中对压电陶片多路 RF 源性能的一致性提出了严格要求,系统的可靠性降低、复杂性增大。第三类换能器由于其离散性阵元分布特点,其聚焦性能较差。应用于 HIFU 治疗时,在“三性”协调自洽上都遇到了有时是难以解决的问题。业内普遍认为连续的凹面大口径自聚焦超声换能器能获得最好的聚焦声场特性、大的超声功率、高的电声转换效率与焦点声强，但制造技术难度大，因此尚无此类换能器实用于 HIFU 治疗系统。

本发明为克服现有换能器技术的不足，提出了一种具有与大口径自聚焦换能器性能一样优越的准自聚焦换能器方案和实现方法。此方案的工程实施充分证实了其实际的声场特性与计算机模拟的同结构自聚焦换能器特性高度一致，并且在"三性"的协调自治方面有足够的工程裕量与设计空间。

本发明由球台形、厚度为 1/2 波长整数倍的金属（或其他低衰减刚性材料）作为压电陶瓷片的背衬，背衬材料的背面为一薄的空气腔，最大限度地提高了正面发射超声的效率。球面扇形压电陶瓷片紧密贴嵌在背衬材料的内表面上，压电陶瓷片外表面的曲率半径与背衬内表面的曲率半径相同，较小的球台换能器中孔不是用于装置 B 超探头，而是用于装置冷却换能器的水管通道，从而可获得很接近大口径球冠形自聚焦换能器的特性并可获非常高的声功率与声强。理论模拟与实验测试场证实了这一结论。这一新结构还表明了背衬厚度并不需要严格满足超声 1/2 波长的整数倍，只需大约满足此要求即可，从而带来了此种结构的鲁棒性的又一重要特点。

由于换能器具有足够好的声场特性、很低的纵横向声强旁瓣、足够大的口径焦距比，并优化选择了不同于已有 HIFU 的更有利于治疗安全性的工作频率，从而当用于 HIFU 治疗肿瘤时，可在有效治疗病灶的同时，不使人体皮肤和声通道中正常组织受到伤害，而且这一优良特性不是以降低治疗速度为代价而取得的（达到"三性"的协调自治）。采用本发明专利的超声换能器时，可使相同体积的肿瘤治疗时间，只需通常 HIFU 治疗时间的 1/4 到 1/10，大幅度缩短临床治疗时间，对患者和医院都是十分有利的。

本发明具有多种显著的实质性特点和进步。不仅能对发展高性能新型 HIFU 治疗系统提供新核心技术，也能对发展其他需要强功率聚焦超声的应用设备提供新的核心技术支持。

第3章 用于 HIFU 宽范围功率测量获国际发明专利群锥吸收靶原理及特性测试

专利名称:可用于测量千瓦级高强度聚焦超声(HIFU)功率的群锥形吸收靶

摘要

　　一种可用于测量数瓦至数千瓦宽范围聚焦超声功率的吸收靶。采用在高声强大功率下不辐解、低热胀的材料,结合具有温升率低特质的物理结构设计,使吸收靶对千瓦级 HIFU 功率的测量成为可能。

　　群锥形吸收靶是采用浸没于水介质中时,其声阻抗率与水的声阻抗率差别不太大的由多孔(开放性微孔)无机固体材料加工的群锥靶基本单元组成的。本发明吸收靶不仅可轻易获得反射系数低于 -30 dB 的优良物理特性,更因其高比热、低温升率、低膨胀率、大剂量声照射不辐解不变性等特质,从而性能稳定、使用寿命长。

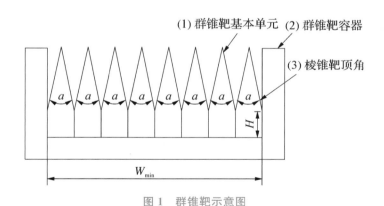

图1　群锥靶示意图

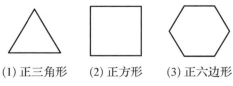

(1) 正三角形　　(2) 正方形　　(3) 正六边形

图2　群锥靶基本单元底部截面形状示意图

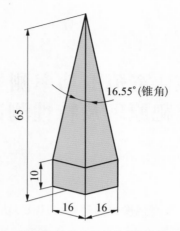

图 3　群锥靶基本单元结构图(单位:mm)

权利要求书

1. 一种可用于测量数瓦至数千瓦宽范围高强度聚焦超声功率的群锥形吸收靶,简称群锥靶或吸收靶,其特征在于:群锥靶由许多个群锥靶基本单元(图 1 中(1))排列组成,浸没于水(或其他液体)介质中时,其声阻抗率与水(或其他液体)的声阻抗率差别不太大。群锥靶基本单元由多孔(开放性微孔)无机固体材料制成,其几何结构由棱锥体和棱柱体构成;棱锥体各侧面的顶点汇集于该基本单元底面的中垂线形成锥顶;棱柱体截面形状可以是正三角形(图 2 中(1)),或正方形(图 2 中(2))或正六边形(图 2 中(3))等正多边形;棱柱体高度 H 以能充分吸收到达锥底的剩余声波能量;棱锥靶顶角(图 1 中(3))应足够小,以使所有(或绝大部分)声束射入群锥靶后均经两次以上在靶内反(散)射后才有可能逸出靶外空间;群锥靶的总体底面最小尺寸 $W_{\min}$ 大于其所需截获的 $-26\ \mathrm{dB}$ 声束宽度的 1.5 倍以上。群锥靶的容器(图 1 中(2))可由与靶同质材料或其他无机导热率较高的固体材料制成。

2. 根据权利要求 1,其特征在于可采用任何市场现有的或特制的无机单质或复合质的含开放性微孔的无机固体材料作群锥靶基材,优选砖、石、岩、石墨等。

3. 根据权利要求 1,群锥靶基本单元的棱柱体高度 H 应满足其声强衰减大于 20 dB。

4. 根据权利要求 1、3,其特征在于群锥靶的各群锥靶基本单元紧密排列成矩阵后,相邻间没有缝隙产生。群锥靶基本单元的棱柱体截面形状优选正三角形、正四边形、正六边形。

5. 根据权利要求 1,其特征在于群锥靶中各群锥靶基本单元的材质、形状和尺寸尽可能一致。

6. 根据权利要求 1,其特征在于群锥靶总体底面的最小尺寸应大于根据靶所处高度位置需截获 $-26\ \mathrm{dB}$ 最大声束宽度的 1.5 倍以上,以提高声辐射力和声功率测量的可信度。

7. 根据权利要求 1 所述的可用于测量数瓦至数千瓦宽范围高强度聚焦超声功率群锥靶,其特征在于:制作容器的无机且导热率较高的固体材料优选金属或与群锥靶相同的材料或玻璃。

专利说明书
测量高强度聚焦超声功率的吸收靶

一、技术领域

本发明涉及一种用于测量超声功率高达千瓦以上的吸收靶,尤其是用于测量高强度聚焦超声(HIFU)功率达千瓦以上的吸收靶。

二、技术背景

高强度聚焦超声(HIFU)主要用于良、恶性肿瘤治疗,其临床有诸多特色:可实现无创或微创外科理念、对乏氧肿瘤细胞有更敏感的杀伤性、对增生性和非增生性肿瘤(肝、肾肿瘤等)治疗的无差异性,以及可诱发肌体对肿瘤的特异性免疫反应等优点。然而,现有 HIFU 在治疗深部肿瘤、肋下肝肿瘤和大体积肿瘤时所遇到的瓶颈性困难并非 HIFU 难以获得很高的聚焦声强。例如当 HIFU 取工作频率 $f = 1.5 \text{ MHz}$ 时,为获得自由声场中焦点声强 $I_{F0} \approx 15\,000 \text{ W/cm}^2$,只需声功率 $P_{A0} \approx 150 \text{ W}$。 然而,由于人体组织天然的导热性和血供,导致靶区在 HIFU 加热的过程也同步散热,根据人体平均软组织已知声学、生物物理学参数,不难判知(实验与计算机模拟)上述 HIFU 能有效治疗的皮下平均软组织病灶的最大深度(最大焦皮距)仅约数厘米。而且治疗速率很低,即使只是中等大小的病灶,治疗时间之长也令人难以接受。研究在适当的频率下能可靠发射千瓦级、具有优势聚焦特性的 HIFU,是其能否真正实现"一次性无创外科"理念的一个关键,从而使千瓦级超声功率的测量成为研发、生产、实际使用和诊测维修 HIFU 装备必不可少的关键环节。南京海克医疗设备有限公司曾参考有关文献,设计研制了以金属为材质的可用于测量千瓦级 HIFU 声功率的凹锥形反射靶。但后来在理论和实验上都证明了此类反射靶无法使不同物理结构的 HIFU 换能器发射的声束均能满足必要的靶的纵、横波全内反射条件,从而使其测量的声辐射力并由此计算辐射源声功率的可信度成为问题,最终放弃了利用凹锥形反射靶作为通用的测量 HIFU 声功率方案。

目前国内外用于大功率高强度聚焦超声功率的通常方法多是采取测量作用于吸收靶法向辐射力以求得声源所发射的声功率,我国国家标准(GB/T19890—2005)所推荐的方法也不例外。但目前能够实用的只有可测量百瓦级声功率的吸收靶,无法满足 HIFU 的现状及发展需求。本发明将为 HIFU 在向千瓦级声功率的技术突破,使其真正发展为可显著缩短治疗时间、可治疗深部肿瘤和大肿瘤、可拓展适应证范围的过程中发挥重要的技术支撑作用。

三、发明内容

本发明目的在于:针对目前测量 HIFU 设备的吸收靶存在的测量声功率上限太低缺陷,提供一种能测量高强度聚焦超声功率达千瓦级的吸收靶。

本发明的目的是这样实现的:一种测量高强度聚焦超声功率的吸收靶,其特征在于群锥靶由群锥靶基本单元组成,群锥靶基本单元由棱锥体和棱柱体构成一个整体,棱柱体的截面为正方形,正三角形,或正六边形等正多边形,群锥靶的总体底面最小尺寸应大于其所需截获的 -26 dB 声速宽度的 1.5 倍以上,棱柱体的高度应满足声衰减 $> 20 \text{ dB}$;群锥靶的棱锥形基本单元及相应的棱柱形底座具有相同的几何结构与材质。群锥靶基本单元中的棱锥体各侧面的顶点汇集于该基本单元底面的中垂线形成锥顶。群锥靶基本单元的棱柱体在矩形容器中无缝紧密排列。入射群锥靶的所有（或绝大部分）声束自锥顶至锥底至少需要在群锥靶内经过 2 次以上反（散）射后才有可能逸出靶外空间。

群锥靶基本单元体内密布有开放性微孔。

在本发明中：所述的群锥靶基本单元是采用在液体介质间声压反射系数小且导热率较高的无机固体材料制成；容器采用无机且导热率较高的固体材料制作。所述的无机固体材料为无机单质或复合质。群锥靶使用的液体介质为去气水，制作群锥靶基本单元的无机固体材料优选砖、岩石、石墨、或它们的复合体。制作容器的无机且导热率较高的固体材料优选金属或玻璃，或与群锥靶相同的材质。

本发明的优点在于：不仅可轻易获得反射系数低于 -30 dB 的优良物理特征，更因其所用材质的高比热、低温升率、低膨胀率、大剂量声照射不辐解不变性等特质，从而可用于测量千瓦级聚焦超声功率，且性能稳定、使用寿命长。

附图说明

图 1、3、4 是本发明群锥靶的结构（示意）图；图 2 是群锥靶基本单元底部的几种截面几何形状示意图；图 5 是本发明实施所采用的辐射力声功率天平测量系统。

附图非限制性地公开了本发明实施例的基本结构示意图，下面结合附图对本发明的实施例做进一步说明。

由图 1—3 可见：本发明中群锥靶基本单元的底部为棱柱体，棱柱体的截面为正方形或正三角形，或正六边形，群锥靶总体底面的最小尺寸（W_{min}）至少为截获 -26 dB 声速宽度的 1.5 倍，底部的高度应满足声衰减 > 20 dB；群锥靶基本单元各侧面的顶点汇集于该基本单元底面的中垂线形成锥顶。群锥靶基本单元体内密布有开放性微孔。

由图 4 可见，各吸收靶基本单元的底部在矩形容器中无缝紧密排列，形成群锥靶；入射群锥靶的声束自锥顶至锥底至少需要在群锥靶内反（散）射 2 次以上才能返回靶外空间。

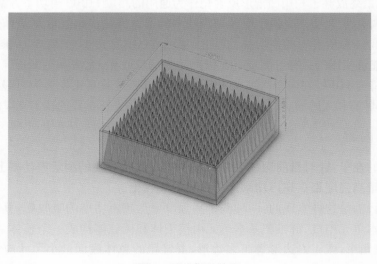

图 4　群锥靶结构图

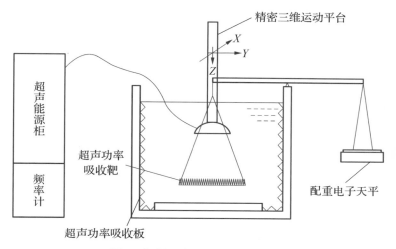

图 5　辐射力声功率天平测量系统

具体实施时,群锥靶基本单元应采用与吸收靶使用的液体介质间声压反射系数小且导热率高的无机固体材料制作;矩形容器应该采用无机且导热率较高的固体材料制作。

实施例 1

1. 群锥靶的结构和使用条件

制作群锥靶基本单元的无机固体材料优选 06 号砖。

群锥靶基本单元的底部高 10 mm,其横截面是边长为 16 mm 的正方形,棱锥形靶顶到底座上表面的高度为 55 mm。

制作矩形容器无机固体材料选用玻璃。容器的容积为 260 mm × 260 mm × 69 mm(长 × 宽 × 深)。

矩形容器中无缝紧密排列 16×16(行、列)个群锥靶基本单元。

本群锥靶使用状态:液体介质为去气水;可测量最大功率不低于 3 000 W。

2. 使用方法

南京海克医疗设备有限公司在 2001—2007 年先后设计研发了声焦距 145—225 mm,不同工作频率、最大声功率 1 000—2 000 W 自聚焦球台形结构大功率超声换能器。通过实施例 1 提供的群锥靶对其进行测试。

方法:测量超声辐射力采用图 5 所示装置,超声源声束轴应与重垂线平行。为了避免非线性和声流等对辐射力测量的影响,群锥靶的轴向位置应设置在偏离声焦点靠近声源处。群锥靶应垂直于声束轴,靶心对准声束轴,与换能器或换能器的表面中心的距离不大于 0.7 倍声压焦距为宜。测量前群锥靶应浸泡在脱气水中真空脱气 30 min 以上,仪器预热 15 min 以上。

为减少热漂移的影响,应测量施加声压时与中断超声时天平示值的短时(2—4 s)稳定值,两者之差即为群锥靶所受的法向辐射力 F 与重力加速度 g 的比值 m,单位 kg。

说明:当采用杠杆机构时,电子天平测得的力应通过校准力臂比,换算成实际的吸收靶所受的力。

测量中应随时观察群锥靶和换能器表面,及时清除表面出现的小气泡。

3. 超声功率的计算（忽略去气水介质的声衰减影响）

声源为中心开圆孔的球台形聚焦单元换能器的声功率计算如下

$$P = \frac{2FC}{\cos\theta_0 + \cos\theta_i} \tag{1}$$

式中：P 为声功率（W）；C 为水的速度（m/s）；F 为吸收靶所受的法向辐射力（N）；θ_0 为球台形聚焦换能器的外孔径半会聚角（°）；θ_i 为球台形聚焦换能器的中心内孔径半会聚角（°）。

若声源为无中心孔的球冠形聚焦单元换能器，式（1）也适用，只是此时 $\cos\theta_i = 1$。

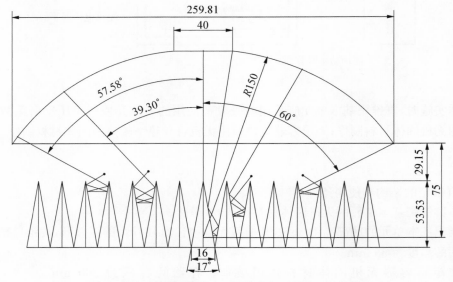

图 6　群锥吸收靶通过内反、散射吸声示意图（单位：mm）

四、群锥吸收靶反射特性及投射特性的实验研究

实验内容：测试锥靶声压反射系数及声压透射系数。

实验样品：自制锥靶一件。

实验设备：

1. 编号为 33♯ 的 $\phi50$ mm 压电陶瓷平片；

2. 三桥三开关电源合一超声信号源；

3. 大水槽及测试平台；

4. 4 mm 厚铝板一块；

5. 2 号水听器；

6. 双踪示波器一台。

实验方法：

1. 锥靶声压反射系数的测试。

（1）将压电陶瓷平片装在水槽测试平台万向接头上，在平片下方平放锥靶，并将 4 mm 厚的铝板搁其上面，调整平片至铝板距离，使其为 200 mm。大水槽中注入适量脱气水。

（2）超声信号源采用间隙脉冲工作方式，开关电源馈电电压为 50 V，频率 550 kHz，调整平片角度,使示波器显示其接收到最大反射信号,并记下这时的反射信号和入射信号大小。

(3) 将开关电源馈电电压调整为 60 V、90 V,测出此时的反射电压和入射电压大小。

(4) 撤去锥靶上的铝板,分别测出开关电源馈电电压为 50 V、60 V、90 V 时锥靶的入射电压和反射电压。

(5) 将频率调为 700 kHz,重复步骤(2)—(4)。

2. 锥靶透射系数的测试。

(1) 将水听器放在陶瓷平片下方,调整陶瓷平片角度使水听器输出电压最大。

(2) 将锥靶水平插入陶瓷平片和水听器之间,测出水听器的输出电压。

实验数据:

1. 声压反射系数测试数据。

(1) $f = 550$ kHz

直流馈电/V	铝板		锥靶		Γ/dB
	入射/V	反射/V	入射/V	反射/V	
50	136	11	150	0.176	−38.514 6
60	178	13.6	176	0.252	−36.290 616 5
90	264	20	265	0.396	−35.845 530 97

(2) $f = 700$ kHz

直流馈电/V	铝板		锥靶		Γ/dB
	入射/V	反射/V	入射/V	反射/V	
60	162	4.68	162	0.066	−38.760 034 19
90	234	7.04	236	0.124	−36.902 938 23

2. 锥靶透射系数的测试数据。

$f = 550$ kHz,直流馈电电压 $= 70$ V,脉冲波工作,自由声场中水听器输出:290 mV,锥靶插入后水听器输出淹没在噪声之中。噪声电平:12 mV,−27 dB。

实验结果:

1. 锥靶声压反射系数小于 −35 dB,声压透声系数小于 −27 dB,均满足 GB/T 19890—2005 中对吸收靶声压反射系数 ≤5%(−26 dB)、声压透声系数 <10%(−20 dB) 的要求。

2. 群锥靶使用前脱气与否,对声压反射系数而言前后可差 10 dB。当没脱气的群锥靶声压反射系数 −30 dB 以下时,该靶对测量声压力的影响甚微。

第 4 章 用硅铝 06 砖作基础材质的群锥吸收靶声压反射系数的实验与数值计算结果

根据基础声学的界面反射折射统一定律,可解得超声波在界面上声压的反射系数 r_p 的解析关系:

$$r_p = \frac{p_r}{p_i} = \frac{(\rho_2 \, C_2 \cos \beta_i) - (\rho_1 \, C_1 \cos \beta_t)}{(\rho_2 \, C_2 \cos \beta_i) + (\rho_1 \, C_1 \cos \beta_t)} \tag{1}$$

$$\beta_t = \arcsin \left[(C_2 / C_1) \sin \beta_i \right] \tag{2}$$

式中:r_p 为界面的声压反射系数;p_i、p_r 分别为入射声压幅度和反射声压幅度;ρ_1 与 C_1 为介质 1 的密度与声速;ρ_2 与 C_2 为介质 2 的密度与声速;β_i 为声束从介质 1 向介质 2 界面的入射角;β_t 为对应声束入射角 β_i 时界面处声束向介质 2 的折射角。

当通过实验求得界面两边介质的密度、声速分别为 ρ_1、C_1,ρ_2、C_2 时,即可从式(1)、(2)求得确定入射角 β_i 时对应的折射角 β_t 与声束在界面上的反射系数 r_p。

群锥靶反射系数实验结果数据计算表中表 1—10 即根据以上原理求得:饱和渗透脱气水硅铝 06 砖材质的密度 ρ_2、声速 C_2 以及其所处脱气水的密度 ρ_1、声速 C_1,后通过电脑绘制高会聚角 HIFU 超声换能器经水介质以不同声束入射角 α 射向尖锥靶面(图 2 - 11)及对应 α 值下声束在群锥靶中依次向其他尖锥靶面做多次复杂的界面入射,故对应某 α 角即自然有相应的多个 β 角(β_1、β_2、…),如表 1—10 的实验数据处理结果。

如图 1 群锥靶对高会聚角 HIFU 换能器入射声束的多次相互内反射过程所示,虽然由于制图的复杂性、离散性,但从表中数据不难得出本发明群锥靶即使在大会聚角 HIFU 发射超声波情形下,都可轻易获得小于 −30 dB 的总体反射系数,进而证明了本发明群锥靶确具有"专利说明书"中所述的各种特点。这些特点还通过与高聚物吸收靶在相同条件下测量中高会聚角的 HIFU 声功率结果的比对中得到了进一步证实。

表 1 lg=0°时,r_p 与 α 的关系

序号	α	60°	50°	40°	30°	20°	10°
1	β_1	21.5°	31.5°	41.5°	51.5°	61.5	71.5°
	r_p	0.239 576 901	0.258 082 368	0.296 056 963	0.391 056 864	1	1
2	β_2	4.5°	14.5°	24.5°	34.5°	44.5°	54.5°
	r_p	0.227 753 955	0.232 507 597	0.243 872 879	0.266 636 618	0.315 045 057	0.452 971 941

续　表

序号	α	60°	50°	40°	30°	20°	10°
3	β_3	12.5°	2.5°	7.5°	17.5°	27.5°	37.5°
	r_p	0.231 109 735	0.227 421 284	0.228 620 098	0.235 090 818	0.249 144 129	0.277 298 134
4	β_4	29.5°	19.5°	9.5°	0.5°	10.5°	20.5°
	r_p	0.253 306 057	0.237 172 476	0.229 452 546	0.227 279 415	0.229 948 901	0.238 332 172
5	β_5		36.5°	26.5°	16.5°	6.5°	3.5°
	r_p		0.273 472 492	0.247 266 476	0.234 161 165	0.228 281 418	0.227 563 575
6	β_6			43.5°	33.5°	23.5°	13.5°
	r_p			0.308 126 817	0.263 578 449	0.242 341 569	0.231 777 962
7	β_7				50.5°	40.5°	30.5°
	r_p				0.375 909 206	0.290 770 927	0.255 611 384
8	β_8					57.5°	47.5°
	r_p					0.565 233 079	0.340 444 312
9	β_9						64.5°
	r_p						1
10	β_{10}						
	r_p						
	r_p	0.003 194 293	0.000 885 125	0.000 288 563	0.000 129 26	0.000 164 109	0.000 137 405
	r_p/dB	−49.912 506 28	−61.059 909 52	−70.795 183 81	−77.770 735 91	−75.697 366 07	−77.239 958 4

注:1. α 为换能器声波入射角,β 为声波在锥靶间的入射角,β_1 为第一次入射角,β_2 为第二次入射角,以此类推,下同。

2. 表内 $r_p = 1$,表示该项计算中 $C_2/C_1 \times \sin\beta_i$ 的值 $\geqslant 1$,即入射靶面的声束入射角达到或超过了全反射临界值,下同。

3. $r_p(\text{dB}) = 20\lg r_p$,下同。

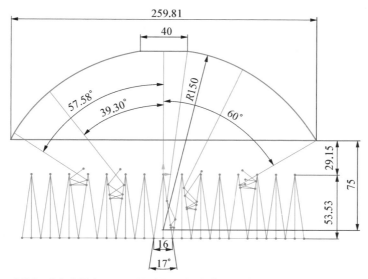

图 1　群锥靶对高会聚角 HIFU 换能器入射声束的多次相互内反射过程(单位:mm)

图 2—11 分别为根据表 1—10 数据与三次多项式插值采样点求得的 r_p-α 关系曲线。

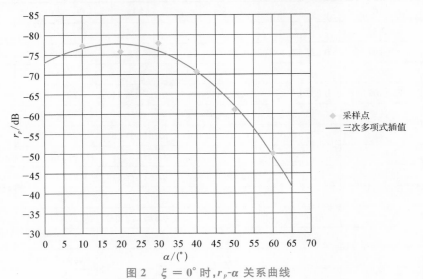

图 2 $\xi = 0°$ 时，r_p-α 关系曲线

注：ξ 为入射线与锥靶斜面法线之间的角度，下同。

表 2 $\xi=5°$ 时，r_p 与 α 的关系

序号	α	60°	50°	40°	30°	20°	10°	1°
1	β_1	22.22°	32.04°	41.93°	51.86°	61.81°	71.76°	80.73°
	r_p	0.240 528 492	0.259 490 393	0.298 473 788	0.397 047 14	1	1	1
2	β_2	6.81°	15.74°	25.47°	35.34°	45.27°	55.21°	64.18°
	r_p	0.228 380 989	0.233 501 33	0.245 461 271	0.269 384 167	0.320 844 124	0.473 041 421	1
3	β_3	12.08°	4.03°	9.3°	18.81°	28.74°	38.66°	47.63°
	r_p	0.230 846 852	0.227 658 454	0.229 359 787	0.236 419 524	0.251 657 131	0.282 125 749	0.341 737 116
4	β_4	28.15°	18.22°	6.28°	3.3°	12.26°	22.12°	31.08°
	r_p	0.250 434 907	0.235 805 102	0.228 213 687	0.227 531 285	0.230 958 248	0.240 393 467	0.257 023 524
5	β_5	44.56°	34.57°	21.86°	14.04°	4.73°	5.62°	14.53°
	r_p	0.315 481 468	0.266 859 147	0.240 046 749	0.232 164 188	0.227 804 602	0.228 024 984	0.232 530 46
6	β_6	61.04°	51.01°		29.92°	21.03°	11.03°	2.02°
	r_p	1	0.383 376 639		0.254 254 943	0.238 980 987	0.230 234 345	0.227 369 935
7	β_7		67.45°		46.44°	37.55°	27.56°	18.57°
	r_p		1		0.330 556 942	0.277 497 28	0.249 260 899	0.236 166 37
8	β_8				62.97°	54.09°	44.11°	35.12°
	r_p				1	0.442 564 233	0.312 268 801	0.268 648 016
9	β_9						60.66°	51.67°
	r_p						1	0.393 847 124
10	β_{10}						77.21°	68.22°
	r_p						1	1
	r_p	0.001 001 888	0.000 332 779	0.000 920 543	0.000 112 266	0.000 124 68	0.000 131 099	0.000 116 04
	r_p/dB	−59.983 616 99	−69.556 892 78	−60.719 120 66	−78.995 009 75	−78.084 046 1	−77.648 002 97	−78.707 854 34

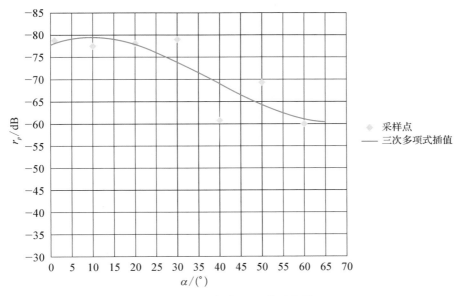

图 3　$\xi = 5°$ 时，r_p-α 关系曲线

表 3　$\xi = 10°$ 时，r_p 与 α 的关系

序号	α	60°	50°	40°	30°	20°	10°	1°
1	β_1	23.66°	77.05°	42.55°	52.27°	78.81°	71.88°	80.74°
	r_p	0.242 579 608	1	0.302 123 614	0.404 263 043	1	1	1
2	β_2	10.27°	67.01°	26.34°	35.85°	62.58°	55.34°	64.19°
	r_p	0.229 829 889	1	0.246 977 71	0.271 137 806	1	0.477 037 539	1
3	β_3	13.96°	58.35°	11.07°	19.62°	47.41°	38.8°	47.64°
	r_p	0.232 105 825	0.618 974 512	0.230 256 527	0.237 307 301	0.339 560 09	0.282 739 001	0.341 837 335
4	β_4		49.08°	9.85°	5.55°	33.18°	22.28°	31.09°
	r_p		0.357 528 74	0.229 620 065	0.228 006 238	0.262 645 615	0.240 609 956	0.257 048 375
5	β_5		50.18°	24.84°	14.94°	21.91°	5.92°	14.54°
	r_p		0.371 474 12	0.244 417 753	0.232 848 713	0.240 112 941	0.228 108 072	0.232 538 094
6	β_6		55.07°	41.02°	31.02°	19.66°	11.02°	2.02°
	r_p		0.468 856 332	0.293 463 334	0.256 874 782	0.237 352 501	0.230 228 813	0.227 369 935
7	β_7		62.78°	57.39°	47.41°	28.65°	27.49°	18.57°
	r_p		1	0.559 370 997	0.339 560 09	0.251 467 49	0.249 124 714	0.236 166 37
8	β_8		72.28°		63.87°	42.21°	44.02°	35.12°
	r_p		1		1	0.300 097 257	0.311 642 643	0.268 648 016
9	β_9		48.9°			57.15°	60.56°	51.67°
	r_p		0.355 420 303			0.547 252 715	1	0.393 847 124
10	β_{10}					72.59°	77.1°	68.22°
	r_p					1	1	1
	r_p	0.012 940 374	0.013 699 172	0.000 158 289	0.000 120 455	0.000 209 908	0.000 132 32	0.000 116 089
	r_p/dB	−37.761 063 26	−37.266 113 91	−76.010 984 91	−78.383 522 01	−73.559 440 58	−77.567 482 21	−78.704 182 53

17

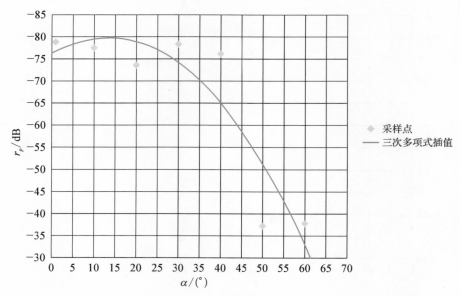

图 4　$\xi=10°$ 时，r_p-α 关系曲线

表 4　$\xi=15°$时，r_p 与 α 的关系

序号	α	60°	50°	40°	30°	20°	10°	1°
1	β_1	25.87°	73.22°	74.04°	75.36°	77.12°	72.08°	80.76°
	r_p	0.246 147 373	1	1	1	1	1	1
2	β_2	14.27°	35.63°	61.79°	61.24°	63.07°	55.55°	64.21°
	r_p	0.232 334 219	0.270 373 132	1	1	1	0.483 729 5	1
3	β_3	16.63°	24.97°	50.86°	55.1°	48.13°	39.03°	47.66°
	r_p	0.234 278 017	0.244 629 439	0.381 127 066	0.469 743 081	0.346 888 058	0.283 761 576	0.342 038 108
4	β_4	29.8°	29.88°	42.48°	44.5°	34.25°	22.55°	31.11°
	r_p	0.253 981 025	0.254 163 385	0.301 701 38	0.315 045 057	0.265 851 105	0.240 980 754	0.257 098 129
5	β_5		42.51°	38.5°	37.33°	23.47°	6.34°	14.56°
	r_p		0.301 882 014	0.281 433 243	0.276 626 795	0.242 297 227	0.228 231 918	0.232 553 38
6	β_6			52.8°	35.78°	21.26°	11.05°	2.01°
	r_p			0.414 277 998	0.270 893 132	0.239 270 157	0.230 245 424	0.227 368 982
7	β_7			57.67°	40.53°	29.61°	27.41°	18.55°
	r_p			0.574 713 65	0.290 923 063	0.253 551 928	0.248 969 866	0.236 145 474
8	β_8			65.12°	49.77°	42.71°	43.91°	35.1°
	r_p			1	0.366 051 623	0.303 098 744	0.310 884 539	0.268 581 686
9	β_9			45.72°	61.43°	57.36°	60.48°	51.65°
	r_p			0.324 443 603	1	0.557 807 172	1	0.393 515 339
10	β_{10}			60.57°	61.85°	72.59°	77.01°	68.2°
	r_p			1	1	1	1	1
r_p		0.003 402 837	0.005 074 841	0.002 499 799	0.001 180 989	0.000 229 192	0.000 134 54	0.000 116 05
r_p/dB		−49.363 176 1	−45.891 550 47	−52.041 898 38	−58.555 084 22	−72.796 001 09	−77.422 963 61	−78.707 100 5

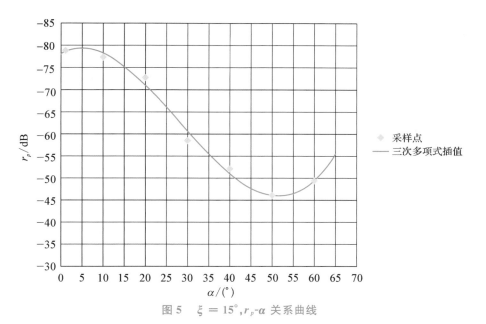

图 5 $\xi = 15°$，r_p-α 关系曲线

表 5 $\xi = 20°$时，r_p 与 α 的关系

序号	α	60°	50°	40°	30°	20°	10°	1°
1	β_1	28.68°	36.4°	70.86°	72.91°	75.46°	72.35°	80.78°
	r_p	0.251 530 574	0.273 105 792	1	1	1	1	1
2	β_2	18.46°	22.6°	58.59°	58.75°	63.71°	55.83°	64.23°
	r_p	0.236 051 823	0.241 050 182	0.637 764 646	0.651 525 601	1	0.493 142 734	1
3	β_3	19.75°	15.19°	47.83°	56.22°	49.01°	39.33°	47.68°
	r_p	0.237 454 679	0.233 048 121	0.343 762 856	0.507 300 214	0.356 703 397	0.285 124 243	0.342 239 327
4	β_4	31.15°	22.04°	40.02°	44.94°	35.46°	22.85°	31.13°
	r_p	0.257 197 846	0.240 286 118	0.288 388 008	0.318 305 173	0.269 790 803	0.241 400 929	0.257 147 953
5	β_5		35.71°	37.17°	33.66°	25.09°	6.85°	14.58°
	r_p		0.270 649 739	0.276 002 971	0.264 052 985	0.244 826 509	0.228 394 19	0.232 568 692
6	β_6		54.52°	25.33°	22.82°	11.11°	2.01°	
	r_p		0.453 500 176	0.245 225 503	0.241 358 52	0.230 278 799	0.227 368 982	
7	β_7		60.18°	25.78°	30.52°	27.33°	18.54°	
	r_p		0.914 515 252	0.245 991 371	0.255 659 136	0.248 815 859	0.236 135 038	
8	β_8		68.1°	34.67°	43.13°	43.79°	35.09°	
	r_p		1	0.267 179 034	0.305 726 631	0.310 066 423	0.268 548 558	
9	β_9		45.43°	47.45°	57.48°	60.29°	51.64°	
	r_p		0.322 105 37	0.339 951 998	0.564 151 926	1	0.393 349 802	
10	β_{10}		60.76°	61.71°	72.49°	76.81°	68.19°	
	r_p		1	1	1	1	1	
11	β_{11}			76.56°				
	r_p			1				
r_p		0.003 626 154	0.000 997 747	0.002 331 185	0.000 152 208	0.000 250 753	0.000 137 727	0.000 116 08
r_p/dB		−48.811 076 03	−60.019 594 55	−52.648 465 57	−76.351 264 21	−72.015 077 51	−77.219 649 51	−78.704 847 04

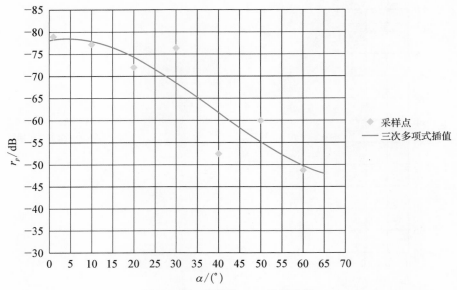

图 6　$\xi = 20°$ 时，r_p-α 关系曲线

表 6　$\xi = 25°$ 时，r_p 与 α 的关系

序号	α	60°	50°	40°	30°	20°	10°	1°
1	β_1	64.27°	38.78°	46.63°	70.5°	63.77°	72.69°	80.82°
	r_p	1	0.282 650 971	0.332 247 885	1	1	1	1
2	β_2	57.17°	25.84°	31.75°	56.26°	47.48°	56.19°	64.27°
	r_p	0.548 229 502	0.246 095 266	0.258 727 586	0.508 827 925	0.340 247 061	0.506 164 132	1
3	β_3	36.08°	18.94°	71.61°	57.51°	31.38°	39.72°	47.72°
	r_p	0.271 950 857	0.236 558 515	1	0.565 776 27	0.257 776 659	0.286 946 217	0.342 643 111
4	β_4	36.46°	72.3°	67.51°	48.08°	16.08°	23.27°	31.17°
	r_p	0.273 325 477	1	1	0.346 359 795	0.233 791 639	0.242 003 924	0.257 247 809
5	β_5	57.43°	25.74°	65.3°	41.96°	8.75°	7.48°	14.62°
	r_p	0.561 479 064	0.245 922 343	1	0.298 645 82	0.229 115 718	0.228 612 826	0.232 599 394
6	β_6	64.97°	39.79°	65.26°	40.75°	20.94°	11.14°	1.98°
	r_p	1	0.287 279 45	1	0.292 050 556	0.238 869 098	0.230 295 563	0.227 366 151
7	β_7		28.37°	44.87°	36.66°	27.19°	18.49°	
	r_p		0.250 884 902	0.317 777 127	0.274 065 047	0.248 548 353	0.236 082 971	
8	β_8			39.37°	53.05°	52.85°	43.6°	35.04°
	r_p			0.285 308 452	0.419 297 891	0.415 266 071	0.308 789 734	0.268 383 286
9	β_9			52.99°	63.66°	69.17°	60.08°	51.59°
	r_p			0.418 074 77	1	1	0.865 853 848	0.392 525 652
10	β_{10}				56.91°		76.58°	68.14°
	r_p				0.535 961 754		1	1
11	β_{11}				72.15°			
	r_p				1			
	r_p	0.022 880 553	0.001 162 505	0.002 572 457	0.000 621 065	0.000 127 721	0.000 122 976	0.000 115 935
	r_p/dB	−32.810 669 64	−58.692 102 49	−51.793 038 28	−64.137 265 39	−77.874 761 96	−78.203 624 54	−78.715 675 02

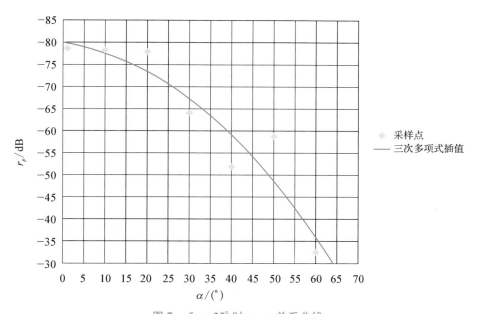

图 7　$\xi = 25°$ 时，$r_p\text{-}\alpha$ 关系曲线

表 7　$\xi = 30°$ 时，r_p 与 α 的关系

序号	α	60°	50°	40°	30°	20°	10°	1°
1	β_1	59.97°	61.86°	64.64°	68.16°	64.64°	73.11°	80.86°
	r_p	0.830 043 716	1	1	1	1	1	1
2	β_2	52.92°	51.86°	49.95°	57.47°	48.45°	56.64°	64.31°
	r_p	0.438 470 716	0.397 047 14	0.368 397 536	0.563 613 943	0.350 341 478	0.524 128 594	1
3	β_3	39.79°	45.26°	39.18°	44.63°	32.5°	40.2°	47.76°
	r_p	0.287 279 45	0.320 765 962	0.284 438 768	0.315 993 821	0.260 732 87	0.289 270 438	0.343 048 7
4	β_4	51.42°	42.24°	32.58°	34.25°	17.53°	23.79°	31.21°
	r_p	0.389 766 869	0.300 273 596	0.260 953 119	0.265 851 105	0.235 119 817	0.242 774 94	0.257 347 945
5	β_5	55.89°	44.32°	58.7°	29.19°	10.04°	8.19°	14.66°
	r_p	0.495 237 994	0.313 750 836	0.647 106 939	0.252 623 07	0.229 713 79	0.228 883 625	0.232 630 198
6	β_6	44.92°	60.86°	35.04°	32.1°	20.9°	11.13°	1.96°
	r_p	0.318 153 933	1	0.268 383 286	0.259 650 172	0.238 819 596	0.230 289 969	0.227 364 287
7	β_7		45.13°	27.76°	36.26°	26.97°	18.45°
	r_p		0.319 756 878	0.249 653 593	0.272 597 065	0.248 133 096	0.236 041 455
8	β_8		41.32°	52.29°	43.33°	35°
	r_p		0.295 071 775	0.404 626 423	0.307 013 863	0.268 251 507
9	β_9		53.65°	68.51°	59.78°	51.55°
	r_p		0.432 215 37	1	0.785 019 424	0.391 870 543
10	β_{10}		67.34°		76.26°	68.1°
	r_p		1		1	1
r_p		0.006 420 994	0.011 998 65	0.001 518 516	9.888 4E−05	0.000 129 96	0.000 116 027	0.000 115 861
r_p/dB		−43.847 954 16	−38.417 352 31	−56.371 611 72	−80.097 477 79	−77.723 819 62	−78.708 828 2	−78.721 242 16

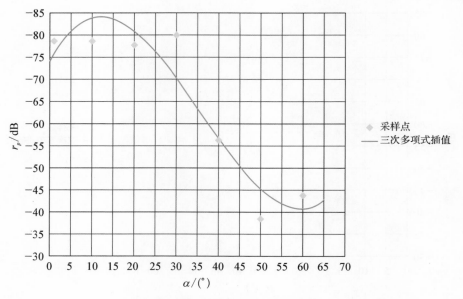

图 8　$\xi = 30°$ 时，r_p-α 关系曲线

表 8　$\xi=35°$ 时，r_p 与 α 的关系

序号	α	60°	50°	40°	30°	20°	10°	1°
1	β_1	55.7°	58.17°	50.85°	58°	65.64°	73.59°	80.91°
	r_p	0.488 699 415	0.606 107 956	0.380 978 71	0.594 777 497	1	1	1
2	β_2	48.64°	46.24°	36.91°	67.26°	49.55°	57.14°	64.36°
	r_p	0.352 453 222	0.328 812 962	0.275 005 533	1	0.363 255 263	0.546 766 476	1
3	β_3	43.68°	39.14°	65.43°	44.0°	33.76°	40.74°	47.81°
	r_p	0.309 324 527	0.284 257 379	1	0.311 504 22	0.264 352 365	0.291 998 85	0.343 558 24
4	β_4	45.11°	52.56°	27.84°	33.58°	19.08°	24.49°	31.26°
	r_p	0.319 602 783	0.409 641 526	0.249 812 174	0.263 815 032	0.236 709 677	0.243 857 043	0.257 473 508
5	β_5	49.89°	39.63°	28.54°	28.62°	11.36°	9.26°	14.71°
	r_p	0.367 609 642	0.286 520 583	0.251 237 286	0.251 404 535	0.230 420 053	0.229 341 493	0.232 668 847
6	β_6	52.9°	47.49°	36.88°	31.81°	20.85°	10.86°	1.94°
	r_p	0.416 261 997	0.340 345 633	0.274 891 722	0.258 884 133	0.238 757 914	0.230 141 076	0.227 362 442
7	β_7	60.66°	58.85°	49.08°	41.29°	35.79°	26.39°	18.41°
	r_p	1	0.660 716 025	0.357 528 74	0.294 909 06	0.270 928 007	0.247 067 613	0.236 000 062
8	β_8			62.88°	53.8°	51.64°	42.67°	34.96°
	r_p			1	0.435 654 288	0.393 349 802	0.302 853 644	0.268 120 117
9	β_9			70.67°	67.61°	67.75°	59.08°	51.51°
	r_p			1	1	1	0.683 919 406	0.391 219 14
10	β_{10}						75.53°	68.06°
	r_p						1	1
	r_p	0.002 605 685	0.001 495 221	0.000 646 268	0.000 408 721	0.000 133 267	0.000 105 16	0.000 115 838
	r_p/dB	−51.681 562 57	−56.505 890 29	−63.791 750 98	−67.771 467	−77.505 559 71	−79.563 027 05	−78.722 970 13

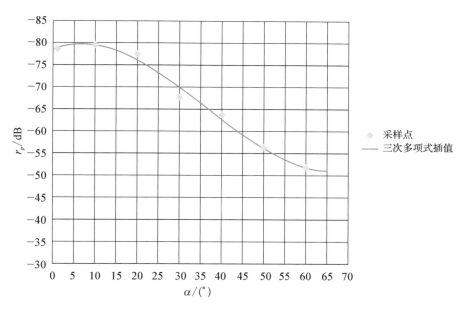

图 9　$\xi = 35°$ 时，$r_p\text{-}\alpha$ 关系曲线

表 9　$\xi = 40°$ 时，r_p 与 α 的关系

序号	α	60°	50°	40°	30°	20°	10°	1°
1	β_1	51.48°	47.63°	53.31°	59.76°	66.76°	74.13°	80.96°
	r_p	0.390 733	0.341 737 116	0.424 737 956	0.781 019 458	1	1	1
2	β_2	45.36°	56.54°	39.78°	44.67°	50.77°	57.7°	64.41°
	r_p	0.321 551 097	0.519 957 328	0.287 231 727	0.316 288 157	0.379 799 022	0.576 443 197	1
3	β_3	42.54°	38.72°	62.45°	66.9°	35.13°	41.33°	47.86°
	r_p	0.302 063 133	0.282 387 729	1	1	0.268 681 217	0.295 126 107	0.344 070 641
4	β_4	49.04°	36.97°	31.05°	32.48°	20.7°	25.15°	31.31°
	r_p	0.357 056 267	0.275 233 944	0.256 949 075	0.260 678 003	0.238 574 165	0.244 925 649	0.257 599 512
5	β_5	46.95°	41.28°	31.27°	27.15°	12.7°	10.1°	14.77°
	r_p	0.335 173 788	0.294 854 915	0.257 498 674	0.248 472 389	0.231 238 577	0.229 743 797	0.232 715 439
6	β_6		57.44°	38.57°	30.42°	20.81°	10.82°	1.91°
	r_p		0.562 010 246	0.281 735 127	0.255 421 034	0.238 708 724	0.230 119 366	0.227 359 711
7	β_7		51.73°	49.89°	40.24°	35.26°	26.03°	18.36°
	r_p		0.394 848 203	0.367 609 642	0.289 468 335	0.269 115 084	0.246 427 072	0.235 948 491
8	β_8		63.05°	53.05°	50.9°	42.23°	34.91°
	r_p		1	0.419 297 891	0.381 722 492	0.300 214 764	0.267 956 424
9	β_9		77.02°	69.86°	66.89°	58.6°	51.46°
	r_p		1	1	1	0.638 593 475	0.390 410 049
10	β_{10}					75.03°	68.01°
	r_p					1	1
	r_p	0.004 541 868	0.000 903 63	0.000 835 995	0.000 496 03	0.000 138 048	0.000 104 074	0.000 115 753
	r_p/dB	−46.855 309 63	−60.880 191 23	−61.555 931 4	−66.089 845 87	−77.199 421 35	−79.653 193 68	−78.729 325 59

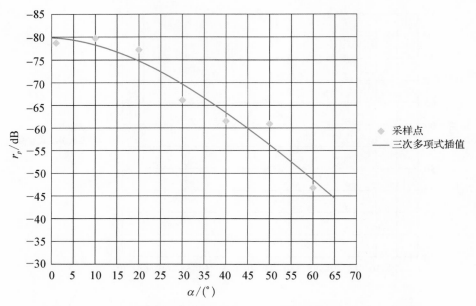

图 10 $\xi = 40°$ 时，r_p-α 关系曲线

表 10 $\xi=44°$ 时，r_p 与 α 的关系

序号	α	60°	50°	40°	30°	20°	10°	1°
1	β_1	46.49°	50.37°	55.4°	61.28°	67.75°	74.61°	81.01°
	r_p	0.330 998 659	0.374 085 154	0.478 919 015	1	1	1	1
2	β_2	50.3°	53.65°	42.16°	46.37°	51.84°	58.2°	64.46°
	r_p	0.373 115 71	0.432 215 37	0.299 804 398	0.329 942 409	0.396 706 142	0.608 187 036	1
3	β_3	47.72°	47.49°	60.14°	65.17°	36.31°	41.86°	47.91°
	r_p	0.342 643 111	0.340 345 633	0.891 855 174	1	0.272 778 134	0.298 074 137	0.344 585 926
4	β_4	43.87°	44.15°	55.34°	57.49°	22.03°	25.72°	31.36°
	r_p	0.310 610 808	0.312 548 814	0.477 037 539	0.564 691 635	0.240 272 741	0.245 887 899	0.257 725 957
5	β_5	51.6°	47.7°	53.68°	52.33°	18.76°	10.78°	14.82°
	r_p	0.392 690 013	0.342 440 994	0.432 896 06	0.405 356 477	0.236 366 416	0.230 097 745	0.232 754 443
6	β_6	60.78°	48.91°	55.47°	50.7°	24.06°	10.77°	1.88°
	r_p	1	0.355 536 254	0.481 144 623	0.378 777 114	0.243 186 215	0.230 092 354	0.227 357 022
7	β_7		56.11°	60.37°	45.33°	36.52°	25.71°	18.31°
	r_p		0.503 174 386	1	0.321 314 734	0.273 546 167	0.245 870 694	0.235 897 11
8	β_8			67.6°	57.67°	51.13°	41.85°	34.86°
	r_p			1	0.574 713 65	0.385 209 667	0.298 017 244	0.267 793 333
9	β_9			43.54°	66.1°	66.45°	58.19°	51.41°
	r_p			0.308 391 245	1	1	0.607 491 227	0.389 606 638
10	β_{10}			58.68°		79.22°	74.6°	67.96°
	r_p			0.645 370 514		1	1	1
r_p		0.005 161 527	0.001 053 651	0.002 532 313	0.005 282 658	0.000 157 484	0.000 105 051	0.000 115 667
r_p/dB		−45.744 436 12	−59.546 062 31	−51.929 651 99	−45.542 950 08	−76.055 289 66	−79.571 973 38	−78.735 784 47

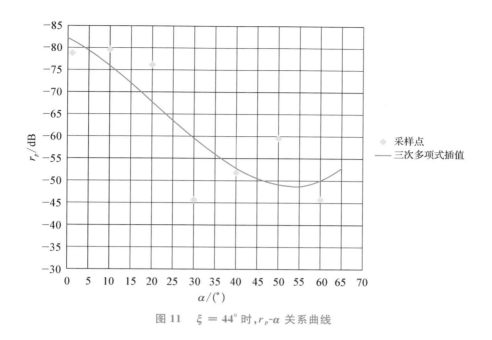

图 11　$\xi = 44°$ 时，r_p-α 关系曲线

第 5 章　HIASFU 治疗头发明专利及其重要性简述

专利名称:一种宽焦距高强度聚焦超声(HIFU)治疗头

摘要

由不少于两只可根据临床需要适时自动切换的不同焦距、相同或不同工作频率的高强度聚焦超声(HIFU)换能器、处于可减弱伪影和防止 HIFU 发射声束损害其匹配层的特有空间位置的 B 超探头、用于降低换能器在大功率运行时温升的强制水冷循环装置、可作多维空间精密定位的伺服机构组成的一种宽焦距 HIFU 治疗头,属于医疗设备领域。主要用于实现 HIFU 无创外科理念,治疗人体内良、恶性肿瘤疾病。本专利治疗头有利于根据病灶的不同深度和特殊部位的临床需要,适时切换不同的 HIFU 换能器,以更好适应和优化治疗模式、扩大 HIFU 的临床应用范围,有利于临床安全性与有效性的协调。

由在大剂量超声照射下不会发生辐解效应等变性损伤的高刚度长寿命无机材料制成透声膜,使 HIFU 声束几乎无损耗透射,并使 HIFU 临床焦距利用率显著提高,从而在相同条件下可显著减小床上治疗头型 HIFU 换能器尺寸,降低制造成本与工艺难度。

图 1 为治疗头结构平面示意图。

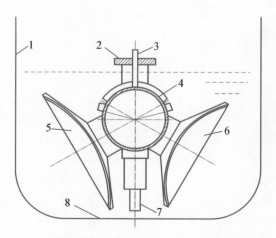

1—治疗头水箱;2—升降架;3—定位销;4—回转体;
5—长焦换能器;6—短焦换能器;7—B 超探头;8—治疗头透声窗

图 1　治疗头结构平面示意图

权利要求书

1. 一种宽焦距高强度聚焦超声治疗头,包括治疗头水箱、升降架、换能器,其特征在于:升降架下端设有回转体,回转体上设有 B 超探头以及至少两个不同焦距的换能器,升降架上设有定位卡销,当 B 超探头或任一换能器进入治疗工况时,回转体对应定位卡销处均设有定位槽口,所述回转体、B 超探头以及换能器置于治疗头水箱中。

2. 根据专利要求 1 所述的宽焦距高强度聚焦超声治疗头,其特征在于:所述不同焦距的换能器具有相同或不同工作频率。

3. 根据专利要求 1 或 2 所述的宽焦距高强度聚焦超声治疗头,其特征在于:治疗头水箱的下部为治疗头透声窗,治疗头透声窗由声速高、弹性模量大的轻金属薄膜或无机材料薄膜构成,其厚度远低于治疗头的超声波在轻金属薄膜或无机材料薄膜中的波长。

4. 根据专利要求 3 所述的宽焦距高强度聚焦超声治疗头,其特征在于:轻金属薄膜或无机材料薄膜中高声速、大弹性模量、薄厚度参数之间的匹配,应能使通过治疗头透声窗的声强度衰减低于 0.3 dB,透声窗薄膜在治疗头内水柱压强下其中心最大下沉量低于 5 mm。

5. 根据专利要求 3 或 4 所述的宽焦距高强度聚焦超声治疗头,其特征在于:治疗头非限定性举例的钛箔膜透声窗,厚度约为治疗头的超声波在钛(Ti)薄膜中波长的 0.5%,弹性模量为 1.16×10^{11} N/m²,剪切模量为 4.40×10^{11} N/m²。

6. 根据专利要求 1 所述的宽焦距高强度聚焦超声治疗头,其特征在于:升降架的运动、定位卡销与回转体之间的配合以及回转体的转动均通过计算机控制。

专利说明书
宽焦距高强度聚焦超声治疗头

一、技术领域

本发明涉及一种超声治疗头,尤其是一种宽焦距高强度聚焦超声治疗头,属医疗设备领域。

二、技术背景

高强度聚焦超声治疗头(下称 HIFU 治疗头)主要用于实体良、恶性肿瘤治疗。它在临床使用中具有以下特点:可实现无创或微创外科理念;对乏氧肿瘤细胞有更敏感的杀伤性;对增生性和非增生性肿瘤(肝、肾肿瘤等)治疗的无差异性以及可诱发肌体对肿瘤的特异性免疫反应等优点。传统的 HIFU 治疗头一般只设置换能器,它的焦距和工作频率是唯一的,由于人体中实体肿瘤发生部位、深度范围很宽,采用这种换能器的 HIFU 治疗头,往往难以覆盖所期望的肿瘤治疗范围。针对 HIFU 治疗头使用中暴露的问题,有的 HIFU 治疗头也配置多个具有不同焦距和工作频率的换能器,以期扩大治疗范围,但是,这种 HIFU 治疗头更换换能器必须停机,由手工更换,不仅病人需要中断治疗,更换后,HIFU 治疗头还必须重新对实体肿瘤实施定位。

此外,传统的 HIFU 治疗头中的 B 超探头通常位于换能器的中孔位置,实施定位时,B 超检测容易形成伪影,直接影响影像检测的清晰度,且其探头匹配层易受 HIFU 反射声束损害。

传统的 HIFU 治疗头中,治疗头透声窗膜一般采用高分子材料膜,高分子材料膜易受大功率高强度超声辐照而变性,影响透声窗膜的使用寿命。尤其是当高分子材质的 HIFU 透声窗在大功率、高强度运行条件下,其透声率将随运行时间的延长而降低,即使从外观上未观测到任何变化,这种变化也往往会造成 HIFU 治疗头临床剂量未预期性变化。

三、发明内容

本发明的目的在于:针对传统 HIFU 治疗头存在的换能器焦距和工作频率单一,或改变焦距和工作频率时换能器更换复杂,或 B 超探头位于换能器的中孔位置易形成伪影影响影像检测的清晰度且易受 HIFU 反射声束损害,或治疗头透声窗膜采用的高分子材料膜易受大功率高强度超声辐照而变性等一系列问题,提供一种新的宽焦距高强度聚焦超声治疗头。

本发明的目的是这样实现的:一种宽焦距高强度聚焦超声治疗头,包括治疗头水箱、升降架、换能器,其特征在于:升降架下端设有回转体,回转体上设有 B 超探头以及至少两个不同焦距的换能器,升降架上设有定位卡销,当 B 超探头或任一换能器进入治疗工况时,回转体对应定位卡销处均设有定位槽口,所述回转体、B 超探头以及换能器置于治疗头水箱中。

在本发明中:所述不同焦距的换能器具有相同或不同工作频率;治疗头水箱的下部为治疗头透声窗,治疗头透声窗由声速高、弹性模量大的轻金属薄膜构成,其厚度远低于治疗头的超声波在轻金属薄膜中的波长;轻金属薄膜厚度应远低于治疗头的超声波在轻金属薄膜中的波长,以使通过治疗头透声窗的声强衰减低于 0.3 dB;所述治疗头透声窗为钛箔膜,厚度小于治疗头的超声波在钛(Ti)中波长的 0.5%;HIFU 通过钛(Ti)薄膜的声强衰减低于 0.3 dB;升降架的运动、定位卡销与回转体之间的配合以及回转体的转动均通过计算机控制。

本发明的优点在于:可根据临床需要适时自动切换长、短焦距或不同工作频率的 HIFU 换能器而规避了停机、耗时、复杂的手工切换缺点;机载 B 超探头所处的特殊位置可减弱伪影,避免 HIFU 声束反射对 B 超探头匹配层的可能损害;超薄、高刚性、高声速钛薄膜声窗不仅大幅度提高了 HIFU 声焦距的有效利用率,而且其不辐解、长使用寿命更是传统的高分子材料声窗所无法比拟的。

四、附图说明

图 1 是本发明实施例的结构示意图;
图 2 是本发明实施例的立体效果示意图。

五、实施方式

附图非限制性地公开了本发明实施例的具体结构,下面结合实施例对本发明做进一步地描述。

由图 1 和 2 可见,本发明包括治疗头水箱 1、升降架 2,升降架 2 下端设有回转体 4,回转体 4 上设有 B 超探头 7 以及至少两个不同焦距的换能器(本实施例中的长焦换能器 5 和短焦换能器 6),升降架 2 上设有定位销 3,当 B 超探头 7 或长焦换能器 5 或短焦换能器 6 进入治疗工况时,回转体 4 对应定位销 3 处均设有定位槽口,所述回转体 4、B 超探头 7 以及换能器均置于治疗头水箱 1 中。治疗头水箱 1 的下部为治疗头透声窗 8,治疗头透声窗 8 由声速高、弹性模量大的轻金属薄膜构成,其厚度远低于治疗头的超声波在轻金属薄膜中的波长。

在本实施例中,长焦换能器 5 和短焦换能器 6 为具有相同或不同工作频率的换能器;治疗头透声窗 8 为钛箔膜,厚度小于治疗头的超声波在钛(Ti)中波长的 0.5%。通过治疗头透声窗 8 的声强衰减为 0.2 dB,在治疗头内水柱压强下,其中心最大下沉为 2 mm。

具体实施时,升降架 2 的运动、定位销 3 与回转体 4 之间的配合、回转体 4 的转动以及长焦换能器 5、短焦换能器 6 和 B 超探头 7 进入工作状态的定位均可以通过计算机控制。

使用中,首先由升降架 2 将宽焦距高强度聚焦超声治疗头调整到接受治疗的病人病灶附近,通过 B 超探头 7 对病灶进行定位,根据病灶的深度、体积等,在不改变病人体位的情况下,在选择治疗头水箱 1 中诸多换能器中选择合适的换能器进行治疗。避免传统的方法中先 B 超检查,再选择并安装合适的换能器,再 B 超定位后由换能器进行治疗。

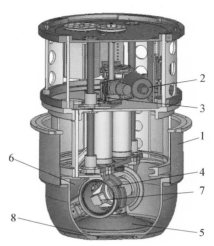

1—治疗头水箱;2—升降架;3—定位销;
4—回转体;5—长焦换能器;6—短焦换能器;
7—B 超探头;8—治疗头透声窗

图 2　治疗头结构立体示意图

六、本发明的重要性补充简述

1. 两个或两个以上长、短焦距换能器可使 HIFU 临床适应证显著扩大。

2. 对 HIASFU 换能器物理结构的优化设计给予足够的空间,例如:球台型 HIASFU 因中孔无须放置 B 超等检测探头,从而可设计成中孔半径 a_i 值低,聚能比 R_d 与声强增益系数 ξ_d 高,带来更宽的临床安全、有效协调空间,治疗速率 V_v 更高,整机优值 Q 更高,更能体现核心技术的优异性。

第 6 章　HIFU 治疗与放疗剂量的生物物理特质综述

Biophysical Characteristics of High Intensity Focused Ultrasound Treatment and Radiotherapy Dose

摘要：高强度聚焦超声（High intensity focused ultrasound，HIFU）治疗与放疗均属肿瘤治疗的现代物理学方法，但两者临床与剂量学的生物物理机制却有巨大差别。本文简要综述了 HIFU 治疗与放疗性质上差异的原理，指出我们无法参照已成熟的放疗剂量学的研究成果建立 HIFU 剂量学的原因并举例证明。本文还分析了国外因 HIFU 剂量学难题而采取与测温结合的方法，给出 HIFU 临床等效剂量表达；论述了国外所采用的 MR 测温技术和国内对此进行的理论和实验研究。最后还讨论了作为大型医疗器械的 HIFU，建立治疗计划系统（Treatment planning system，TPS）的必要性和可能性。

关键词：高强度聚焦超声；电离辐射；剂量；治疗计划系统

Abstract：High intensity focused ultrasound(HIFU) treatment and radiotherapy are both modern physics of cancer treatment，but there is a huge difference between the clinical and dosimetric biophysical mechanism. This paper made a brief overview of the principle of HIFU treatment and radiation differences in nature and pointed out the reasons for why we could not establish HIFU dosimetry by referring to the research results of mature radiotherapy dosimetry，and exemplified. The paper also analyzed the method combing with temperature measurement taken for HIFU dosimetric problems，and proposed HIFU clinical equivalent dosage expression; it expounded overseas MR temperature measurement technology and the theoretical and experimental studies made in China in this regard. Finally，the paper discussed the necessity and possibility of the establishment of HIFU treatment planning system（TPS）as a large medical device.

Key words：high intensity focused ultrasound(HIFU)；ionizing radiation；dose；treatment planning system（TPS）

引言

涉及必需有量效对应关系的治疗用大型医疗器械，都无法回避要研究并建立相应的剂量学体系。任何治疗用大型医疗器械的剂量学建设，都将涉及多学科交集的研究。剂量学是一类典型的综合性边缘学科，因而往往会成为医疗器械发展历程的瓶颈性难题。克服困难建立科学的剂量体系，将能有利地推动对应医疗器械的科学、快速、健康、可持续发展。剂量学研究是任何需要提供量效关系医疗器械研发的核心课题之一，这已被此领域的科技发展史生动地记载着。

一、"年轻"的 HIFU

HIFU 作为重要的和最新的肿瘤物理治疗技术,追溯其发展历程,至今也应有 80 年的历史了(从 1942 年 Lynn 的研究算起)。但较之历经一个多世纪发展起来的电离辐射肿瘤物理治疗技术(放疗技术)的发展历史(从 Roentgen 1895 年发现 X-射线后第二年用于放疗开始算起),HIFU 技术还是"年轻"了约半个世纪。

二、曾受物理学、生物学"双反对"的放疗及其崛起

放疗所用的辐射束,不论其来源于放射源的 γ 射线、β 射线,还是来源于医用加速器的高能电磁辐射(即高能 X 射线)或各种高能粒子(电子、中子、质子、重离子)辐射,它们用于肿瘤临床的原理都是基于令组成肌体细胞关键靶 DNA 中的原子产生直接或间接的电离乃至核反应等微观物理过程及其后续的化学、生物学过程,最终使细胞质、细胞核改变而导致"生物损伤"[1]。显然,这一性质的"生物损伤"无论对肿瘤细胞或对正常组织细胞都无阈和无选择性,但却存在一定的损伤敏感差异性和损伤恢复过程的差异性。由于许多肿瘤细胞恒处于"乏氧""偏酸"状态,因此它们对许多电离辐射损伤作用的敏感性低于正常细胞,从而成为初期肿瘤放疗失败的主因。随后大量的研究表明,传统放射治疗的治疗比(辐射对肿瘤组织的影响程度与对正常组织的影响程度之比)多在稍大于 1 甚或小于 1 的区间内。放射生物医学的这一特质,我们曾调侃为放疗遭到了"生物学反对"[2]。另外,各种电离辐射中,即使利用价格昂贵(售价数以亿元人民币计)的医用粒子加速器所产生的高能质子或高能重离子在人体组织内的深度剂量分布存在比通常电离辐射有利的 Bragg 峰,但也会因实际治疗过程必然的峰展宽而难以获得很高治疗比。高能电离辐射的这一特质见图 1[1],我们也曾调侃为放疗遭到了"物理学反对"。

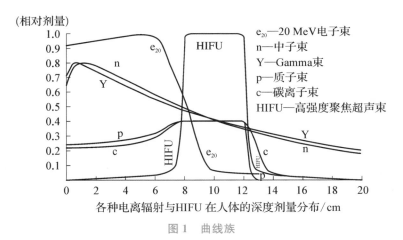

图 1　曲线族

然而历史表明,放疗技术虽因其特质而遇到生物、物理层面上的诸多难题,但却从未动摇过科技人员对其深入探究和科技攻关的决心。科技人员历经半个多世纪对所存在的各种放疗装备的生物工程物理学、电离辐射剂量学、各适应病种不同的临床方法学三个门槛性课题展开了系统的交叉学科基础研究和技术攻关,终于使放疗跨越了这些门槛,成为现代最广泛应用的肿瘤物理治疗技术。

三、深受物理学、生物学"双支持"的 HIFU 治疗及其前景

比较各种电离辐射与 HIFU 在人体内的深度剂量分布图后，不难看到 HIFU 用于肿瘤治疗明显获得的"物理学支持"[1-2]，表现为 HIFU 可在病灶（深度）区获得高度集中而均匀的剂量。为进一步阐明 HIFU 治疗可获得"双支持"，现进一步论述如下。

HIFU 用于肿瘤临床的靶标虽与放疗相同，都是为了尽可能充分导致肿瘤细胞因其关键靶 DNA 的改变而"凋亡"。但 HIFU 为达此目标是利用肿瘤组织由于初始的超声机械振动"授予能"所衍生的热与许多非热的复杂效应所致。HIFU 与放疗临床机制的本质不同正是它们从不同的物理方向、以各自独特的方式分别利用宏观"授与能"和微观"授与能"取得肿瘤治疗各具特色的疗效。也因此，与放疗技术不同，HIFU 有幸是一种必然会得到生物学和物理学"双支持"的肿瘤物理治疗新技术：首先，历经数十载的肿瘤热疗学研究和实践[3-4]表明，肿瘤细胞的微环境（包括乏氧、低 pH 值、血管结构紊乱、毛细血管受压等）使其相对于正常组织的细胞有更高的热损伤敏感性，从而表现了肿瘤热疗必然的"生物学支持"。特别在 HIFU 的高温热疗伴有瞬态空化（transient cvitation）增强效应机制下，还可能产生肿瘤细胞免疫原性的改变从而加强肌体对肿瘤的特异性免疫反应[4]，表现为对 HIFU 治疗更显著的"生物学支持"。HIFU 的另一特质是，无须太高的工作频率（MHz 附近），即可实现焦域尺寸为 mm 级、辐射强度增益高达 10^3—10^4 量级的物理聚焦。即使现代最先进的放疗装备，其高能电磁辐射或高能粒子束都无法实现高增益性物理聚焦，只能采用装备结构和治疗方法都复杂的、远逊于物理聚焦的几何聚焦，焦域辐射强度增益在 10^1—10^2 量级。对比之下，高增益物理聚焦为 HIFU 临床的安全/有效提供了广阔的协调空间。大量的研究和临床实践还表明，放疗对一些类型肿瘤根治性剂量的精度要求很高（≤±5%乃至≤±2%），且对正常组织损伤剂量的限值精度要求更高[5]。对比之下，HIFU 如能实际达到它应有的高增益物理聚焦特性，则其临床根治性剂量精度要求可比放疗宽松很多，而更因 HIFU 的"有阈剂量"特性，从而只需开发出"适当精度"但能正确表达剂量与疗效相关的"治疗计划系统（Treatment planning system，TPS）"，即可使 HIFU 治疗获得相当宽裕的安全有效剂量区间。TPS 引导下的 HIFU 治疗，由于其本质上受到的"双支持"，其前景是光明的。

四、HIFU 临床剂量学特质

HIFU 虽因其自有特质，临床上较之放疗似应所遇难题将较少或较小些，但国内外数十年来对 HIFU 的研究和临床实践都表明了 HIFU 也回避不了如放疗所遇的三个门槛性难题：核心工程物理、剂量学和临床方法学。由于本文主题及篇幅所限，以下将只简要叙述和讨论 HIFU 剂量学研究的现状，并提出一些看法。

HIFU 的剂量学被认为还是一个瓶颈性难题。基于此，美国和欧洲先后开发了用磁共振引导和测温的可在线判测临床热剂量的聚焦超声肿瘤治疗系统（MRgFUS）[6-7]及可用于治疗脑部神经性疾病（如震颤帕金森病、神经性疼痛等）的 ExAblate Neuro[8]并付诸生产与临床。实际上，美国早于 1988 年就着手研究 MRI 热成像，1995 年用 MRgFUS 做动物（兔）实验，2001 年 MRgFUS 对 55 例子宫肌瘤患者做了临床研究，2004 年 10 月，美国和以色列合作研制的型号为 ExAblate 2000 的 MRgFUS 被美国 FDA 快速批准面市，用于子宫肌瘤临床且用"白皮书"（White Paper）公布。与美国相似的欧洲 MRgFUS：PHILIPS-MRI-

HIFU 还给出了典型的等效热剂量：240 EM（即假定激活能不变条件下，43 ℃，240 min 等效于 56 ℃，1s）概念[7]。但后续的临床研究表明，这一典型的等效热剂量在肿瘤治疗中不可能达到完整疗效 CR（Probability of complete response）的要求，从而近年 MRgFUS 的等效剂量要求均上升为（65—70 ℃，1 s），这与我们利用 Separeo-Dewey 方程解得理论上 CR 但无冗余的等效热剂量（70.5 ℃，1 s）是相近的[9]。我国近年来也掀起了对 MRgFUS 的研究热潮，有关文献的理论分析得出了利用 PRF（质子共振频率的热关联）原理和 GRE（梯度回波序列）技术，可获得亚秒级的快速热成像，从而可满足 HIFU 临床在线测温所需的时间分辨率要求且测量误差小于 3 ℃ 的结论。文献同时也指出相应的图像对比度低、信噪比低、分辨率低；治疗时要求病灶固定不动；还要求磁场强度非常均匀和高稳定等难点[10]。另有文献报道实验研究所表明的 MR-GRE 测温序列是以每 3 秒 1 帧的速度显示温度图，因而动态特性差；与光纤测温方法相比较，MR-GRE 测温在目标温度快速变化（例如约 10 ℃/s 时），测量误差较大（从文献报道的实验曲线可知误差可大于 20 ℃）[11]；这与 ExAblate 2000 系统所报道的："能以时间/温度图形式提供定量（±10 ℃）反馈"是相近的；此外，人体长时间处于高磁场强度尤其是高梯度磁场环境的安全性问题等[12-16]都是有待深入研究的课题。看来，企盼用 MR 热成像测温反馈技术来替代建设 HIFU 临床剂量体系似值得商榷，尤其存在原理性测温高限；难以达到 HIFU 临床要求快捷、扩大适用范围等基本期望；性价比低的缺憾等问题，从而将受到一定局限。

最后，为了形象地指出无法简单利用放疗剂量学概念于 HIFU，兹举一例作定量分析将可"窥斑见豹"地看到 HIFU 治疗与放疗在剂量表达上的本质性差异：设我们仿照放疗以单位质量或单位体积的生物组织吸收超声能量作为 HIFU 的热剂量表达单位，如 G_y（J/kg）[1-5]，取 MRgFUS 曾采用的典型热剂量 240 EM，即靶区平均温度 $T_{Fd} = 43$ ℃，在此温度下持续时间 $t = 240$ min $= 14\ 400$ s 的热剂量，其等效热剂量之一为 $T_{Fd} = 56$ ℃，$t = 1$ s[7]。但不难计算出这两个等效的热剂量的 G_y 值会相差 4 547 倍！另外，放疗剂量所需的单位时间吸收能量值仅为 HIFU 治疗时单位时间吸收能量值 10^{-5} 左右。这些结果都生动地表达了两种物理治疗特质的差异性，从而提醒我们将放疗剂量概念用于 HIFU 临床剂量建设是不恰当的。

五、结语

从以上分析可知，HIFU 从其治疗原理特质看，目前的在线临床剂量评估有两个途径可循：其一，基于理论与实验研究结果，总结并建立可定量评估临床安全/有效剂量的 TPS 软件；其二，假定激活能不变，由适当的影像技术给出可评估 HIFU 有效性剂量的时间/温度图。但有效性量效关系倾向于后者开发的同时，也应对临床热因素安全性的量化关系及其独有的其他安全性问题高度关注，通过深入研究得出相应的结论是必要的。

从以上分析还可知，较之放疗，由于 HIFU 临床的特质，对保证有效、安全的剂量控制精度要求相对宽松，经过深入实验和理论研究建立适合人体不同器官组织的临床 TPS 软件且达到有足够可信度和冗余度的安全/有效剂量要求不仅是必要的，也是有可能的。

参考文献

[1] 顾本广，林郁正，赖启基，等.医用加速器[M].北京：科学出版社，2003.

［2］赖启基.肿瘤治疗的现代物理学方法［R］.南京海克医疗设备有限公司内部技术报告,2005.

［3］林世寅,李瑞英,毛慧生,等.现代肿瘤热疗学原理、方法与临床［M］.北京:学苑出版社,1998.

［4］李鼎九,胡自省,钟毓斌,等.肿瘤热疗学［M］.2版.郑州:郑州大学出版社,2003.

［5］胡逸民,张红志,戴建荣.肿瘤放射物理学［M］.北京:原子能出版社,1999.

［6］Arthur Chan.History of MR guided focused:A literature review［J］. White Paper,2004,1(1):1-8.

［7］PHILIPS. Magnetic resonance guided high intensity focused ultrasound［M］. 2009.

［8］InSightec. MR guided focused ultrasound for uterine fibroids. ExAblate 2000 System［M］. InSightec, 2004.

［9］赖启基.HKSFU-1D自聚焦超声治疗系统［R］.南京海克医疗设备有限公司内部技术报告,2008.

［10］孟超,王芷龙,王智彪.磁共振测温技术简介及其在HIFU中的应用［J］.世界医疗器械,2009,15(5): 20-23.

［11］樊华,刘映红,胡晓.磁共振温度监控高强度聚焦超声治疗的准确性研究［C］//中国超声医学工程学会 第七届全国超声治疗暨第四届全国超声生物效应学术会议.重庆:［s.n.］,2009:99-102.

［12］刘莉莉,李发琪,龚晓波,等.MRIgHIFU治疗的热损伤阈值研究［J］.科技导报,2009,27(4):50-53.

［13］BASSEN H,SCHAEFER D J, ZAREMBA L, et al. Exposure of medical personnel to electromagnetic fields from open magnetic resonance imaging system［J］. Health Phys, 2005, 89:684-689.

［14］ANDRIOLA-SILVA A K, SILVA E L, EGITO E S T, et al. Safety concerns related to magnetic field exposure［J］. Radiat Environ Biophys, 2006, 45:245-252.

［15］DE VOCHT F, STEVENS T, VAN WENDEL-DE-JOODE B, et al. Acute neurobehavioural effects of exposure to static mangnetic fields:Analyses of exposure-response relations［J］. J Magn Res Imag, 2006, 23:291-297.

［16］National Radiological Protection Board. Documents of the NRPB［Z］. 2004.

第 7 章　高强度聚焦超声治疗肿瘤的高温无量纲热剂量概论

High Temperature Dimensionless Thermal Dose of High Intensity Focused Ultrasound Tumor Therapy

摘要：探讨了基于 Sapareto-Dewey 方程研究高强度聚焦超声（High intensity focused ultrasound，HIFU）高温杀灭肿瘤细胞统计学意义的无量纲热剂量 Ω 与有关生物物理参量之间的定量关系。在激活能 B 已设定时，研究了频率因子 A 与细胞变性"阈值温度" T_K 的量化关系。设定 $A = 1.3 \times 10^{96}\ s^{-1}$ 所对应的 T_K 用以求取 Ω，使其成为更可信的反映 HIFU 高温临床有效的定量评价。结合求解人体组织热过程的著名 Pennes 方程，给出 HIFU 临床焦域升、降温过程解析关系与升降温过程分别对 Ω 值的贡献，提出临床剂量冗余度的概念。举例计算了临床实用剂量及其有效冗余度。

关键词：高温无量纲热剂量；细胞变性阈值温度；有效热剂量冗余度

Abstract：This paper discussed the quantitative relationship between the dimensionless thermal dose Ω for studying the statistical significance of high intensity focused ultrasound（HIFU）high temperature inactivation of tumor cells based on the Sapareto-Dewey equation and related biophysical parameters and studied the quantitative relationship between the frequency factor A and the cell degeneration "threshold temperature" T_K when the activation energy B has been set. This paper also set T_K corresponding to $A = 1.3 \times 10^{96}（s^{-1}）$ to calculate Ω，making it a more credible quantitative evaluation reflecting the clinical efficacy of HIFU at high temperature，presented the analytical relationship between the temperature increasing and decreasing process of the HIFU clinical focal region and the contribution of the temperature increasing and decreasing process to the Ω value combining with the famous Pennes equation for solving the thermal process in human tissues，proposed the concept of clinical dose redundancy，and gave an example to calculate the practical clinical dose and the effective redundancy.

Key words：high temperature dimensionless thermal dose；cell degeneration threshold temperature；effective thermal dose redundancy

一、基于"温热治疗"研究结果的高温热剂量研究概要

暂不涉及 HIFU 临床剂量的非热（特别是空化）因素，HIFU 的高温纯热临床剂量学问题曾参考具有很长研究历史的"温热治疗"研究结果：热剂量的量化表达方式中，已被广泛应用的主要有两种——十分描记码形式：CEM43 T90 分和指数形式：$K = Ae^{-H/RT}$。有关这两种热剂量表达式的理念、各参量符号的意义、参量取值及其对剂量值和临床效果的影响等详细内容，因限于篇幅不再赘述，可参看有关参考文献[1-2]。国外新近发展的采用 MRI 引导测温的 HIFU

(如 PHILIPS 的 MRgFUS),其临床热剂量也采纳了上述相似理念并作进一步的表达[3]:

$$TD(t) = \int_0^t r^{[43-T(t)]} dt \quad r = 0.25(T \leqslant 43\ ℃);\ r = 0.50(T > 43\ ℃) \tag{1}$$

式中 TD(t) 为温度 T 随时间 t 变化的函数为 $T(t)$ 时,在时段 0—t 所累积的热剂量(Thermal dose, TD)。还认为温度 $T = 43\ ℃$,持续时间 240 min 是典型的临床有效热剂量,用 240 EM(Eguivalent minutes)来表示。计算得:$T = 56\ ℃$,$t = 1\ s$ 的热剂量等效于 $T = 43\ ℃$,$t = 240\ min$ 的热剂量。这是国际上首次在 HIFU 临床热剂量方面明确量化的等效表达。

然而须指出,240 EM 等效热剂量不表示有获得完整疗效(CR)的可能。实际上从 Oleson 等研究给出的肿瘤 CR 与 CEM43 ℃T90 的关系曲线[1-4]可以看出,在 240 EM 等效剂量下,肿瘤细胞灭活的概率只约 0.58(非腺瘤)和 0.85(腺瘤)。该曲线还表明,即使取 EM 1 000($T = 43\ ℃$,$t = 1\ 000\ min \approx 16.7\ h$),肿瘤细胞灭活的概率也只约 0.68(非腺瘤)和 0.90(腺瘤)。近年来,MRgHIFU 经过临床研究也已表明 240 EM 的等效热剂量是不够的,认为临床应要求肿瘤靶区温度取 65—70 ℃并在此温度上持续 1 s 及以上。HKSFU 型 HIFU 的临床验证实践表明:为获 CR 疗效且有一定冗余度的临床剂量应 $\geqslant$[75 ℃,1 s]。

二、基于 Sapareto-Dewey 方程的高温热剂量基本关系

Sapareto 和 Dewey,于 1984 年发表的文章,提出了适于肿瘤临床随机统计学意义上的高温热剂量与完整杀灭肿瘤细胞(以 $\Omega = 1$ 表示)的关系,后被称为 Sapareto-Dewey 方程[6]:

$$\Omega = At\, e^{-B/RT} \tag{2}$$

认为 T 必须跨越 T_K 这一细胞损伤阈值温度,细胞才可能发生各种(包括蛋白质变性、代谢改变、细胞膜渗透性变化 ……)多重性质损伤。式中:Ω 称为无量纲热剂量,$\Omega = 1$ 表示细胞坏死概率 $= 100\%$;t 为保持 T 的时间;A 和 B 分别称为"频率因子"和"激活能"。由细胞热损害实验研究报道的 A 值很分散,其范围在 10^{40}—10^{105} 量级之间[7]。有学者曾取 $A = 3.1 \times 10^{98}\ s^{-1}$;$B \approx 6.3 \times 10^5\ J \cdot mol^{-1}$;而 $R = 8.31\ J \cdot mol^{-1} \cdot K^{-1}$ 为理想气体常数。本文将采用的 R、A、B、T_K 等参数取值先做简要说明:R 为物理常数,为固定值,与生物过程无关;B 值的已有研究结果其数据分散性不很大,我们取 $B = 6.3 \times 10^5\ J \cdot mol^{-1}$[8],并假定此激活能为不变恒量;$A$ 值由于已有研究数据的分散性很大,故需根据 HIFU 临床实验定出合理的 A 值不确定范围并在此范围内做进一步确认,不难得出当取 $A = 1.3 \times 10^{96}\ s^{-1}$ 时,对应的临床阈值温度 $\approx 69.560\ 6\ ℃ = 342.560\ 6\ K$,比已有文献假设的 T_K 值都高,体现了本文后续计算的 Ω 值具有较高的鲁棒性。通常 HIFU 照射机体组织时焦域的温升是随时间变化的,故 Ω 更一般量化关系应由 Henriques 积分方程来表达[7-8]:

$$\Omega = A \int_0^t e^{-B/RT} dt \tag{3}$$

式(3)的具体计算须已知 HIFU 临床的 T-t 函数关系,而具体的 T-t 关系还取决于 HIFU 的特性(如声功率、聚焦特性、工作频率等);病灶及其环境特质(如是否能在足够高声强下产生瞬态空化的增强效应,病灶及其周边的血供状况等);临床照射方法(如怎样根据临床有效/安全的协调性需求设置合适的照射时间逻辑等)。这些内容将于后文详述。

三、人体组织热过程的 Pennes 方程近似解在 HIFU 热剂量研究中的应用及分析

Pennes 方程在合理近似条件下可表为[8-9]

$$\rho C_p \frac{\partial T}{\partial t} = k \nabla^2 T + \widetilde{Q} - u_l C_l T \tag{4}$$

式中：ρ、C_p、k 为人体组织密度、比热容、热传导系数；T 为以体温为基础的组织温升；$\widetilde{Q}$ 为超声作用区域（如焦域）单位体积、单位时间的产热量；u_l 为超声作用区域及其周围组织中单位体积血流量；C_l 为人体血液比热容（$\approx C_p$）；$\nabla^2 = \frac{\partial^2}{\partial x^2} + \frac{\partial^2}{\partial y^2} + \frac{\partial^2}{\partial z^2}$，为 Laplace 算子。

离体试验因无血供散热，或实际临床病灶血供很低时，式（4）可简化为

$$\rho C_p \frac{\partial T}{\partial t} = k \nabla^2 T + \widetilde{Q} \tag{5}$$

当只考虑焦平面焦域时，式（5）可进一步简化为

$$\rho C_p \frac{\partial T}{\partial t} = 4kT/d_F^2 + \widetilde{Q} \tag{6}$$

式中 d_F 为焦平面焦域直径。

解方程（6），并把 HIFU 发射时间为 t 的焦域对应温升（T 改写为 ΔT_{Fd1}）表示为

$$\Delta_{Fd1} = \left(\frac{\widetilde{Q}}{\rho C_p} \right) \tau_1 (1 - e^{-t/\tau_1}) \, ; \, \tau_1 = \frac{\rho C d_F^2}{4k} \tag{7}$$

式中：$\widetilde{Q}$ 为焦域组织中单位体积、单位时间的产热量；ρ、C_p 为焦域组织的密度与定压比热容。

实际临床时，单考虑血供导致焦域热散失时，则从方程（4）可得焦平面焦域的热方程：

$$\rho C_l \frac{\partial T}{\partial t} = \widetilde{Q} - u_l C_l T \tag{8}$$

解方程（8），并把 T 改写成 ΔT_{Fd2}，且因约等于 C_p，于是得：

$$\Delta T_{Fd2} = \left[\frac{\widetilde{Q}}{\rho C_p} \right] \tau_2 (1 - e^{-t/\tau_2}) \, ; \, \tau_2 = \rho/u_l \tag{9}$$

式中 τ_1、τ_2 可称为动态热平衡过程的时间常数（或称时定数）。

然而，τ_1、τ_2 并非真正的"常数"，从式（7）和式（9）可知，$\tau_1 \backsim d_F^2$，$\tau_2 \backsim u_l^{-1}$。可以估算，当 $d_F = 3 \, mm$ 时，$\tau_1 \approx 10\text{—}12 \, s$。

富血供情形，且 $u_l = 0.1 \, g \cdot cm^3 \cdot s^{-1}$ 时，$\tau_2 \approx 10\text{—}12 \, s$；当焦域与周围组织间的热传导和血供热散失并存时，应有

$$\Delta T_{Fd} = \left[\frac{\widetilde{Q}}{\rho C_p} \right] \tau (1 - e^{-t/\tau}) \, (℃) \, ; \, \tau = \frac{\tau_1 \tau_2}{\tau_1 + \tau_2} \, (s) \tag{10}$$

式中 $\dfrac{\widetilde{Q}}{\rho C_p}$ 与 HIFU 的物理特性、照射方式及焦域组织的性质有关,当这些参量确定时,值也就确定。$\dfrac{\widetilde{Q}}{\rho C_p}$ 实际临床时,根据病灶血供状况可取 $\tau=10\text{—}12\,\mathrm{s}$,或 $\tau=\dfrac{\tau_1\tau_2}{\tau_1+\tau_2}\approx5.6\,\mathrm{s}$。这些取值的合理性已被大量动物实验与数十例的临床剂量设置实践所证实,带来的重要理念是:当靶区焦域声强足够大,足可令靶区焦域组织在 1—3 s 时间内骤升至 80—90 ℃ 或更高,则病灶性质、血供状况等个性化对 HIFU 疗效的影响将显著淡化,既无须把病灶的血供状况作为遴选 HIFU 适应证的一个条件,也无须考虑采用其他医学措施(如血供旺盛的子宫肌瘤灌注缩宫素或治疗肝癌前先行介入栓塞等)来改善疗效,从而使 HIFU 临床具有很强的适应能力。

四、HIFU 照射焦域组织的升、降温过程对高温无量纲热剂量 Ω 的贡献

1. HIFU 照射焦域组织升降温过程的指数律

实际 HIFU 临床照射时,焦平面焦域直径为 d 的病灶组织是从其基础体温 T_0 按升温指数律升温,温升值 ΔT_{Fd} 随 t 的变化由式(11)决定:

$$\Delta T_{Fd}(t)=(T_{Fdm}-T_0)(1-\mathrm{e}^{-t/\tau_R})(℃) \tag{11}$$

当 t 加至 t_{Fdm} HIFU 暂停照射,此刻焦域温度从基础体温 T_0 升至最高值 T_{Fdm},升温指数律的时间常数为 τ_R。在 $t\geqslant t_{Fdm}$ 之后,焦域温度下降将按降温指数律趋向 T_0,具体如下:

$$\Delta T_{Fd}(t)=(T_{Fdm}-T_0)\mathrm{e}^{-t/\tau_D} \tag{12}$$

式中 τ_D 为降温时间常数。通常点照射的 $\tau_D\approx\tau_R$,HIFU 照射焦域组织的升、降温过程示意于图 1。

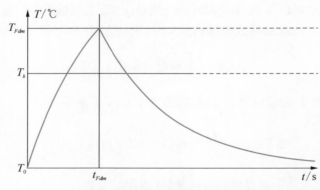

图 1　HIFU 照射焦域组织升降温过程示意

2. HIFU 临床焦域升、降温过程分别对 Ω 的贡献及不同照射条件下的 Ω 值

无论从生物物理概念出发或从式(3)积分方程的定量求解均能得出升、降温过程对总 Ω 值的相对贡献将与 t_{Fdm}、τ_R、τ_D、T_{Fdm}、T_k 等参数相关。图 2、3 给出由式(3)计算而得的具体实例;表 1、2 给出多种参数组由式(3)计算而得的 Ω 及升、降温过程对总 Ω 值的相对贡献,升温过程对 Ω 的贡献用 Ω_1 表示,降温过程用 Ω_2 表示。图 2、3 各升降温曲线所对应的 Ω_1、Ω_2、Ω 值可从表 1、2 查得。

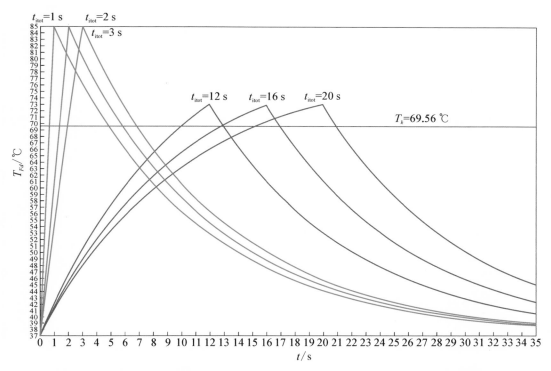

图 2　HKSFU‑1D 定点照射，$\tau = 10\ \text{s}$、$\tau_D = 10\ \text{s}$ 焦域温度 $T_{Fd}(t)$ 的升、降温关系曲线

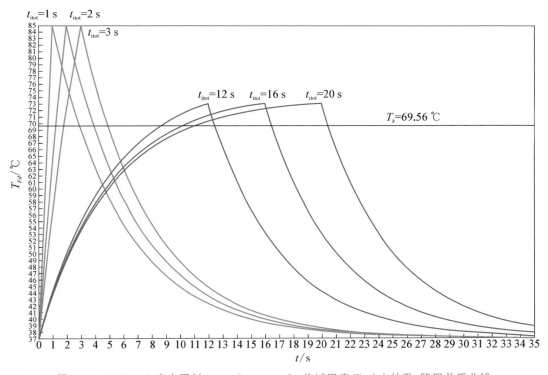

图 3　HKSFU‑1D 定点照射，$\tau = 5\ \text{s}$、$\tau_D = 5\ \text{s}$ 焦域温度 $T_{Fd}(t)$ 的升、降温关系曲线

表 1　肿瘤高温临床无量纲热计量 Ω 的数值计算结果(例一)

	高增益、高声强 HIFU, $\tau = 10$ s				高增益、高声强 HIFU, $\tau = 5$ s			
$T_{Fd}/℃$	65	75	85	95	65	75	85	95
t_{Fd}/s	1	1	1	1	1	1	1	1
Ω_1	0.002 819 186	1.388 361	511.354 8	141 185	0.002 95	1.454 433	536.087 5	148 084.9
Ω_2	0.028 530 74	13.839 32	5 053.76	1 387 670	0.014 264	6.918 867	2 526.531	693 724.7
Ω	0.031 349 93	15.227 68	5 565.115	1 528 855	0.017 214	8.373 3	3 062.618	841 809.6
Ω/dB	−15.037 63	11.826 34	37.454 74	61.843 66	−17.641 2	9.228 967	34.860 93	59.252 14
t_{Fd}/s	2	2	2	2	2	2	2	2
Ω_1	0.005 896 636	2.907 275	1 071.476	295 949.3	0.006 461	3.194 57	1 179.328	326 095.1
Ω_2	0.028 530 74	13.839 32	5 053.76	1 387 670	0.014 264	6.918 867	2 526.531	693 724.7
Ω	0.034 427 38	16.746 6	6 125.236	1 683 619	0.020 725	10.113 44	3 705.859	1 019 820
Ω/dB	−14.630 96	12.239 27	37.871 23	62.262 44	−16.835 1	10.048 99	35.688 89	60.085 24
t_{Fd}/s	3	3	3	3	3	3	3	3
Ω_1	0.009 255 942	4.569 65	1 685.445	465 763	0.010 628	5.271 773	1 949.856	539 825
Ω_2	0.028 530 74	13.839 32	5 053.76	1 387 670	0.014 264	6.918 867	2 526.531	693 724.7
Ω	0.037 786 69	18.408 97	6 739.205	1 853 433	0.024 892	12.190 64	4 476.387	1 233 550
Ω/dB	−14.226 61	12.650 29	38.286 09	62.679 77	−16.039 4	10.860 27	36.509 28	60.911 57

表 2　肿瘤高温临床无量纲热计量 Ω 的数值计算结果(例二)

	中高增益、中高声强 HIFU, $\tau = 10$ s				中高增益、中高声强 HIFU, $\tau = 5$ s			
$T_{Fd}/℃$	65	67	69	71	65	67	69	71
t_{Fd}/s	12	12	12	12	12	12	12	12
Ω_1	0.056 215	0.199 640 2	0.700 787 7	2.431 042	0.096 127 5	0.344 257 3	1.217 622	4.253 131
Ω_2	0.028 530 74	0.100 443	0.349 895 2	1.205 621	0.014 264 11	0.050 216 76	0.174 930 2	0.602 747 6
Ω	0.084 745 74	0.300 083 2	1.050 683	3.636 664	0.110 391 6	0.394 474	1.392 552	4.855 879
Ω/dB	−10.718 82	−5.227 58	0.214 717	5.607 032	−9.570 64	−4.039 82	1.438 114	6.862 679
t_{Fd}/s	16	16	16	16	16	16	16	16
Ω_1	0.090 152 84	0.320 964 5	1.129 187	3.925 069	0.175 242 4	0.631 662 2	2.247 476	7.893 534
Ω_2	0.028 530 74	0.100 443	0.349 895 2	1.205 621	0.014 264 11	0.050 216 76	0.174 930 2	0.602 747 6
Ω	0.118 683 6	0.421 407 5	1.479 082	5.130 691	0.189 506 6	0.681 879	2.422 407	8.496 282
Ω/dB	−9.256 092	−3.752 98	1.699 923	7.101 759	−7.223 76	−1.662 93	3.842 471	9.292 289
t_{Fd}/s	20	20	20	20	20	20	20	20
Ω_1	0.134 881 1	0.481 563 4	1.698 516	5.917 751	0.285 060 9	1.033 956	3.700 265	13.066 34
Ω_2	0.028 530 74	0.100 443	0.349 895 2	1.205 621	0.014 264 11	0.050 216 76	0.174 930 2	0.602 747 6
Ω	0.163 411 8	0.582 006 4	2.048 411	7.123 373	0.299 325	1.084 173	3.875 195	13.669 08
Ω/dB	−7.867 165	−2.350 72	3.114 171	8.526 857	−5.238 57	0.350 986	5.882 936	11.357 39

注：表 1、2 的计算对比了不同 HIFU 和不同血供 [$\tau = 10$ s 或 $\tau = 5$ s]病灶，各自在相同 t_{Fd}、T_{Fd} 时的 Ω 值。表中数据易引起误解的是，表 2 中 $\tau = 5$ s 相应的 Ω 值反而比 $\tau = 10$ s 的高，似于理不通。其实上述计算是假设了在不同 τ 值时 HIFU"自动"调节超声输出参数(如输出声功率、t_{Fd} 的占空比等)，使不同 τ 值时有相同 t_{Fd}、T_{Fd}，以致出现看似"反常"、其实正常合理的各 Ω 值。表 1 中数据虽未出现这种"反常"，其实真取相同的 HIFU 照射参量时，$\tau = 5$ s 的各 Ω 值也将会比表 1 中给出各 Ω 值更低些。

五、结语

本文是基于取较低的频率因子 $A(A=1.3\times10^{96}\ \mathrm{s}^{-1})$ 所对应的较高阈值温度,这样在实际临床时由于患者及病灶个体差异导致设置剂量不确定性的影响将淡化,也即据此设置的剂量值具有较强的鲁棒性。本文论述了 HIFU 临床采用大的超声功率、优化聚焦特性、高焦域声强、短照射时间的优点,这些优点还蕴藏着临床高效率(需时短)、安全/有效协调空间宽等有利于 HIFU 发展的前景意义,因而也应成为 HIFU 发展方向的理念。

参考文献

［1］林世寅.现代肿瘤热疗学:原理、方法与临床［M］.北京:学苑出版社,1997.

［2］李鼎九,胡自省,钟毓斌.肿瘤热疗学［M］.2 版.郑州:郑州大学出版社,2002.

［3］PHILIPS. Magnetic resonance guided high intensity focused ultrasound (MR-HIFU)［M］. 2009.

［4］OLESON J M, SAMULSHI T V. CR and CEM 43 ℃ T90 tumor relation curvelet［J］. International Journal of Radiat Oncology-Biology. Physics,1993,25:289-297.

［5］刘珈.肿瘤热疗设备的技术进展［J］.世界医疗器械,2009,15:14-18.

［6］SAPARETO S A, DEWEY W C. Thermal dose determination in cancer therapy［J］. International Journal of,1984,10(6):787-800.

［7］刘静,邓中山.肿瘤热疗物理学［M］.北京:科学出版社,2008.

［8］李太保.计算声学·声场的方程和计算方法［M］.北京:科技出版社,2006.

［9］PENNES H H. Anatysis of tissue and arterial blood temperatures in the resting human forearm［J］. Journal of Applied Physiology,1948,I:93-122.

第8章 高强度有源自聚焦超声计量学参量及其在临床剂量学建设中的重要性

摘要：回顾了于 2008 年为建设高强度有源自聚焦超声(HIASFU)计量学而提出的一个不可或缺之参量 $\cos\theta_{eq}$，导出其计量关系式。简要介绍了 $\cos\theta_{eq}$ 计量在 HIFU 临床剂量学建设所处的位置。

关键词：高强度有源自聚焦超声(HIASFU)计量学；等效指向角余弦 $\cos\theta_{eq}$；组织间等效超声衰减距离 L_{eq}；组织内等效超声衰减率 A_{tots}

一、高强度聚焦超声的分类

高强度聚焦超声(HIFU)经半个多世纪全球范围的研究、开发、生产、销售，至今在国内外已有十多种型号在数百家医院进行多种实体良恶性肿瘤治疗。然而，就聚焦方法而言，上述十多种型号 HIFU 的聚焦方法只有"已知型"和"未知型"两类，前者是一类"其聚焦特性可用某些理论定义、描述和建模"者；而后者"其特性就像是未知的黑匣子，能够了解到的只有其声场"测试结果。[1]

当前，"已知型"HIFU 换能器还被分为两种："自然聚焦"和"人为聚焦"。[1]前者指波阵面与发射面完全重合的"有源自聚焦(active self focused)HIASFU"[2]，后者指采用已知声学特性材料作会聚性折射聚焦的"平凹或平凸透镜的人为聚焦"型 HIFU[1]，其波阵面与超声发射面不重合。

二、计量学参量 $\cos\theta_{eq}$ 的意义与其函数表达式导出

1. 有源自聚焦 HIASFU 肿瘤临床剂量学特性

有源自聚焦 HIASFU 用于无骨障皮下软组织肿瘤临床的焦域温升 ΔT_{Fd} 的定量计算关系式可表示为

$$\Delta T_{Fd} = \xi_{Fd} A_{tots} P_{A0} \frac{1 - e^{-2\alpha_a l_F}}{\rho C_p l_F} \tau (1 - e^{-t/\tau}) \text{Duty} \tag{1}$$

式中：ξ_{Fd} 的物理意义见第 13 章；P_{A0} 为球台形换能器发射的超声功率；α_a 为焦域组织的声吸收系数；l_F 为焦域长度；足码 d 表示焦域直径；ρ、C_p 分别为焦域组织密度与定压比热容；t 为 HIFU 对软组织肿瘤焦域辐照时间；τ 为时定数，其值与焦域组织的性质及血供状况相关；Duty 称为 t 内的占空比(Duty-cycle 简写)；A_{tots} 的定量解析关系如下

$$A_{tots} = e^{-2\alpha_{tot}(H_{FS} - h_w)/\cos\theta_{eq}} \tag{2}$$

式中：A_{tots} 表示有源自聚焦超声换能器以不同角度经人体组织通道后抵达焦平面焦斑声强的总衰减（或称换能器聚焦并经过人体组织通道衰减后抵达焦斑的声能量流通过率）；α_{tot} 为焦域组织的声衰减系数，其值约为 α_a 的 3.5 倍至 4 倍；H_{FS} 为焦皮距；h_w 为体内声通道平均水层（如尿液、生理盐水层）厚度。其中：

$$\cos\theta_{eq} = \frac{3}{2}(\tan^2\theta_0 - \tan^2\theta_i)\left(\frac{1}{\cos^3\theta_0} - \frac{1}{\cos^3\theta_i}\right)^{-1} \tag{3}$$

$$\theta_0 = \arcsin(a_0/F_{HM}),\ \theta_i = \arcsin(a_i/F_{HM})$$

a_0、a_i 分别为球台形有源自聚焦超声换能器外口半径与中孔半径。由式（2）和式（3）可知 $\cos\theta_{eq}$ 值取决于换能器的结构参数，与换能器的工作频率 f 无关。然而，式（1）和（2）中参量：ξ_{Fd}、α_a、α_{tot} 均与 f 值呈正相关。即使 HIFU 的工作频率 f、临床实施的 H_{FS}、h_w 确定，由式（2）和式（3）显见，实际临床时 HIFU 声强经人体组织抵达焦斑的总通过率 A_{tots} 还因其为 $\cos\theta_{eq}$ 的指数函数而与 HIFU 所采用的换能器结构参量 F_{HM}、a_0、a_i 紧密相关。

虽然，从"简约有效剂量"焦域温升 ΔT_{Fd} 函数中还有其他参变量如 ξ_{Fd}、l_F 等也与 HIFU 换能器结构参量密切相关，但这些内容因非本章讨论范围，故不再赘。

2. $\cos\theta_{eq}$ 与换能器聚焦结构参数变量的函数关系

HIASFU 球台形有源自聚焦超声换能器结构示意如图 1 所示。图 1（a）为沿声束中心轴纵向切面结构示意；图 1（b）为垂直于声束中心轴的换能器俯视投影结构示意；图 1（c）为临床时焦皮距设定为 H_{FS}（H_{FS} 与声束中心轴平行）、对称于声束轴皮表半径为 r 的聚焦超声通道体积元的几何示意。

从图 1 的（a）—（c）显见：球台形有源自聚焦 HIASFU 实施焦域肿瘤组织声热消融效应临床时，焦域处肿瘤组织的初始体温 T_0 升至高温 $T_{Fd} = \Delta T_{Fd} + T_0$ 且等效持续时间 t_{eq} 所对应的考虑人体软组织声通道实际总体衰减影响进行建模剂量学计算时，必须考虑超声换能器同相位发射面（对球台形或球冠形有源自聚焦 HIFU 而言，发射面即波阵面）不同 θ 发射的声束即使焦皮距 H_{FS} 一定，但它们抵达焦点的距离还取决于 θ 值。如图 1 中所示的从 $R_{\theta i}$ 至 $R_{\theta 0}$ 均不等于 H_{FS}。因此，为建模计算实施焦域肿瘤组织声热消融温升临床时，必须定量计算换能器发射面不同发射点的声束即使在 H_{FS} 一定时，它们在组织中的声束强衰减量还取决于不同发射点所对应的不同 θ 值。为解决这一问题，本文所提出的便于建模计算肿瘤焦域温升相关函数 $\cos\theta_{eq}$ 与决定其值的各参考变量间定量函数关系成为必要。$\cos\theta_{eq}$ 将成为有源自聚焦 HIFU 计量学与剂量学关系的一个重要函数，以下将对 $\cos\theta_{eq}$ 函数表达做详细推导。

3. $\cos\theta_{eq}$ 函数关系式的推导

根据图 1（a）—（c）可知：

$$a_0' = H_{FS}\tan\theta_0$$
$$a_i' = H_{FS}\tan\theta_i$$
$$r = H_{FS}\tan\theta_r$$

θ_r 的积分限值：(θ_i, θ_0)；由图 1（c）有：

$$R_r = H_{FS}/\cos\theta_r \tag{4}$$

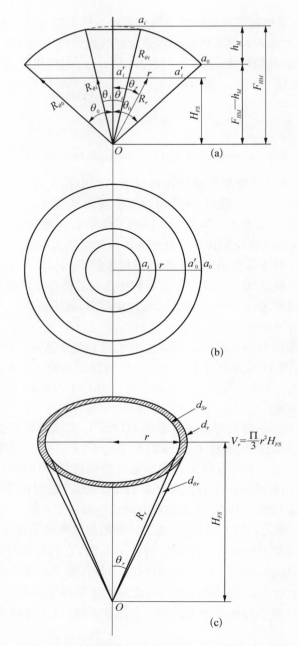

图 1 球台形有源自聚焦换能器结构示意

又 $S_{HFS} = \pi(a_0'^2 - a_i'^2) = \pi H_{FS}^2 (\tan^2\theta_0 - \tan^2\theta_i)$ (5)

且 $\mathrm{d}s_r = 2\pi r\,\mathrm{d}r$ (6)

令 $L_{eq} = \dfrac{1}{S_{HFS}} \displaystyle\int_{\theta_i}^{\theta_0} R_r\,\mathrm{d}s_r = H_{FS}/\cos\theta_{eq}$ (7)

由式(4)—(7)得

$$L_{eq} = \frac{1}{S_{HFS}} \int_{\theta_i}^{\theta_0} (H_{FS}/\cos\theta_r)(2\pi r)\,\mathrm{d}r\,,\text{即}$$

$$L_{eq} = \frac{2\pi H_{FS}}{S_{HFS}} \int_{\theta_i}^{\theta_0} \left(\frac{1}{\cos \theta_r} \right) r \, \mathrm{d}r \tag{8}$$

又因 $r = H_{FS} \tan \theta_r$ 及 $d_r = H_{FS} \mathrm{d}(\tan \theta_r) = H_{FS} \sec^2 \theta_r \mathrm{d}\theta_r$，代入式（8）得

$$L_{eq} = \frac{2\pi H_{FS}}{S_{HFS}} \int_{\theta_i}^{\theta_0} \left(\frac{1}{\cos \theta_r} \right) (H_{FS} \tan \theta_r)(H_{FS} \sec^2 \theta_r) \mathrm{d}\theta_r$$

$$= \frac{2\pi H_{FS}^3}{S_{HFS}} \int_{\theta_i}^{\theta_0} \left(\frac{1}{\cos \theta_r} \right) \left(\frac{\sin \theta_r}{\cos \theta_r} \right) \left(\frac{1}{\cos^2 \theta_r} \right) \mathrm{d}\theta_r = \frac{2\pi H_{FS}^3}{S_{HFS}} \int_{\theta_i}^{\theta_0} \left(\frac{\sin \theta_r}{\cos^4 \theta_r} \right) \mathrm{d}\theta_r \tag{9}$$

又根据 $\mathrm{d}(\cos \theta_r) = -\sin \theta_r \mathrm{d}\theta_r$，及普适积分学关系：$\int u^m \mathrm{d}u = \left(\frac{u^{m+1}}{m+1} \right) + \mathrm{const}$，且 $m = 4$，于是式（9）可写成：

$$L_{eq} = \frac{2\pi H_{FS}^3}{S_{HFS}} \int_{\theta_i}^{\theta_0} \frac{\mathrm{d}(\cos \theta_r)}{(\cos^4 \theta_r)}$$

$$= \frac{2\pi H_{FS}^3}{3 S_{HFS}} \left(\frac{1}{\cos^3 \theta_0} - \frac{1}{\cos^3 \theta_i} \right) \tag{10}$$

将式（5）的 S_{HFS} 关系代入式（10），最后得

$$\cos \theta_{eq} = H_{FS}/L_{eq} = \frac{3}{2} (\tan^2 \theta_0 - \tan^2 \theta_i) \left(\frac{1}{\cos^3 \theta_0} - \frac{1}{\cos^3 \theta_i} \right)^{-1} \tag{11}$$

三、有源自聚焦超声换能器结构变量函数 $\cos \theta_{eq}$ 对 A_{tots} 值影响的算例

1. 虽然 $\cos \theta_{eq}$ 只取决于有源自聚焦换能器结构参数，然而 A_{tots} 还与 HIFU 的工作频率 f 相关。当 f 为恒量时，α_{tot} 也为恒定值，从而由式（2）知：此时 A_{tots} 将只与换能器结构及临床实际焦皮距 H_{FS} 值相关。下面算例设定：$f = 1$ MHz 时，临床区域皮下软组织的超声衰减系数 $\alpha_{tot} = 0.100\,1$ Nep/cm，$h_w = 0$ 时，式（2）具体写成：

$$A_{tots} = \mathrm{e}^{-2\alpha_{tot}(H_{FS}-h_w)/\cos \theta_{eq}} = \mathrm{e}^{-0.200\,2 H_{FS}/\cos \theta_{eq}} \tag{12}$$

2. 设 $F_{HM} = 150$ mm，$f = 1$ MHz，$a_i = 0$ 为恒定参数，可变参量仅为 a_0，由于 $\theta_0 = \arcsin(a_0/F_{HM})$，因此也可以当 F_{HM} 一定时，可变参量仅为 θ_0。然而在实际临床时，患者肿瘤的深度、体积、形态都将因人而异，也即在实际临床过程 H_{FS} 必成为可变参量。表 1 给出根据式（12），令 $a_0 = 90$ mm，$a_i = 0$ 条件下，$H_{FS} - A_{tots}$ 关系并与通常令 $\cos \theta_{eq} = 1$（即忽略 $\cos \theta_{eq}$ 参量的影响）时，$A'_{tots} = \mathrm{e}^{-0.200\,2 H_{FS}}$ 计算结果。

表 1　$f = 1$ MHz，$F_{HM} = 150$ mm，$a_0 = 90$ mm，$a_i = 0$，$\cos \theta_{eq} = 0.885\,245\,91$

H_{FS}/cm	12	10	8	6	4
A_{tots}	0.066 282 975	0.140 192 146	0.163 782 685	0.257 454 799	0.404 700 736
A'_{tots}	0.090 500 491	0.135 064 883	0.201 513 741	0.300 832 995	0.448 969 644
A_{tots}/A'_{tots}	0.732 404589	0.771 422 922	0.816 664 21	0.855 806 386	0.901 398 882

四、$\cos\theta_{eq}$ 对 ΔT_{Fd}、T_{Fd} 及高温无量纲热计量 Ω 的影响[4]

根据式(1)知 ΔT_{Fd} 作为多参考量的函数,当其他参变量确定时,$\Delta T_{Fd} \backsim A_{tots}$,$\Delta T'_{Fd} \backsim A'_{tots}$,故有 $\Delta T_{Fd}/\Delta T'_{Fd}=A_{tots}/A'_{tots}$。从文献[3]中图 1 可知,如果临床简约有效剂量未考虑 $\cos\theta_{eq}$ 参变量且取 $(T'_{Fd}, t_{Fd})=(72\,℃, 1\,s)$ 时,焦域的无量纲热剂量 $\Omega=3$ dB,表明直径为 d_F 长度为 l_F 的焦域肿瘤组织不仅已完全消融且有冗余度 3 dB[$\Omega=0$ dB 表明组织完全消融(CR)但无冗余,若 Ω 为负值表明未完全消融(PR)]。根据表 1 并设定在 A_{tots} 条件(已考虑 $\cos\theta_{eq}$ 影响)下,实际的 $t_{Fd}=1$ s 的焦域温升 ΔT_{Fd} 及焦域温 T_{Fd} 都将低于 $\Delta T'_{Fd}$ 和 T'_{Fd},它们之间的差别随临床焦皮距 H_{FS} 的不同而不同,如表 2 所示。

表 2　$t_{tot}=1$ s,$f=1$ MHz,$F_{HM}=150$ mm,$a_0=90$ mm,$a_i=0$,$\cos\theta_{eq}=0.885\,245\,91$(一)

H_{FS}/cm	12	10	8	6	4
T_0/℃	37	37	37	37	37
$\Delta T'_{Fd}$/℃	35	35	35	35	35
F'_{Fd}/℃	72	72	72	72	72
Ω'/dB	+3	+3	+3	+3	+3
疗效	有效、有冗	有效、有冗	有效、有冗	有效、有冗	有效、有冗
ΔT_{Fd}/℃	25.634 16	26.999 80	28.583 25	29.953 22	31.540 96
T_{Fd}/℃	62.634 16	63.999 80	65.583 25	66.953 22	68.648 96
Ω/dB	−20	−17	−13	−10	−6
疗效	无效	无效	无效	无效	无效

由表 2 可见,忽略 $\cos\theta_{eq}$ 因子影响,在不同 H_{FS} 条件下,假定设置剂量均取 $(72\,℃, 1\,s)$,从而 $\Omega=3$ dB,这样高温热剂量明确表示了临床显效且有效冗余度均达 3 dB。而当正确引入 $\cos\theta_{eq}$ 因子时,不同 H_{FS} 下的 T_{Fd} 都不同程度降低,Ω 均为负值,从而显示临床实际疗效不佳(均无效)。此例显示,若忽略 $\cos\theta_{eq}$ 因子影响可能导致出现伪有效、真无效——"存伪、弃真"的临床剂量。表 3 给出另一设定参量,两者差别算例。

表 3　$t_{tot}=1$ s,$f=1$ MHz,$F_{HM}=150$ mm,$a_0=90$ mm,$a_i=0$,$\cos\theta_{eq}=0.885\,245\,91$(二)

H_{FS}/cm	12	10	8	6	4
T_0/℃	37	37	37	37	37
$\Delta T'_{Fd}$/℃	43	43	43	43	43
T'_{Fd}/℃	80	80	80	80	80
Ω'/dB	24	24	24	24	24
疗效	显效、高冗	显效、高冗	显效、高冗	显效、高冗	显效、高冗
ΔT_{Fd}/℃	31.493 61	33.171 19	35.116 56	36.799 68	38.760 15
T_{Fd}/℃	68.493 61	70.171 19	72.116 56	73.799 68	75.760 15
Ω/dB	−7	−2	+3	+8	+13
疗效	无效	无效	有效、有冗	有效、有冗	显效、高冗

表 3 数据中即使选择 $T'_{Fd}=80\,℃$,$\Omega'=24$ dB 的显效、高冗余度指标,但仍无法回避正确

引入 $\cos\theta_{eq}$ 因子时,临床实际剂量疗效随 H_{FS} 改变有严重的不确定性,即仍无法避免临床剂量严重的"存伪、弃真"现象发生。

五、结语

根据本文的理论推导与实例分析可见,对于"可建模""已知型""有源自聚焦 HIFU",在设计制造其超声换能器过程与验证其计量学特性与临床剂量学性质时,$\cos\theta_{eq}$ 因子不可或缺。若忽略 $\cos\theta_{eq}$,将导致对临床效果产生误判,在大多情况下这种误判是不可接受和危险的。此外,对于如高离散阵(包括相控阵)等 HIFU,对其等效 $\cos\theta_{eq}$ 的提出、推导、前瞻性预估其对临床疗效的定量影响都是很困难的,是这类 HIFU 属"未知型""黑匣子"的一个重要因素。

参考文献

[1] 牛凤岐,朱承纲,程洋,等.声学　聚焦超声换能器发射场特性的定义与测量方法:GB/T 20249—2006/IEC61828[S]. 北京,2001.

[2] 南京海克医疗设备有限公司.HKSFU-1D 型高强度有源自聚焦超声治疗系统产品技术要求.

[3] 赖启基,赖宁磊,刘可凡,等.高强度聚焦超声的肿瘤临床理念与简约有效剂量[J].世界医疗器械,2014,20(2):68-72.

[4] 赖启基,赖宁磊.高强度聚焦超声治疗肿瘤的高温无量纲热剂量概论[J].世界医疗器械,2014,20(1):63-66.

第 9 章　高强度聚焦超声临床试验
疗效统计检验的特点与共性

Characteristics and Commonness of High Intensity Focusted Ultrasound Clinical Trial Efficacy Statistical Test

摘要：主要分析了 HIFU 作为肿瘤物理治疗类医疗器械之一的临床疗效判测及其统计检验特点与共性。探讨了以影像学判测肿瘤在 HIFU 治疗后随访中病灶体积 V_i 与治疗前相应病灶体积 V_0 之比 ——V_i/V_0 为疗效目标值的 t 检验区间估计统计学方法及其意义；数据中出现"粗差"时的处理准则；样本量 n 的适当性确认。

关键词：物理治疗；点估计；t 检验区间估计；粗差；样本量 n

Abstract：This paper mainly analyzed the characteristics and commonness of the clinical efficacy judgment test and statistical test of HIFU as one of cancer physiotherapy medical devices. It discussed the point estimation and t-test interval estimation statiscal methods talking V_i/V_0, the ratio of the radiological measured lesion volume V_i in the follow-up after HIFU cancer treatment and the corresponding pre-treatment lesion volume V_0, as the therapeutic target value and their significance; the guidelines for handling "gross error" of data; and the approroate confirmation of the sample size n.

Key words：physiotherapy；point estimation；t-test interval estimation；gross error；sample size n

一、特殊性与共性

有关文献曾指出：许多医疗器械临床试验的特殊性在于不适用随机对照的盲法操作，因为这样的操作既有多方面困难，也存在严重的伦理问题。[1-2] 因此，用目标值法替代随机盲法对照试验，自然是合理的。

由一定"样本量"临床前后"自身配对"检验，尤其能反映试验样本的变异性质的"点估计"及同时能反映有限样本量抽样误差的"t 检验"来共同评估医疗器械临床的"总体疗效性质"应是合理的。[1-4]

包括传统手术、现代放疗等物理治疗手段[5-6]，在用于人体良、恶性肿瘤治疗时，所能达到的直接疗效是针对病灶的局部控制成果：肿瘤占位体积在术后不同时段的缩小率，现有的防治手段都难以解决肿瘤的一些缘由尚未明晰的、取决于个体特异性的发生、转移、复发、再生等综合性问题。因此，包括 HIFU 在内的现代物理治疗的疗效均主要以现代影像学检测治疗后第 i 次随访所获得的肿瘤体积 V_i 与术前肿瘤体积 V_0 之比：$V_i/V_0 = X_i$ 这一目标值，与随访时间 t 之间的关系$(V_i/V_0) - t$ 为判据。显然，V_i 和 V_0 是与个体变异性质密切相关、自身配对设计下具有"一一对应特征的对子"[3]，这一疗效统计检验判据的是可行的且具有共性的。

二、关于可作"终点评价"统计学方法的探讨

1."点估计"方法的分析

"点估计"是一种假设总体为正态分布、未考虑样本抽样误差而直接用有限样本的统计量作总体估值的方法。因此它是一种无法回答估值区间的置信度（可信度）问题的统计方法。当样本量 n 足够大（例如 $n \geqslant 100$）时，这一假定往往较为真实，可由样本均值及其标准差来估计总体。但单用大样本量的点估计检验，不仅仍得不到医学评价检验必要的信息（如置信度），而且还可能带来不必要的资源（人、财、物、时）浪费，从而不利于科技成果的准确评判与推动其转化为生产力的进程，何况样本量过大也"违反伦理要求[2]"。

然而点估计方法在许多不存在伦理问题且易于获得大样本量的科学实验与社会科学应用中也得到了广泛应用[7-8]。何况点估计与医疗器械通常应用的 t 检验区间估计之间存在着内在关联，区间估计是基于点估计的，因而点估计在医疗器械临床研究中也至关重要。点估计所依从的正态分布概率密度函数为

$$f(x:\mu,\sigma) = \frac{1}{\sigma\sqrt{2\pi}} \mathrm{e}^{-(x-\mu)^2/2\sigma^2} \quad -\infty < x < +\infty \tag{1}$$

式中：σ 为总体标准差；μ 为总体均值。当参量 μ、σ 确定时，$f(x,\mu,\sigma) \to f(x)$ 也确定，如图 1 所示。

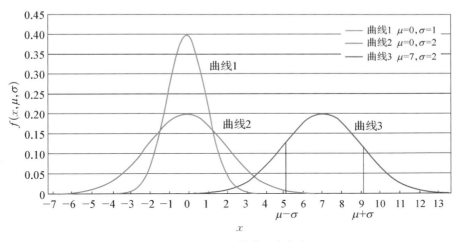

图 1　不同 μ、σ 值的正态分布

在实际应用中，总体的 μ 与 σ 值均是未知的。样本量为 n 的点估计以样本均值和样本标准差 s 分别代表总体均值 μ 和总体标准差 σ，它们分别表示为

$$\overline{x} = \left(\sum_{i=1}^{n} x_i \right) / n \tag{2}$$

$$s = \sqrt{\frac{\sum_{i=1}^{n} (\overline{x} - x_i)^2}{n-1}} \tag{3}$$

点估计统计结果表示为

$$\bar{x} \pm s = \left[\left(\sum_{i=1}^{n} x_i\right)/n\right] \pm \sqrt{\dfrac{\sum_{i=1}^{n}(\bar{x} - x_i)^2}{n-1}} \tag{4}$$

可见，点估计虽有估计值区间$(\bar{x} - s, \bar{x} + s)$，但却无法给出估计值区间的置信度。然而，我们可以得到点估计统计样本的离散度并用样本变异系数CV_{xi}表征：

$$CV_{xi} = s/\bar{x} \tag{5}$$

由式(2)、(3)和(5)确定的CV_{xi}值，代表了样本试验的离散程度。对于医疗器械的临床试验，统计结果的CV_{xi}值往往取决于临床剂量的确定性、治疗方法的可控性、器械运行的稳定性、临床试验人员的操作和相互配合情况以及病例筛选的适宜性等综合因素的"样本变异性"。因此，用点估计统计方法所获得的CV_{xi}值也是临床试验综合质量的统计学重要判据之一，研究并科学地规范CV_{xi}值与临床质量级别的定量关系是有意义的。

2. 关于t检验"区间估计"方法的分析

根据中心极限定理：当总体为正态分布的样本量n增加时，"样本均值"的分布也将趋于正态分布，而"样本均值"的标准差通常称为"标准误$\sigma_{\bar{x}}$"，且$\sigma_{\bar{x}} = \sigma/\sqrt{n}$。可见，标准误与该总体中因样本变异产生的总体标准差σ成正比，与抽样的样本量n的1/2次方成反比。$\nu = n - 1$称为自由度，不同ν值的t界值不同，t界值还与"显著性水平α"相关，故t界值通常表示为$t_{\alpha,\nu}$。

临床试验中，总体的σ是未知的，因而$\sigma_{\bar{x}}$也是未知的，通常用有限样本量n的样本标准差s来替代σ求得样本均值标准误$\sigma_{\bar{x}}$的估值$s_{\bar{x}}$：

$$s_{\bar{x}} = s/\sqrt{n} \tag{6}$$

t检验区间估计的数学理论可参看文献[9-10]，这里将只列出 HIFU 用于肿瘤临床关键疗效参量$x_i = V_i/V_0$与 HIFU 术后对应随访时间的t检验区间估计的实用步骤。

(1) 由式(2)和(3)分别求得样本量n的均值$\bar{x}$和标准差s值；

(2) 把已知n值和已求得的s值代入式(6)求得$s_{\bar{x}}$值；

(3) 根据统计学家 Gosset 给出$\sqrt{n}(\bar{x} - \mu)/s$服从自由度$\nu = n - 1$的$t$分布，其概率密度函数为

$$t_\nu(x) = \dfrac{1}{\sqrt{\pi\nu}} \cdot \dfrac{\Gamma\left(\dfrac{\nu+1}{2}\right)}{\Gamma\left(\dfrac{\nu}{2}\right)} \cdot \left(1 + \dfrac{x^2}{\nu}\right)^{-(\nu+1)/2} \tag{7}$$

式中$\Gamma(y)$为著名的由第二类 Euler 积分定义的特殊函数，称为Γ函数[9]：

$$\Gamma(y) = \int_0^\infty e^{-z} z^{y-1} dz \quad (y > 0) \tag{8}$$

式(7)和(8)的数值关系，已由诸多统计学家计算形成计算软件，或给出$\alpha - t_{\alpha,\nu}$关系的数

据库(t 界值表) 便于实用[2,7-9]。这里 α 称为双侧显著性水平，$\alpha/2$ 称为单侧显著性水平，而

$$P = 1 - \alpha \tag{9}$$

即采用 t 检验"区间估计"对应样本均值 $\overline{x}$ 的置信区间 $(x_L, x_H) = (\overline{x} - s_{\overline{x}}t_{\alpha,\nu}, \overline{x} + s_{\overline{x}}t_{\alpha,\nu})$ 的置信度。此结果表达为

$$\overline{x} \pm s_{\overline{x}}t_{\alpha,\nu} \tag{10}$$

样本均值的变异系数表示为

$$\mathrm{CV}_{\overline{x}} = s_{\overline{x}}t_{\alpha,\nu} \big/ \overline{x} = \Delta\overline{x} \big/ \overline{x} \tag{11}$$

显然，样本均值的变异系数同样是临床试验综合质量的重要统计学判据，科学地规范 $\mathrm{CV}_{\overline{x}}$ 值与临床质量级别的定量关系也是很重要的。

t 分布标志了数理统计学的一个新时代 —— 小样本($n < 30$) 时代的开端，在数理统计学史上具有里程碑意义。

三、出现"粗差"状况的 t 分布检验

1. 步骤与准则

当研究(如临床验证)样本量 n 较少时，若出现与样本均值相差较大的样本值(以 x_d 表示)，如采用 $|x_d - \overline{x}| \geqslant 3$ 作为舍弃 x_d 样本的准则，有可能产生"弃真"错误。而采用适于小样本($n < 30$) 的 t 检验剔除粗差较为合理，其步骤如下：

(1) 先剔除一个可疑的样本值(例如 $x_d = V_d/V_0$) 后，再用 t 分布检验剩余样本量 $n'(n' = n-1)$，这样 n' 个样本量的均值为

$$\overline{x} = \frac{1}{n'}\sum_{i=1}^{n'} x_i \tag{12}$$

去除 x_d 后样本量 n' 的标准差为

$$s' = \sqrt{\frac{\sum\limits_{i=1}^{n'}(x_i - \overline{x}')}{n'-1}} \tag{13}$$

(2) 然后确定某一显著性水平 α，这时对应的 $P = 1 - \alpha$ 也确定。

据此可从 t 界值表中查得相应的 $t'_{\alpha,\nu}$ 值，从而求得 $s't'_{\alpha,\nu}$ 值。

(3) 准则 1：若被怀疑而暂时剔除的样本值 x_d 与剩余样本的均值 $\overline{x}'$ 之差的绝对值大于 $s't'_{\alpha,\nu}$，即 $|x_d - \overline{x}'| \geqslant t'_{\alpha,\nu}s'$，则表示所怀疑而暂被剔除的样本 x_d 确系粗差导致的"坏值"，因而剔除 x_d 有理；反之，则剔除 x_d 无理，x_d 应予保留并应参与 t 检验。

(4) 准则 2：若被怀疑样本值存在可能"过大"和"过小"的两个坏值，则剔除两样本值后

剩余样本量 $n'' = n-2$，然后按 $\overline{x}'' = \dfrac{1}{n''}\sum\limits_{i=1}^{n''} x_i$ 和 $s'' = \sqrt{\dfrac{\sum\limits_{i=1}^{n''}(x_i - \overline{x}'')^2}{n''-1}}$ 求值后，按准则1，分别

对被怀疑而暂被剔除的 x_{d1}、x_{d2} 进行甄别,以确定是否"坏值",最后确定该 x_d 是否还应纳入统计[截极验证]。

2. 分析

(1) 如按"准则"计算表明所有的 x_i 都应保留,且变异系数小,则表明研究样本分散度小,总体试验优秀。

(2) 如只剔除个别样本值,即可使样本的变异系数趋优,也应相信总体试验良好。

(3) 如需剔除多个样本值,才使样本的变异系数"达标",则无法相信总体试验合格。这种"不合格"可能有多种原因,其中也可能包括遴选病例不合适等。

(4) 当然,即使按上述"准则"被挑出的"坏值"也应符合实验事先设计的(有效)目标值,超过目标值的"坏值",已属于"无效",而不是有效目标值内的"坏值",而是"无效值"。"无效值"的样本量和"有效值"(包括有效坏值)的样本量可用于实验的"有效率"判定。

四、临床试验样本容量 n 的确认及理由

1. 基本概念

前已述及,临床试验样本量 n 取得过大,不仅将无谓浪费各种资源,也将不利于科技进步与发展(盲目指定 n 值,不仅不科学,也有违伦理学)。但 n 取得过小,由于统计涨落,天然有较大的样本变异系数,从而会使试验结果估值的统计值显示出较大的分散性,容易造成在定性概念上难以确认医疗器械临床试验统计有效判据是否适当的误解。临床样本量 n 的"适当性确认"显然还取决于 n 个样本量的临床实验在一定的"置信度"下对"置信区间"的定量要求或期望。

2. 单组目标值法临床试验样本量 n 的"适当性确认"

根据不同性质试验项目,有关专著和文献,分别提出了单组试验目标值法如何在试验前,在确定试验精度(置信区间)和其对应的置信度前提下,"设计确定"或"精确估计"所需的"试验样本量"。有关作者分别在社会科学领域[8]或针对结局为二分类变量以"率"作为终点评价指标的,基于二项式分布原理的、精确样本量估值及统计推断,"以进一步规范单组临床试验的设计和统计分析"[4]。本文将根据 HIFU 用于肿瘤临床特有的疗效目标值,提出样本量 n 的"适当性确认"方法。

把式(6)代入式(10)得 $\overline{x} \pm \dfrac{s}{\sqrt{n}} t_{\alpha,\nu} = \overline{x} \pm \Delta\overline{x}$,于是有

$$\Delta\overline{x} = \frac{s t_{\alpha,\nu}}{\sqrt{n}} \tag{14}$$

$$CV_{\overline{x}} = \Delta\overline{x} \Big/ \overline{x} = \frac{s t_{\alpha,\nu}}{\sqrt{n}} \Big/ \overline{x} \tag{15}$$

由式(14)和(15)在确定 $\overline{x}$ 时,可得以下理念:①当所确认的 $CV_{\overline{x}}$ 已定,若试验样本的变异性大,则表现为样本标准差 s 大,从而要求有较大的试验用样本量 n;②当试验样本的标准差 s 确定时,若要求 $\Delta\overline{x}$ 值小,则也要求有较大的试验用样本量;③当要求试验结果的置信度 $P = 1 - \alpha$ 高,即要求 α 值低,则对应的 $t_{\alpha,\nu}$ 要取得大则试验用的样本量 n 也要取大。

我们不妨将试验所期望的 $\overline{x}$ 及其标准差 s、对应的样本变异系数 CV_{xi} 取不同"级别"要

求,从而由式(15)可求得满足试验期望参数下,不同"级别"的 $CV_{\bar{x}}-n$ 关系。基于对国内外 HIFU 及其他物理治疗技术[11]用于肿瘤临床实践结果的分析,我们提出 HIFU 治疗后中位期约 1 个月的、四个"可被确认"级别的、应同时满足点估计及 t 检验区间估计相应疗效指标的期望值范围于表 1 和表 2 供对比。

表 1　点估计疗效统计各级别期望指标值范围

1 级(优级)	$t_{\text{ioff}}=0.6\text{ s}\quad \bar{x}\leqslant 0.70$	$s\leqslant 0.28$	$CV_{xi}\leqslant 0.40$
2 级(良级)	$0.70<\bar{x}\leqslant 0.75$	$0.28<s\leqslant 0.32$	$0.40<CV_{xi}\leqslant 0.427$
3 级(中级)	$0.75<\bar{x}\leqslant 0.80$	$0.32<s\leqslant 0.38$	$0.427<CV_{xi}\leqslant 0.475$
4 级(非劣效级)	$0.80<\bar{x}\leqslant 0.90$	$0.38<s\leqslant 0.43$	$0.475<CV_{xi}\leqslant 0.478$

表 2　$\alpha=0.05$, t 检验区间估计各级别期望指标值范围

n	$t_{a,v}$	1 级 $\overline{CV}_x$	2 级 $\overline{CV}_x$	3 级 $\overline{CV}_x$	4 级 $\overline{CV}_x$
5	2.776	$\leqslant 0.4966$	$\leqslant 0.5297$	$\leqslant 0.5897$	$\leqslant 0.5931$
6	2.571	$\leqslant 0.4198$	$\leqslant 0.4478$	$\leqslant 0.4986$	$\leqslant 0.5015$
7	2.447	$\leqslant 0.3700$	$\leqslant 0.3946$	$\leqslant 0.4393$	$\leqslant 0.4419$
8	2.365	$\leqslant 0.3345$	$\leqslant 0.3568$	$\leqslant 0.3972$	$\leqslant 0.3995$
9	2.306	$\leqslant 0.3075$	$\leqslant 0.3280$	$\leqslant 0.3651$	$\leqslant 0.3673$
10	2.262	$\leqslant 0.2861$	$\leqslant 0.3052$	$\leqslant 0.3398$	$\leqslant 0.3418$
11	2.228	$\leqslant 0.2687$	$\leqslant 0.2866$	$\leqslant 0.3191$	$\leqslant 0.3210$
12	2.201	$\leqslant 0.2542$	$\leqslant 0.2711$	$\leqslant 0.3018$	$\leqslant 0.3036$
13	2.179	$\leqslant 0.2417$	$\leqslant 0.2579$	$\leqslant 0.2871$	$\leqslant 0.2887$
14	2.160	$\leqslant 0.2309$	$\leqslant 0.2463$	$\leqslant 0.2742$	$\leqslant 0.2758$
15	2.145	$\leqslant 0.2215$	$\leqslant 0.2363$	$\leqslant 0.2631$	$\leqslant 0.2646$
16	2.131	$\leqslant 0.2131$	$\leqslant 0.2273$	$\leqslant 0.2531$	$\leqslant 0.2545$
17	2.120	$\leqslant 0.2057$	$\leqslant 0.2194$	$\leqslant 0.2442$	$\leqslant 0.2457$
18	2.110	$\leqslant 0.1988$	$\leqslant 0.2122$	$\leqslant 0.2362$	$\leqslant 0.2376$
19	2.101	$\leqslant 0.1928$	$\leqslant 0.2057$	$\leqslant 0.2290$	$\leqslant 0.2303$
20	2.093	$\leqslant 0.1872$	$\leqslant 0.1997$	$\leqslant 0.2223$	$\leqslant 0.2236$
21	2.086	$\leqslant 0.1821$	$\leqslant 0.1942$	$\leqslant 0.2162$	$\leqslant 0.2175$
22	2.080	$\leqslant 0.1774$	$\leqslant 0.1892$	$\leqslant 0.2106$	$\leqslant 0.2119$
23	2.074	$\leqslant 0.1730$	$\leqslant 0.1845$	$\leqslant 0.2054$	$\leqslant 0.2066$
24	2.069	$\leqslant 0.1689$	$\leqslant 0.1802$	$\leqslant 0.2006$	$\leqslant 0.2018$
25	2.064	$\leqslant 0.1651$	$\leqslant 0.1761$	$\leqslant 0.1961$	$\leqslant 0.1972$
26	2.060	$\leqslant 0.1616$	$\leqslant 0.1724$	$\leqslant 0.1919$	$\leqslant 0.1930$
27	2.056	$\leqslant 0.1583$	$\leqslant 0.1688$	$\leqslant 0.1895$	$\leqslant 0.1890$
28	2.052	$\leqslant 0.1551$	$\leqslant 0.1655$	$\leqslant 0.1842$	$\leqslant 0.1853$
29	2.048	$\leqslant 0.1521$	$\leqslant 0.1623$	$\leqslant 0.1806$	$\leqslant 0.1817$
30	2.045	$\leqslant 0.1493$	$\leqslant 0.1593$	$\leqslant 0.1774$	$\leqslant 0.1784$

n	$t_{a,\nu}$	1 级 $\overline{CV_x}$	2 级 $\overline{CV_x}$	3 级 $\overline{CV_x}$	4 级 $\overline{CV_x}$
31	2.042	≤0.146 7	≤0.156 5	≤0.174 2	≤0.175 2
32	2.040	≤0.144 3	≤0.154 0	≤0.171 3	≤0.172 3
33	2.037	≤0.141 8	≤0.151 3	≤0.168 4	≤0.169 4
34	2.035	≤0.139 6	≤0.148 9	≤0.165 8	≤0.166 7
35	2.032	≤0.137 4	≤0.146 5	≤0.163 2	≤0.164 1
36	2.030	≤0.135 3	≤0.144 4	≤0.160 7	≤0.161 6
37	2.028	≤0.133 4	≤0.142 3	≤0.158 4	≤0.159 3
38	2.026	≤0.131 5	≤0.140 2	≤0.156 1	≤0.157 0
39	2.024	≤0.129 6	≤0.138 3	≤0.153 9	≤0.154 9
40	2.023	≤0.127 9	≤0.136 5	≤0.151 9	≤0.152 8
60	2.000	≤0.103 3	≤0.110 2	≤0.122 6	≤0.123 4
80	1.990	≤0.089 10	≤0.094 93	≤0.105 7	≤0.106 3
100	1.984	≤0.079 36	≤0.084 65	≤0.094 24	≤0.094 79
120	1.980	≤0.072 30	≤0.077 12	≤0.085 86	≤0.086 36
200	1.972	≤0.005 578	≤0.059 74	≤0.066 24	≤0.066 49

五、实例摘评

1. Exablate - 2000 的报道[12]:3 例子宫肌瘤患者,术后 3 个月: $n=3, t_{a,\nu}=4.303, \overline{x}=0.692\ 3, s=0.029\ 91, CV_{xi}=0.043\ 20, CV_{\overline{x}}=0.107\ 33$,各统计指标均达到 1 级(优级),但问题在于未提供 $M=1$ 个月的数据,按统计规律,其 $M=1$ 个月的疗效统计虽有可能降级,但应能达到或优于"非劣效"。

2. Cyberknife System 在专著中的报道[11]:Cyberknife(射波刀)——最先进放疗技术对 6 例颅脑肿瘤治疗后 $M=1$ 个月的疗效统计结果(原著第 175 页): $n=6, \overline{x}=0.486\ 6, s=0.379\ 4, CV_{xi}=0.779\ 7, CV_{\overline{x}}=0.818\ 4$。显然,从本文表 1 和表 2 的数据规范看,无论采用点估计检验或置信度取 95% 的区间估计统计检验,Cyberknife 的这一统计疗效连 4 级(非劣效级)都未达到。为了检验是否因个别"坏值 x_d"造成的"劣效",分别去除所怀疑的最高 x_d 值、最低 x_d 值以及同时去除最高、最低 x_d 值再进行统计,按本文的"准则"计算证明,它们都不属于"应被剔除的粗差值",因而本组临床结果可判定为"劣效"。

3. HKSFU - 1D,20 例子宫肌瘤患者,术后中位期 $M=1$ 个月的疗效统计结果: $n=20, \overline{x}=0.656\ 4, s=0.182\ 0, CV_{xi}=0.277\ 3, CV_{\overline{x}}=0.129\ 7$,各统计指标均达到 1 级(优级)。

4. HKSFU - 1D,7 例晚期肝癌患者,术后中位期 $M=14$ 天(约半个月)的疗效统计结果: $n=7, \overline{x}=0.739\ 0, s=0.291\ 9, CV_{xi}=0.395\ 0, CV_{\overline{x}}=0.365\ 3$,查表 1 和表 2 表明本组临床疗效统计结果已达到 2 级(良级)水平。

以上四个涉及国内外最先进的现代物理治疗——Cyberknife 放疗和 HIFU 治疗后短期影像学判测术后与术前体积比 V_i/V_0 为目标值的疗效统计的不同结果,但统计方法与输入统计软件的目标值都是一致的、正确的。从表 2 的数据还显现,任何"疗效级别",当所取的

样本量 n 增大时,对应的 $CV_{\bar{x}}$ 值都要求减少,这正是随机过程统计涨落的天然规律所致。与点估计紧密相关的 t 统计小样本区间估计结果,科学地反映了这一普遍规律。

六、结语

医疗器械临床有效性目标值的统计检验是判定其治疗后短期有效性的终点判据。对用于局控性肿瘤物理治疗新技术之一的 HIFU,其临床短期疗效判据也应与其他现代物理治疗技术[5-6]基本一致,即主要由治疗前后肿瘤体积变化作为临床有效性目标。我国现有的 HIFU 临床实践已表明:HIFU 治疗子宫肌瘤体积缩小率 $(1-V_i/V_0)\times100\%$ 达 10%$(V_i/V_0=0.9)$,即可明显改善临床症状,肌瘤体积缩小率 $\geqslant20\%(V_i/V_0\leqslant0.8)$ 的患者与 $<20\%(V_i/V_0>0.8)$ 患者比较,前者症状改善更明显且复发率较低[13]。又如经 HIFU 治疗,个别肌瘤患者于术后 24 个月"再次出现了月经量增多、月经周期缩短的情况,复查 MRI 显示为残余肌瘤体积增大"[14]。这些临床实践都客观反映了肿瘤体积缩小率与临床症状改善的直接规律性关系。也可见,以 $x_i=V_i/V_0$ 为疗效目标值,对 HIFU 临床试验短期疗效统计检验具有关键性乃至"终点性"意义。

参考文献

[1] 李卫.非随机对照研究——单组目标值法在医疗器械临床试验中的应用[EB/OL].(2012-02-17). http://wenku.baidu.com/view/5c5f76130b4e767f5acfce1d.html.

[2] 吕德良,李雪迎,朱赛楠.目标值法在医疗器械非随机对照临床试验中的应用[J].中国卫生统计,2009, 25(3):258-260,263.

[3] 于浩,吕军,陈峰.医学统计学[M].2 版.北京:中国统计出版社,2005.

[4] 戚琦,刘玉秀,陈林,等.单组临床试验目标值法的精确样本含量估计及统计推断[J].定量药理学, 2011,16(5):517-522.

[5] 颜本广,林郁正,赖启基,等.医用加速器[M].北京:科学技术出版社,2003.

[6] 胡逸民,张红志,戴建荣.肿瘤放射物理学[M].北京:原子能出版社,1999.

[7] 滕敏康.实验误差与数据处理[M].南京:南京大学出版社,1989.

[8] 葛新权,王斌.应用统计[M].1 版.北京:社会科学出版社,2006.

[9] 徐利治,陈希孺.现代数学手册:随机数学卷[M].武汉:华中科技大学出版社,2000.

[10] 胡嗣柱,倪光炯.数学物理方法[M].2 版.北京:高等教育出版社,2002.

[11] 张积仁,刘瑞琪.肿瘤物理治疗新技术[M].1 版.北京:人民军医出版社,2005.

[12] LIN Yi-Hsiang, LEUNG Ting-Kai, WANG Hung-Jung, et al. Treatment of uterine fibroids by using magnetic resonance-guided focused ultrasound ablation: The initial experience in Taiwan[J]. Chin J Radiol, 2009, 34:263-271.

[13] 陈锦云,胡亮,王智彪.超声消融技术在子宫肌瘤治疗中的应用[J].中华妇产科杂志,2011,46(6): 466-468.

[14] 王婷,汪伟,陈文直,等.超声消融治疗子宫黏膜下肌瘤的安全性和疗效评价[J].中华妇产科杂志, 2011,46(6):407-411.

第 10 章　高强度聚焦超声治疗皮下软组织瘤的皮肤安全性问题

Skin Safety of High Intensity Focused Ultrasound Therapy for Subcutaneous Soft Tissue Sarcomas

摘要：在"近似恒温边界"模型下，探索 HIFU 治疗子宫肌瘤等皮下软组织过程中，人体皮肤因吸收声能升温所导致的患者皮肤安全性问题。寻求建立与 HIFU 的声学特性、人体生物学参数、治疗方法有关的皮肤安全剂量限值的实用关系。讨论了考虑皮肤安全方面的临床剂量设置问题。

关键词：恒温边界条件；动态热平衡；安全剂量限值

Abstract：In the "approximate constant temperature boundary" model, this paper explored skin safety of patients resulting from temperature rising due to sound energy absorption by human skin during HIFU treatment of subcutaneous soft tissue sarcomas such as uterine leiomyoma, sought to establish practical skin safe dose limits related to the acoustic characteristics, human biological parameters and treatment of HIFU, and discussed the setting of clinical dose taking into account skin safety.

Abstract：constant temperature boundary conditions; dynamic thermal equilibrium; safe dose limits

一、引言

合格医疗器械的基本要素是其用于临床时应具有确切的安全性和有效性。临床安全性往往被认为是医疗器械的第一要素。HIFU 用于治疗子宫肌瘤过程，除了因瘤灶位置不适宜、治疗方法不适当或因 HIFU 远场辐射太强导致骶骨过热而损伤骶丛神经外，还会由于人体皮肤的超声吸收系数远高于皮下软组织，故在 HIFU 治疗过程的超声通道软组织中，皮肤最易因过量吸收超声能量升温而受损。国内外大量的 HIFU 用于子宫肌瘤临床实践表明这一问题的重要性[1-2]。本文将只探究 HIFU 治疗子宫肌瘤时，皮肤安全剂量限值问题。而减少或避免骶丛神经受损的方法已有文献提供的方法可作参考[1]。

二、"绝热边界"模型与"低导热边界"模型下，HIFU 治疗的人体皮肤温升

1. 人体正常的皮层结构包括表皮、真皮和皮下组织，它们的厚度因人而异，且同一个人还会因不同的身体部位而异，通常表皮和真皮厚度之和为 0.3—0.4 cm。在分析 HIFU 治疗导致皮肤温升问题时，主要考虑表皮和真皮部分，也应适当考虑一定厚度的皮下组织，这是由于表皮和真皮结构中之角质层、颗粒层、棘层等较之皮下组织结构之脂肪层、汗腺等的超声吸收系数高得多，故研究人体皮肤因 HIFU 照射发生热损伤问题时，取皮肤的等效厚度 $h_s = 0.3$—0.6 cm 较为合适。

2. 假定绝热边界的模型下,HIFU 照射产生皮肤"内热源"而温升的关系。

以 h_s 表示人体皮肤厚度,α_{as} 表示 h_s 厚度内皮肤的平均声吸收系数。当厚度为 h_s 的人体皮肤所通过的声强为 I_s 时,由于 h_s 小,即使在 HIFU 的聚焦性声场下,也可近似视为平行波声场模式加以分析。平行声波时,因介质声吸收产热导致的声强减弱规律可表示为

$$I_{h_s} = I_s e^{-2\alpha_{as}h_s} \tag{1}$$

式中:I_s 为入射皮表的声强,I_{h_s} 为经过厚度 h_s 的皮肤吸声衰减后的声强。故在皮肤内,因声吸收产热导致声强的损耗为

$$\Delta I_s = I_s - I_{h_s} = I_s(1 - e^{-2\alpha_{as}h_s}) \tag{2}$$

恒定的声功率损耗 ΔP_s 及其在皮肤内持续产热而形成皮肤的"内热源"ΔQ_s 分别为

$$\Delta P_s = P_s(1 - e^{-2\alpha_{as}h_s}) = I_s S_s(1 - e^{-2\alpha_{as}h_s}) \tag{3}$$

$$\Delta Q_s = Q_s(1 - e^{-2\alpha_{as}h_s}) = I_s S_s t_s(1 - e^{-2\alpha_{as}h_s}) \tag{4}$$

式中:S_s 为 HIFU 在皮肤处声通道的面积,t_s 为 HIFU 照射皮肤的时间。

对应于 h_s、S_s 且密度为 ρ_s 的皮肤质量为

$$m_s = \rho_s h_s S_s \tag{5}$$

由热学原理可得以下关系:

$$\Delta Q_s = m_s C_{ps} \Delta T_s = \rho_s h_s S_s C_{ps} \Delta T_s \tag{6}$$

比较式(4)和(6)且因 ΔQ_s 相等,则得皮肤因 HIFU 照射形成"内热源"而导致的平均温升为

$$\Delta T_s = \frac{(1 - e^{-2\alpha_{as}h_s})I_s}{\rho_s C_{ps} h_s} t_s \tag{7}$$

式中 C_{ps} 为皮肤的定压比热容。式(7)中 $1 - e^{-2\alpha_{as}h_s}$ 可用级数形式表示:

$$1 - e^{-2\alpha_{as}h_s} = 2\alpha_{as}h_s - \frac{(2\alpha_{as}h_s)^2}{2!} + \frac{(2\alpha_{as}h_s)^3}{3!} - \frac{(2\alpha_{as}h_s)^4}{4!} + \cdots \tag{8}$$

当 $2\alpha_{as}h_s \ll 1$(HIFU 工作频率的通常范围内,这一不等式可以满足)时,于是

$$1 - e^{-2\alpha_{as}h_s} \approx 2\alpha_{as}h_s \tag{9}$$

式(7)可近似表示为

$$\Delta T_s = \frac{2\alpha_{as} I_s t_s}{\rho_s C_{ps}} \tag{10}$$

可以证明由式(10)计算得的 ΔT_s 总比由式(7)计算的 ΔT_s 值稍高,即由式(10)计算出的 ΔT_s 相对有正偏差,因此可认为由式(10)代替式(7)计算 ΔT_s 是一种合理近似且安全冗余量 2%—5% 的计算,具体冗余量视 α_{as}、h_s 之值而定。

$$令 \ \tilde{p}_s = \frac{\Delta I_s}{h_s} = \frac{I_s}{h_s}(1 - e^{-2\alpha_{as}h_s}) \approx 2\alpha_{as} I_s \tag{11}$$

式中 $\tilde{p}_s$ 为"内热源"所对应的单位体积热功率。

由式(10)、(11)可得

$$\Delta T_s = \frac{\tilde{p}_s t_s}{\rho_s C_{ps}} \tag{12}$$

式(10)或(12)均表达了皮肤绝热边界近似模型下,因 I_s 或 $\tilde{p}_s$ 产生皮肤"内热源"导致的皮肤平均温升并在 $2\alpha_{as}I_s$ 或 $\tilde{p}_s$ 和 $\rho_s C_{ps}$ 及确定的条件下,ΔT_s 与 HIFU 发射持续时间 t_s 成线性正相关。

3. 绝热边界近似模型下,HIFU 照射皮肤温升计算举例:设 HIFU 的工作频率 $f = 1\,\text{MHz}$,$\alpha_{as} \approx 0.085\,8\,\text{cm}^{-1}$,皮肤的密度与定压比热容之积 $\rho_s C_{ps} \approx 4.18\,\text{J} \cdot \text{cm}^{-3} \cdot \text{℃}$,则由式(10) 或式(12) 均可求得 t_s 以分钟(min) 为单位时,皮肤平均温升 ΔT_s 及皮肤平均温度 T_s:

$$\Delta T_s = 2.463\,2 I_s t_s (\text{℃}), \quad T_s = T_0 + \Delta T_s (\text{℃}) \tag{13}$$

式中 T_0 为基础体温,与 HIFU 照射过程有关,一般取 $T_0 = 37\,\text{℃}$。由式(13) 可见,在绝热边界近似模型下,对于 $f = 1\,\text{MHz}$ 的 HIFU,当控制其临床参数,使 $I_s = 3\,\text{W/cm}^2$ 时可计算得表 1 的数据关系。

表 1　$f = 1\,\text{MHz}$ 的 HIFU 临床时 $I_s = 3\,\text{W/cm}^2$ 条件下的 T_s-t_s 关系

t_s/min	1	2	3	4	5	6
ΔT_s/℃	7.39	14.78	22.17	29.56	36.95	44.34
T_s/℃	44.39	51.78	59.17	66.56	79.35	81.34

由表 1 数据可见,$I_s = 3\,\text{W/cm}^2$ 的声振动刺激也许对大多数患者可以忍受,但当长时间(即持续 2 分钟及以上)照射时,T_s 将上升使皮肤灼伤或严重灼伤。

4. "低导热边界"模型下 HIFU 照射的皮肤温升:实际 HIFU 临床装置与人体皮表接触物,例如透声薄膜水囊或凝胶垫[1] 及人体皮下软组织都不属于绝热介质,而应属于低导热系数、高热容量介质。故 HIFU 实际临床对人体皮肤并非处于绝热边界环境的。在这种情况下,可以证明式(10) 或式(12) 中的 t_s 应该用 t_{seq} 代替,且得

$$\Delta T_s = \frac{2\alpha_{as} I_s t_{seq}}{\rho_s C_{ps}} = 2.463\,2 I_s \tau_s (1 - e^{-t_s/\tau_s}) (\text{℃}) \tag{14}$$

τ_s 值视 h_s 及 S_s 而定,由于 S_s 值较大,一般 τ_s 在 2—4 min 之间。表 2 数据是根据式(14) 且令 I_s 以 W/cm^2 为单位;t_{seq} 及 τ_s 均以 min 为单位,求得表 2 数据关系。

表 2　$f = 1\,\text{MHz}$ 的 HIFU,当 $I_s = 3\,\text{W/cm}^2$,$\tau_s = 2\,\text{min}$ 和 $\tau_s = 4\,\text{min}$ 时的 T_s-t_s 关系

	t_s/min	2	4	6	8	10	12
t_{seq}/min	$\tau_s = 2\,\text{min}$	1.264 241	1.729 329	1.900 4251	1.963 3687	1.986 524	1.995 0425
	$\tau_s = 4\,\text{min}$	1.573 877	2.528 482	3.107 479	3.458 659	3.671 660	3.800 852
ΔT_s/℃	$\tau_s = 2\,\text{min}$	9.34	12.78	14.04	14.51	14.68	14.73
	$\tau_s = 4\,\text{min}$	11.63	18.68	22.96	25.56	27.13	28.07
T_s/℃	$\tau_s = 2\,\text{min}$	46.34	49.78	51.04	51.51	51.68	51.73
	$\tau_s = 4\,\text{min}$	48.63	58.68	55.96	62.56	64.13	65.09

由表 2 数据可见,当皮肤两面均有一定散热能力情形下,$I_s = 3$ W/cm² 作用持续时间超过 2 min 仍可能导致人体皮肤灼伤或严重灼伤,即使采用照射时间的占空比(Duty cycle,以下简写为 Duty)<0.5 的临床方法,也只能使致伤时间延长 1 倍以上,而实际临床时间往往以小时计。可见,HIFU 临床的皮肤冷却问题显得至关重要。

人体软组织在血供丰富的条件下,其导热系数 $K \approx 0.006$ W·cm⁻¹·℃⁻¹,与静止水的 K 值相近,而乏血供软组织的 $K \approx 0.005$ W·cm⁻¹·℃⁻¹,都属于低导热介质。因此,纯粹依靠静止水通过薄膜与人体皮肤接触,其散热冷却效果并不理想。在此冷却模式下的 HIFU 临床时,一方面可要求发射声功率较低从而减小 I_s,另一方面大都采取令照射时间 t_s 的占空比 Duty<1。显然,此方法是以降低 HIFU 临床效率、延长治疗时间为代价的。寻求更优的方法来降低平均 ΔT_s 和 T_s,以使皮肤安全得到较好保证是很重要的,包括:在少损失 HIFU 临床效率的前提下降低皮肤损伤概率,使其临床的安全性与有效性直接获得更宽裕的协调空间,从而可使 HIFU 临床剂量学研究和建设的难度降低。

三、近似恒温边界模型下,HIFU 临床动态热平衡的皮肤温升

1. 近似恒温模型下,HIFU 产生皮肤"内热源"而温升的热力学关系

由于人体的生物结构、生理过程的复杂性,一般工程物理中所遇到的较明确的物体(固体平板)表面(边界)恒温条件难以在生物体中精确成立。在研究生物体这类问题时,采取近似(或有一定模糊范围)的参数设定是一种合理与可行的方法。

若把人体皮肤视为厚度为 h_s,导热系数为 K 的"平板",则该皮肤因 HIFU 照射形成"内热源"的单位体积热功率为 $\widetilde{p}_s$,其值由式(11)确定。由传热学理论[3-4]知,其稳态热传导方程(Poisson 方程)为

$$\nabla^2 T + \frac{\widetilde{p}_s}{K} = 0 \tag{15}$$

式中 ∇ 为拉普拉斯算子。

由于皮肤在 HIFU 照射区的横向尺寸远大于其厚度 h_s,故 Poisson 方程可简化为

$$\frac{\mathrm{d}^2 T}{\mathrm{d}x^2} + \frac{\widetilde{p}_s}{K} = 0 \tag{16}$$

式中 x 指皮肤厚度方向的坐标,见图 1。

对式(16)进行两次积分后得:

$$T(x) = \frac{\widetilde{p}_s}{2K}x^2 + c_1 x + c_2 \tag{17}$$

式中 c_1、c_2 为积分常数。显然式(17)为式(16)的积分通解。由通解(17)显示了 $T(x)$ 是变量 x 的抛物线函数。由第一类边界条件可确定积分常数 c_1、c_2 之值。设边界条件为

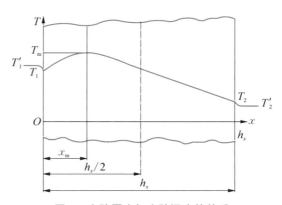

图 1　皮肤厚度与皮肤温度的关系

$$x = 0 \text{ 时}, T = T_1; x = h_s \text{ 时}, T = T_2 \tag{18}$$

由式(17)和(18)可解得：

$$c_2 = T_1; c_1 = \frac{T_2 - T_1}{h_s} + \frac{h_s}{2K}\widetilde{p}_s \tag{19}$$

把求得的 c_1、c_2 代入式(17) 得：

$$T(x) = \frac{\widetilde{p}_s}{2K}x^2 + \left(\frac{h_s}{2K}\widetilde{p} + \frac{T_2 - T_1}{h_s}\right)x + T_1 \tag{20}$$

显然式(20)是自变量 x 的抛物形方程,其 x-$T(x)$ 将如图 1 所示,即在皮肤内厚度方向(即 x 方向)存在一个位于 x_m 的 T 极大值 T_m。为证明这一点,可对式(20) 求导并令 $\mathrm{d}T(x)/\mathrm{d}x = 0$,即令

$$t_{\text{ioff}} = 0.6 \text{ s} - \frac{\widetilde{p}_s}{K}x + \frac{h_s}{2K}\widetilde{p}_s + \frac{T_2 - T_1}{h_s} = 0 \tag{21}$$

由式(21)求得的 $x = x_m$ 及对应的 T_m 分别为

$$x_m = \frac{h_s}{2} + \frac{K(T_2 - T_1)}{\widetilde{p}_s h_s} \tag{22}$$

$$T_m = -\frac{\widetilde{p}_s}{K}x_m^2 + \left(\frac{h_s}{2K} + \frac{T_2 - T_1}{h_s}\right)x_m + T_1 \tag{23}$$

式中 T_1、T_2 已如前述。图1中 T_1'、T_2' 分别为人体软组织距皮肤远处的体温和冷却皮肤介质(如流水)的温度。显然,图1所示的由"热阻"引起的"热边界层" $T_1' - T_1$ 和 $T_2 - T_2'$ 之值与 I_s、皮下组织血供及冷却皮肤界面的冷却形态(固体界面、流体界面)有关,如为流体界面,则还与流体沿界面的流量率所对应的"热阻"值有关。图1中如 h_s 界面是流水冷却,则 T_2' 即为冷却水的温度且可精确设定;而 T_1' 为人体体温,通常取 $T_1' = 37$ ℃,而 $T_1 \approx [T_1' - (2\text{—}3)]$ (℃); $T_2 \approx [T_2' + (2\text{—}3)]$ (℃)。

式(23)中的 T_m 是 HIFU 照射时,皮肤温度的极大值,可通过对式(21)进行二次求导得结果：

$$t_{\text{ioff}} = 0.6 \frac{\mathrm{d}^2 T}{\mathrm{d}x^2} = -\frac{\widetilde{p}_s}{K} < 0 (\text{因 } \widetilde{p}_s\text{、}K \text{ 均为正值}) \tag{24}$$

证毕。

2. 恒温界面近似模型下 HIFU 临床皮肤温升及温度极值的计算举例

当 $f = 1\,\text{MHz}$ 时,由式(11)得：

$$\widetilde{p}_s \approx 2\alpha_{as}I_s = 0.171\,6I \tag{25}$$

设 $T_1 = 34$ ℃, $T_2 = 28$ ℃, $K = 0.005\,\text{W} \cdot \text{cm}^{-1} \cdot \text{℃}^{-1}$ 并注意式(25)。由式(22) 得

$$x_m = \frac{h_s}{2} - \frac{0.174\,825\,174}{I_s h_s} \tag{26}$$

把式(25)、(26)代入式(23)并注意式(25)得:

$$T_m = T_1 + \left(\frac{h_s}{0.01} - \frac{6}{h_s} \right) x_m - 34.32 x_m^2 \, (℃) \tag{27}$$

由式(26)和(27),当确定 h_s、I_s 时,可求得对应的 x_m、T_m 值。

临床实践常取 $I_s = 4$—6 W/cm^2,$h_s = 0.3$—0.6 cm,于是由式(26)可计算得表 3 与表 4 结果。

表 3　$f = 1$ MHz,$I_s = 4$ W/cm^2,$T_1 = 34$ ℃,$T_2 = 28$ ℃,$h_s = 0.3$—0.6 cm

h_s/ cm	0.3	0.4	0.5	0.6
x_m/ cm	0.004 312 355	0.090 734 266	0.162 587 413	0.227 156 177
x_m/h_s	0.014 374 516	0.226 835 665	0.325 174 826	0.378 593 629
T_m/ ℃	34.042 485 32	35.986 310 14	39.271 083 81	43.586 899 3

表 4　$f = 1$ MHz,$I_s = 6$ W/cm^2,$T_1 = 34$ ℃,$T_2 = 28$ ℃,$h_s = 0.3$—0.6 cm

h_s/ cm	0.3	0.4	0.5	0.6
x_m/ cm	0.052 874 903	0.127 156 177	0.191 724 942	0.251 437 451
x_m/h_s	0.176 249 676	0.317 890 443	0.383 449 884	0.419 062 418
T_m/ ℃	34.432 798 71	36.623 994 86	40.023 997 68	44.402 134 97

从以上几种算例结果可见这一模式的冷却皮肤效果远好于前一模式(比较表 1、2 数据),在合理设置临床参数和采用优化设计的自聚焦型 HIFU 时,则用于子宫肌瘤临床的皮肤安全性可获得很好保障,这已被数十例子宫肌瘤临床实践证实。

必须进一步说明:从式(23)可能会被误解的是:当 $\widetilde{p}_s$(或对应的 I_s)值较大时,由于相关项的负值增大,似应使 T_m 降低,这似乎产生了数学关系与物理概念的"矛盾"。实际上表现出这一"矛盾"的原因是由于我们在这里把 T_1、T_2、T_1'、T_2' 看作与 $\widetilde{p}_s$(或 I_s)无关。事实当然不是这样,实际上当 $\widetilde{p}_s$(或 I_s)增加时,上述 4 个参数都将改变,它们的具体关系是由实验结果确定的。

四、结语

本章把 HIFU 临床的生物物理理念和传热学理论相结合,分析了自聚焦型 HIFU 用于子宫肌瘤临床的皮肤安全性问题。同时定量举例说明了为获得 HIFU 临床皮肤安全,在设置临床剂量时必须对一些相关参数做必要的安全性限值。我们所研制的 HKSFU－1D 型 HIFU 在子宫肌瘤临床剂量的参数限值上比本文表 1、2 例举的数据有高得多的安全冗余度,因而长期临床实践都能获得宽裕的安全/有效的协调空间,治疗速度仍高达 1—3 cm^3/ min[2,5]。

参考文献

[1] InSightec. MR guided focused ultrasound for uterine fibroids,Exablate 2000 System [M].

InSightec,2004.

［2］赖启基,赖宁磊.近代 HIFU 的发展与临床概况(内部资料)［Z］.南京海克医疗设备有限公司,2012.

［3］PITFS D R, SISSOM L E. Theory and problems of heat transfer［M］. McGraw-Hill Book Company, 1997.

［4］(罗)BIANCHI A, (法)FAUTRELLE Y, (法)ETAY J.传热学［M］.王晓东,译.大连:大连理工大学出版社,2008.

［5］赖启基,赖宁磊,刘培培,等.HKSFU－1D,用于子宫肌瘤临床的治疗计划系统(TPS)设计(内部资料)［Z］.南京海克医疗设备有限公司,2012.

第 11 章　海克高强度有源自聚焦肿瘤治疗系统对晚期肝癌无/微创治疗及疗效统计（含肋骨安全性问题）

Non/Micro-invasive Treatment and Efficacy Statistics of HEUK High Intensity Active Self-focusing Ultrasound Tumor Therapy System in Advanced Liver Cancer

摘要：报道了海克高强度有源自聚焦超声（HEUK high intensity active self-focusing ultrasound，HK-HIASFU）无/微创外科性治疗肝癌的基本原理、治疗理念及疗效评价。得出了 HKSFU 对晚期肝癌行根治性或姑息性治疗的临床特点与疗效统计结论，评述了典型病例的临床效果。

关键词：海克高强度有源自聚焦超声肿瘤治疗系统；无/微创外科性治疗；疗效统计

Abstract：This paper presented the basic principles，treatment concept and efficacy evaluation of the HEUK high intensity active self-focusing ultrasound non/micro-invasive surgical therapy for liver cancer，proposed the clinical characteristics and efficacy statistics of HKSFU radical or palliative treatment for advanced liver cancer and reviewed the clinical effect of typical cases.

Key words：HEUK high intensity active self-focusing ultrasound（HK-HIASFU）tumor therapy system；non/micro-invasive surgical therapy；efficacy statistics

一、肝癌临床的背景及现状

病因迄今尚未明晰的肝癌，尽早发现确诊、尽快行科学循证治疗，是提高患者生存率、延长中位生存期、改善生活质量的基本临床理念。

肝癌由于其病程短、发现确诊时多为中晚期、手术切除易复发、即使整肝移植也易再发，甚而加速复发，从而成为高危难治的癌种[1]，故有"癌中之王"的可怕称谓。我国人群中，肝癌发病率很高，据统计，发病人数占全球总数的 53.9%[2]，故肝癌又有"中国的癌症"称谓。肝癌初期多无症状、不易发现，但起病凶猛，一般从确诊到死亡的中位生存期都很短，不同专著报道的有所差别，从 2 个月、3—5 个月、3—6 个月不等[1-3]。统计表明，肝癌根治性手术患者的中位生存期为 24.8 个月，而姑息性（限量手术切除）治疗患者的中位生存期为 5.8 个月[1]。

在中国，50% 的肝癌患者由介入医师收治。实践表明，TACE＋RFA（介入栓塞化疗＋射频消融）具有协同作用，两者结合可延长患者生存期和复发时间[4]。近年来我国也试行了用 TACE＋HIFU（介入栓塞＋高强度聚焦超声消融）治疗肝癌并与单作 TAE 治疗结果对比，前者治疗结果的中位生存期为 11.5 个月，而后者为 4 个月[5]。

综上报道可见，至今仍以根治性手术治疗肝癌疗效较优，它可使肝癌患者的中位生存期延长约 20 个月。然而实际上仅有 10%—20% 的患者确诊时有可能接受手术治疗[5]，况且肝癌的手术过程风险较高、术后生活质量较低,也是严重困扰医患双方的大问题。总之,现有治疗肝癌的手段尚都不尽人意。研究、开拓更优的治疗肝癌新理念、新方法仍是刻不容缓、迫在眉睫的重大课题。WHO把战胜癌症疾病作为21世纪的奋斗目标;我国已在"十二五"规划中明确把 HIFU 及其治疗肿瘤列为"前沿发展方向"加以"重点发展"。HKSFU 型 HIFU 的发展过程及其对高危、难治的肝癌临床验证中的阶段结果,已初步现出其无/微创、高优性临床的本质。

二、HIASFU 的肝癌临床理念及原理

肝(癌)组织是一类声学上"似流体介质"[6],已被 HIASFU 大量的动物实验与已获得优秀疗效统计结果的临床验证所确认。充分并可控地利用"似流体介质"肝癌组织在适当高的声强度条件下,可在焦域处发生瞬态空化(Transient cavilation)效应,导致焦域因瞬态空化增强效应产生的"综合热剂量"比同样声强条件下,但不发生瞬态空化效应的"纯热效应"高数倍,从而大幅度提升了"治疗增益比"(焦域温升与肋骨温升之比),使"透过肋骨聚焦"无/微创治疗肝癌的期待成为现实。

HIASFU 换能器及其在声发射时焦平面的归一化声强分布如图1所示。基于上述肝癌临床理念的 HKSFU 工作原理示意于图2,HIASFU 的实物照片如图3所示。

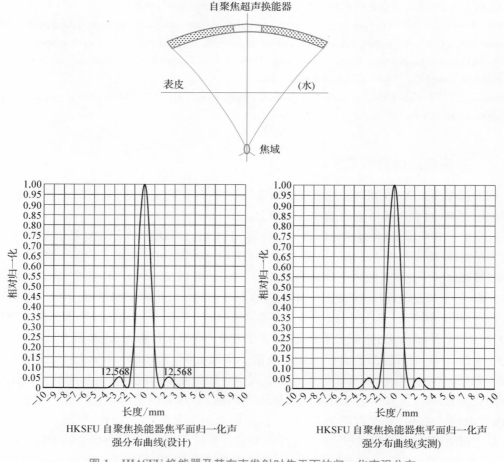

图 1 HIASFU 换能器及其在声发射时焦平面的归一化声强分布

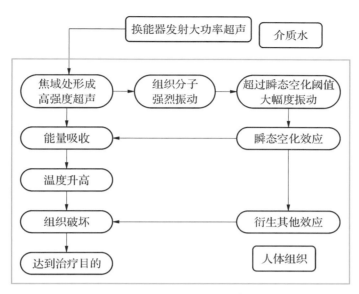

图 2　HKSFU 工作原理示意图

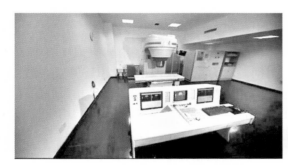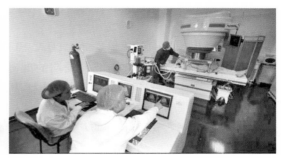

图 3　HIASFU 实物图

三、临床验证概述

1. 有关临床验证的原则、入组标准、术前准备、术中操作、术后处理等细节叙述可参阅文献[7],此处不赘述。

2. 临床疗效评价方法。按《中华医学杂志》2005,No.12,85:796 公布的"高强度聚焦超声肿瘤治疗系统临床应用指南(试行)"文件中关于 HIFU 肿瘤治疗的局部疗效判断应以影像学评价为主方法。

(1)"超声影像监控的 HIFU 治疗中产生的灰度变化是反映靶区是否产生凝固性坏死的可靠标志,是实时反馈治疗剂量强度的重要指标,一般要求治疗后靶区应出现较治疗前稳定的增高 10 个超声灰阶(即 $\Delta D = 10$)"。 HIASFU 治疗肝癌过程通常可获得稳定的 $\Delta D =$ 20—40。

(2)"HIFU 术后一个月内行 CT 和/或 MRI 动态增强检查",目的是确定治疗后靶区是否产生了凝固性坏死区及测量坏死区范围以比较术后肿瘤体积的变化。HIASFU 由于设定了合适可控的肋下肝癌治疗剂量,体现在术后短期(中位期 14 天)即显示肿瘤体积的明显缩小(后面详述)。

(3)《指南》还指出:"应提供 1—3 个月、6 个月和 12 个月以上的影像学随访结果。"对肝癌这种疾患,其目的主要是观察中、长期疗效与是否有复发情况。关于 MRI/CT 在 HIFU 术后随访判测凝固性坏死的方法与标准,可参看上述《临床应用指南》中的"说明 1"和其他有关文献[8-9]。但各种影像随访方法均有一定局限,肝癌患者术后生活质量及生存期的随访早已备受关注,并被认为是标志肝癌患者临床疗效的"终点性"指标[5,9-10]。

(4)肝癌患者术后生存期统计有两种方法:中位生存期统计与生存率统计。与中位生存期法比较,生存率法所需时间可以合理缩短。两种方法均适于自然病程短的肝癌患者做临床终点性评价。

四、HIASFU 无/微创治疗肝癌患者的方法

任何肿瘤治疗用的大型医疗器械的成功发展,都无法回避所必须跨越的三个门槛性核心研究课题,包括:医疗器械总体与主体的合理设计及优秀核心技术攻关;与医械总体及主体密切相关的、不同病种安全/有效的剂量学研究及相应 TPS 建设;充分发挥医械本质性优势的同时,克服其本质性弱势的临床方法学研究。此外,还应注意到上述三个课题之间相互交集的关系,只有"遵循科学的发展思路,通过艰苦的和创造性的不懈奋斗,才有可能到达成功的彼岸"[11]。

HIFU 治疗肝癌除了本文前述 HIASFU 所体现的可行性优势外,还应研究因呼吸带动人体肝脏周期位移而影响焦域可预期的准确照射问题。为克服这一困难,HKSFU 前瞻性地研究了从其总体设计到克服天然的病灶周期位移影响靶向准确治疗的系列又相关联的课题。积极考虑让患者在治疗过程无须偏离人们通常舒适的呼吸周期:$T = 3—4$ s,相应每分钟呼吸 20—15 次。利用一呼吸周期:"吸"—"呼"—"停"三阶段中的"停"时段 $t_{st} \approx 1.5—2$ s 内进行肝脏病灶准确的动态步进照射,则必然要求 HIFU 能在有肋障的条件下,对焦域的照射能可靠产生"凝固性坏死"所需"综合热剂量",并使照射时间:$t_{op} \leqslant t_{st} = 2$ s。这一终点性总体目标之一,使 HIASFU 的总体、核心技术无法完全从现有的科学知识来达成。HIASFU 从总体设计开始就必须有创新理念并在临床实践过程验证。HIASFU 治疗晚期肝癌基本的照射时间逻辑示意于图 4。

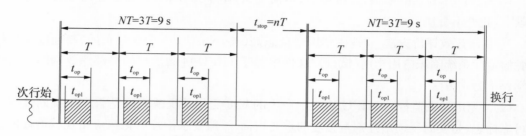

图 4 HIASFU 治疗晚期肝癌基本的照射时间逻辑示意图

图中:T 为患者呼吸周期;t_{op1} 为 HIASFU 对焦域发射时间,通常 $t_{op1} \leqslant 2$ s;t_{stop} 为每组 n 个焦域照射后停顿照射时间,$t_{stop} = nT$,$n \geqslant 1$,为整数。

五、HIASFU 无/微创治疗晚期肝癌患者结果的小样本疗效统计

1.7 例晚期肝癌无需切割肋骨无/微创 HIASFU 治疗及短期影像学随访统计

（1）病况及治疗方法：包括原发性、转移性，多发性癌灶体积 3.8—5.0 cm³；最大单发巨型病灶体积为 540 cm³，最大径为 12 cm。部分病例在 HIASFU 治疗前已做介入或对转移灶做局部手术治疗。7 个病例中有 3 例只适于 HIASFU 做减瘤减负的姑息性治疗。治疗日期从 2010 年 1 月 28 日起至 2010 年 12 月 27 日止，共计 11 个月。

（2）治疗过程取 $t_{op1} = 1.2—2$ s，视所取焦域声强 I_{F0} 与拟设焦域温度 T_{Fd} 而定。通常取 $I_{F0} = 3.5—4.0$ kW/cm²，$T_{Fd} = 80—90$ ℃；在动态水冷控制及合理的照射时间逻辑下要求肋骨的动态平衡温升 $\Delta T_{BB} \leqslant 5$ ℃，从而使骨温 $T_{BB} \leqslant 42$ ℃；当治疗时间较长时，控制 T_{BB} 的上述限值是必要的，即使 TPS 可实现上述控制，但个别病例还曾因冷却水流向失当，使 T_{BB} 失控而导致局部近骨的皮层微损，因而"冷却水流方向"这一细节也不可小视。由于 t_{op} 值低，冷却装置控温效果好，故无须太大的 t_{stop} 即可实现所允许动态平衡 ΔT_{BB}，因而治疗速率高。若以单位时间消融病灶体积 V_v（cm³/min）来衡量治疗速率，则 HIASFU 无/微创治疗肝癌的 V_v 在 2.0—5.0 cm³/min 之间。故即使在治疗巨型肝癌时，HKSFU 也可一次完成治疗而无须分次。

（3）术后约两周的 MRI 或 CT 影像随访结果：早期影像学随访对肝癌这一极易复发、病程短而复杂的肝癌治疗尤为重要。这一早期随访不仅可用于及时考察病例是否需要再治疗以弥补原治疗之不足，还可据此期随访参数以研究临床样本量 n 是否可被"适当性确认"。7 例晚期肝癌患者 HIASFU 治疗的中位随访天数为 $M = 14$ 天时，以术后病灶体积 V_i 与术前病灶体积 V_0 的比值 $V_i/V_0 = x_i$ 为参量做统计分析。分析同时采用拟高斯分布的"点估计"和适于小样本的"t 分布区间估计"分析，它们的分析计算关系式中，分别以表示样本量为 n 时的样本疗效目标值的均值、s 表示"点估计样本疗效目标值的标准差估值"、$s_{\bar{x}}$ 表示 t 检验"区间估计标准误估值"、$t_{a,\nu}$ 表示取"显著性水平"为且"自由度"$\nu = n - 1$ 时的"t 界值"，通常取 $\alpha = 0.05$，从而区间估值置信度 $P = 1 - \alpha = 95\%$，这里的 $n = 7$。区间估计的半区间宽度的绝对值以 $\Delta \bar{x}$ 表之。于是 $n = 7$ 病例疗效统计结果由以下各版本统计软件所依据的通用关系求之：

$$\bar{x} = \frac{\sum_{i=1}^{n} x_i}{n} \; ; \; s = \sqrt{\frac{\sum_{i=1}^{n} (x_i - \bar{x})^2}{n-1}} \tag{1}$$

$$s_{\bar{x}} = s/\sqrt{n} \; ; \; \Delta \bar{x} = s_{\bar{x}} \cdot t_{a,\nu} \tag{2}$$

"点估计"的样本变异系数 CV_{xi} 和"区间估计"样本均值的变异系数 $CV_{\bar{x}}$ 分别为

$$CV_{xi} = s/\bar{x} \; ; \; CV_{\bar{x}} = \Delta \bar{x}/\bar{x} = s_{\bar{x}} t_{a,\nu}/\bar{x} \tag{3}$$

根据式（1）—（3）得出的随访统计结果如表 1 所示，其中区间估计的置信度（可信度）为 95%。

表 1 为第一阶段 HIASFU 治疗晚期肝癌，术后 $M = 14$ 天、$n = 7$ 例小样本影像随访统计

结果。

表1 术后 $M=14$ 天、$n=7$ 例小样本影像随访统计结果

$\overline{x}$	s	$s_{\overline{x}}$	$t_{a,\nu}$	$\Delta\overline{x}$	CV_{xi}	$CV_{\overline{x}}$
0.739 0	0.291 9	0.110 33	2.447	0.267 0	0.395 0	0.365 3

表中数据显示了样本量 n 虽小,但疗效统计的分散性仍较低,区间估计置信度为95%的置信区间仍较窄,表现了 $n=7$ 小样本 HIASFU 治疗晚期肝癌疗效的术后短期影像随访结果也可相当精确地估计其总体结果,还能表明小样本量 $n=7$ 在 HIASFU 临床验证条件下,可被"适当性确认"。

2. 典型病例分析

患者概况:男,治疗时49岁,于2009年12月1日确诊原发性晚期肝癌,2009年12月28日行介入治疗无效后,2010年1月28日行 HIASFU 治疗,由于 MRI 增强扫描只给出瘤灶的二维尺寸 a 和 b,按通用类球体估计病灶体积 $V=\dfrac{\pi}{6}(ab)^{3/2}$ 计算术前肿瘤体积 V_0 和术后随访时体积 V_i,随访结果如表2所示。

表2 HIASFU 治疗晚期肝癌典型病例术前、术后肿瘤体积与随访时间的关系

HKSFU 术前或术后天数	术前3天	术后14天	术后103天	术后197天	术后345天
肿瘤体积 V_0 或 V_i/cm³	94.78	75.59	54.77	43.02	30.05
V_i/V_0	1	0.797 5	0.577 9	0.453 9	0.317 1
$(1-V_i/V_0)$/%	0	20.25	42.21	54.61	68.30

从表2数据可拟合成 HKSFU 术后肿瘤体积缩小比 V_i/V_0 或体积缩小率 $(1-V_i/V_0)$ 随时间变化的关系曲线如图5所示。图6为此例患者 HKSFU 术前、术后 MRI 增强扫描影像随访照片。

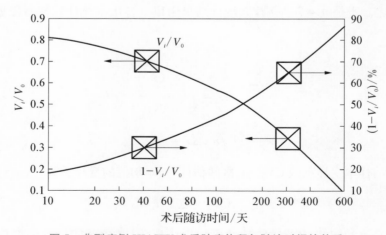

图5 典型病例 HIASFU 术后肿瘤体积与随访时间的关系

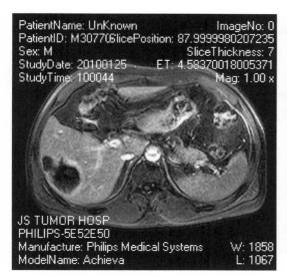

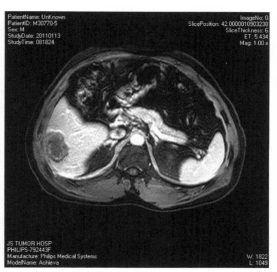

治疗前

HIASFU 治疗前,增强扫描显示强化(箭头);病灶范围约为 6.4 cm×5.0 cm,$V_0 \approx 94.78$ cm³

治疗后 345 天

治疗后 345 天复查,增强扫描呈境界清楚,边缘无强化的均匀的低信号影,示病变呈明显的凝固性坏死;病灶范围约为 4.8 cm×3.1 cm,$V_i \approx 30.05$ cm³,$V_i/V_0 \approx 0.317$

图 6　典型病例 HIASFU 术前、术后 MRI 增强扫描影像的 2 幅随访照片

六、经 HIASFU 治疗的 7 例晚期肝癌患者的中位生存期和生存率统计

中位生存期统计如表 3—5 表所示。

表 3　7 例做 HIASFU 根治性或姑息性治疗状况表

序号	性别	年龄	确诊日期	HIASFU 治疗日期	病逝日期	确诊日起算生存天数
1	男	45	2009.12.1	2010.1.28	2012.9.17	1 021
2	女	56	2005.12.1	2010.3.3	2012.4.9	2 321
3*	男	48	2010.4.1	2010.7.5	2012.2.22	692
4	男	44	2010.5.1	2010.8.6	2012.7.14	805
5*	男	54	2010.9.9	2010.9.9	2011.2.28	172
6*	女	55	2010.9.1	2010.12.13	2012.7.17	685
7	男	45	2010.3.1	2010.12.27	2012.2.29	730

注:带"＊"的表示 HIFU 行姑息性部分消融治疗者。

表 4　7 例含姑息性和根治性治疗的生存期统计

1. 包括 HIASFU 做根治性和姑息性治疗的生存期/天								中位生存期
从确诊日起算的排序/天	172	685	692	730	805	1 021	2 321	730 天＝24.3 月
2. HIASFU 做根治性治疗患者生存期(天)的排序								中位生存期
从确诊日起算的排序/天		730		805		1 021		2 321	913 天＝30.4 月
3. HIASFU 做姑息性治疗患者生存期(天)的排序								中位生存期
从确诊日起算的排序/天		172			685			692	685 天＝22.8 月

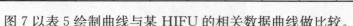

表 5　HIASFU 治疗 7 例晚期肝癌患者生存率分布结果（从确诊日算起）

生存期/个月	3	6	9	12	15	18	21	24	27	30	33	36
生存例数/位	7	6	6	6	6	6	6	4	4	2	2	1
生存率/%	100	85.7	85.7	85.7	85.7	85.7	85.7	57.1	57.1	28.6	28.6	14.3

图 7 以表 5 绘制曲线与某 HIFU 的相关数据曲线做比较。

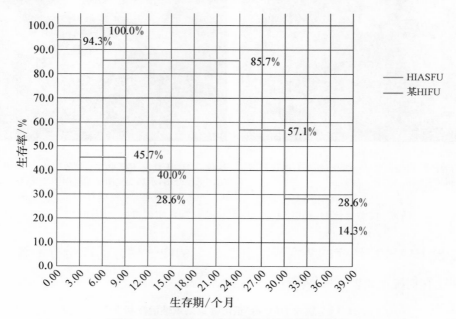

图 7　不同 HIFU 治疗肝癌生存率与时间关系

从以上统计数据可见，无论用中位生存期评价疗效性质或用不同时段生存率做疗效评价，参照已发表的相关文献[5,10]，HIASFU 型的 HIFU 都体现了其优势。

七、结语

HIASFU 本阶段对晚期肝癌的临床验证过程及结果体现出几个重要结论：

1. 开创了无须切除肋骨，也无须对患者肋骨、肋缝结构做入组的筛选条件（报道的典型病例，肋部的肋缝很窄，缝宽 W_S 与骨宽 W_B 比值 $W_S/W_B \approx 0.67$，与多数成人的 $W_S/W_B = 1.0$—1.5 比较，属具有特别严峻的结构）。实现无 / 微创外科性、根治性治疗晚期肝癌的先河。

2. 前瞻性的 HIASFU 总体设计与工程攻关，实现了由我们首次提出利用人们正常呼吸周期中 1.3—2 s 的停顿呼吸时间，实现"动态同步照射"的方法，克服了由于呼吸使肝脏病灶移动难以获得准确靶向照射的瓶颈性困难。

3. 获国际发明专利的特种自聚焦超声换能器所发射的聚焦声束可利用可控的瞬态空化作用，在焦域处产生的"综合热剂量"及与所设计的治疗方法、时间逻辑结合，是实现准确地"动态同步照射"的前提。

4. HIASFU 高效率、高增益的主体设计与成功开发，不仅使上述开创性的治疗理念成为现实,而且还大幅度提高了治疗效率、缩短了治疗时间,从而即使面对深部大体积肝癌病灶,也无须分次治疗,避免了多次治疗影响靶向治疗的准确性、重复性。

5. 面向包括人体肋排不同结构的 HIASFU 临床剂量 TPS,在安全、疗效、治疗速度三个互相制约因素之间实现优化协调以期充分发挥 HIASFU 的综合优势。

参考文献

[1] LAU W Y.肝细胞癌[M].陈孝平,裘法祖,译.北京:人民卫生出版社,2009.

[2] 张积仁,刘瑞祺.肿瘤物理治疗新技术[M].北京:人民军医出版社,2005.

[3] 王顺祥,窦剑,刘建华,等.肝癌[M].北京:军事医学科学出版社,2007.

[4] 邹英华.肝癌综合治疗标准:TACE+RFA[C]//第一届"长三角"肝癌介入与靶向治疗协作组高峰论坛.南京:江苏省肿瘤医院,2012:101-102.

[5] 王智彪,李发琪,冯若,等.治疗超声原理与应用[M].南京:南京大学出版社,2008.

[6] 杜功焕,朱哲民,龚秀芬.声学基础[M].2 版.南京:南京大学出版社,2003.

[7] 白向君,谢静燕,赖启基,等.海克高强度自聚焦超声(HKSFU)肿瘤治疗系统临床验证阶段小结[C]//第一届"长三角"肝癌介入与靶向治疗协作组高峰论坛.南京:江苏省肿瘤医院,2012:1-3.

[8] 王骏,甘泉.医学影像技术[M].镇江:江苏大学出版社,2008.

[9] 陈敏华,Goldberg S. N.肝癌射频消融:基础与临床[M].1 版.北京:人民卫生出版社,2009.

[10] 张卫星,邓卫萍,黄耀.高强度聚焦超声治疗原发性肝癌的近期疗效评价[J].中国现代医生,2007,45(2):412-415.

[11] 牛凤岐,朱承纲,程洋.十年回首话 HIFU[J].世界医疗器械,2009,15(5):58-66.

附摘录

15 个国家/地区的 50 位作者编写,World Scienlific 出版
肝细胞癌(Lau W Y, et al)——2008(摘录)

1. 世界上每年肝细胞癌新发病例至少有 100 万,尽管最近研究显示,肝细胞癌治疗后,1 年、3 年和 5 年总体生存率分别为 66.1%、39.7%、32.5%;即使在一些肝癌低发国家,肝癌手术治疗患者中位生存期也只有 24.8 个月,而姑息治疗患者为 5.8 个月。

2. 肝细胞癌常有肝硬化等慢性病的背景,故多伴有不同程度的生理功能损害。肝功能状态的评估对于肝细胞癌治疗方法的合理选择至关重要。

3. 肝脏外科手术如不重视肝实质的保留,术后容易发生肝衰竭导致死亡率增高。特别是当肝癌患者合并有肝硬化时,肝脏手术的风险将明显增高,最近的研究证实该种情况下患者的术中死亡率超过 5%。随着经皮穿刺等治疗技术的发展,外科作为肝癌首选治疗方法的观念已发生改变。

4. 肝切除术的主要风险包括:出血、脓血症(主要由胆汁漏和腹腔内脓肿导致)、腹水和肝衰竭。而对肝硬化肝脏施行手术更为复杂,上述风险也更为严重。此外,肝硬化患者对各种并发症的耐受力也更低。

5. 伴有肝硬化肝癌患者手术治疗的相关问题：

（1）硬化肝脏不耐受术中出血（缺血）。

（2）硬化肝脏切除过程中游离肝脏时，须分离硬化肝脏的肝周韧带，从而导致出血和（或）腹水形成。

（3）肝硬化患者中出血倾向和凝血功能障碍更常见。

（4）肝硬化患者通常不耐受脓血症，这是因为肝硬化本身就是一种免疫抑制状态。

（5）输血还会影响受血者的免疫功能，预后变差，输血还会增加肠道菌群移位的几率，导致术后感染机会增加。

（6）硬化肝脏再生能力差，故手术应尽可能大地保留剩余无瘤肝脏。

（7）肝硬化合并门静脉高压会增加肝切除术困难，Bruix 等人拒绝给此类肝细胞癌患者施行手术。

（8）肝硬化再生结节有时很难与小肝癌区分。因此，依靠术中试诊和触诊来切除肝细胞癌是不可靠的，因此完全切除这些癌结节很困难。

（9）充分掌握肝硬化相关问题的知识，可以更好地进行病理选择，合理地确定肝切除安全范围、提供适当的术后管理，手术仍可作为合并肝硬化细胞癌的一种治疗选择。

（10）由于大部分肝癌患者，因乙肝或丙肝相关性肝硬化致肝储备功能受损，因此，能够保证肝切除手术安全实施的过程是极其有限的。

第 12 章　海克高强度有源自聚焦超声肿瘤治疗系统对子宫肌瘤无/微创临床及疗效统计

Non/Micro-invasive Treatment and Efficacy Statistics of HEUK High Intensity Active Self-focusing Ultrasound Tumor Therapy System in Uterine Leiomyoma

摘要:阐述了海克高强度有源自聚焦超声肿瘤治疗系统(HEUK high intensity active self-focusing ultrasound,HK-HIASFU)无/微创外科性治疗子宫肌瘤的理念、方法、疗效统计结果。深入探讨了在治疗计划系统(Treatment planning system,TPS)支持下,HKSFU 治疗子宫肌瘤的特性。

关键词:治疗计划系统;样本变异系数;样本均值变异系数;线性相关系数;r 的置信度

Abstract: This paper presented the concept, method and efficacy statistics of the HEUK high intensity active self-focusing ultrasound (HK-HIASFU) tumor therapy system non/micro-invasive surgical therapy for uterine leiomyoma and thoroughly discussed the characteristics of the HKSFU uterine leiomyoma therapy with support of the treatment planning system (TPS).

Key words: treatment planning system (TPS); sample coefficient of variation; sample mean coefficient of variation; linear correlation coefficient; r-confidence

一、子宫肌瘤临床的背景及现状

子宫肌瘤虽为良性瘤,但发病率极高,有"妇科第一瘤"之称。育龄妇女中,大于 30 岁者发病率为 20%—40%;近年有些地区的统计,35 岁以上的现代妇女中有高达 70% 以上的发病率,且 20% 以上患者有临床症状。[1] 长期以来,子宫肌瘤还没有确切的无/微创治疗手段,患者常可导致不孕、流产和早产等危害。症状也常表现为月经改变、腹块、疼痛、白带增多、尿频、排尿困难、尿潴留、便秘、下肢水肿、贫血、低血糖等。

子宫肌瘤传统治疗常以手术为主。但因其属良性瘤,当检查确诊后,医患双方多因手术的高创性而犹豫不决、等待观望,以致贻误病情。实际上,若为了尽可能保留子宫机能,只采取肌瘤剔除术,但 5 年内复发率可高达 60% 以上且很少有再次手术的机会。若行全子宫切除术,则将导致更年期提前,给患者带来极大的生理、心理创伤。

国内外近十多年来,发展的高强度聚焦超声(HIFU)技术,用于子宫肌瘤的治疗已显示了较传统手术治疗的巨大优越性。表现在:无/微创;可保留子宫功能;如术后复发可再行无/微创治疗;患者临床过程无痛苦、无危害,术后生活质量高。除中国外,美国、欧洲也发展推广 HIFU 用于治疗此疾患。美国的 FDA 以重要国事用白皮书(White Paper)向全世界发表 Exablate 2000 型 HIFU 治疗子宫肌瘤的"显著好处",并声称其"也能治疗其他疾病"。[2]

欧洲 PHILIPS 也同时发展了同类 MrgFUS 型 HIFU 产品。[3]它们目前都只用于子宫肌瘤的治疗,其主要特点在于回避了建设 HIFU 剂量学的"瓶颈性难点"用 MRI 测温成像以取代之。[2-3]中国近年来也与德国的西门子公司合作,正跟踪美、欧的 MRgFUS 进行研究。中国台湾也采购了美国生产的 ExAblate-2000 型 MRgFUS 用于治疗子宫肌瘤。[4]由于全球有着数以亿计的子宫肌瘤患者,HIFU 的子宫肌瘤临床已成国际热点。但如要全面体现 HIFU 在子宫肌瘤临床的优势本质,还存在着一定的挑战空间,本文将对此进行探讨。

二、HK-HIASFU 的子宫肌瘤临床理念

与一般人体软组织不同,子宫肌瘤由于其物态结构的自有特点,是一类不属于声学的"似流体介质"。因此,HIFU 用于治疗子宫肌瘤时,即使焦域声强 I_{Fd} 高达数千(W/cm²),也未能显现瞬态空化效应的剂量增强作用。对于 HK-HIASFU 的治疗,通常取焦点声强 4 000—6 000(W/cm²);每焦域照射时间 2—3 s,即可使病灶焦域温度升至 80—90 ℃;治疗速率可达 3—5 cm³/min。从而即使对于大体积的肌瘤,也能一次性完成治疗,不仅提高了设备的利用率,而且还可避免因分次治疗导致临床精度下降的不良后果。

HIASFU 由于其声强的高增益与优秀的聚焦特性,每焦域所需照射时间短,故对子宫肌瘤处于不同体位、不同血供以及焦点与骶骨的不同距离等病例适宜性筛选限制条件可以显著宽松,从而大幅增宽了对子宫肌瘤临床适应证的范围。

三、治疗的原则及方法概要

HIASFU 治疗原则:一般情况下,消融体积≤瘤灶体积,消融区外缘距瘤灶边缘≤1 cm;在条件许可(如小肌瘤、肌瘤边缘距其他功能器官≥2 cm)时,可考虑行接近全覆盖瘤灶治疗;紧靠骶骨的肌瘤,邻骶骨边缘瘤灶消融扫描线应距骶骨≥2 cm(无须要求≥4 cm)。

在上述原则基础上,根据瘤灶扫描线距体表不同深度,TPS 可对应计算出:焦域温度升至期望温度所需的换能器超声发射功率;每焦域照射所需的有效超声发射时间及其占空比;相邻焦域照射之间的停顿时间;给出安全/有效剂量的量值关系,经确认后,TPS 启动实施点、线、面、体的自动照射程序。照射过程机载 B 超做准实时监测。整个治疗过程除输入参数须人工干预外,均由 TPS 自动完成治疗并将输入参数、TPS 给出的治疗参数、B 超灰度变化的结果存入计算机硬盘,用于查证。

四、HIASFU 无/微创治疗子宫肌瘤过程及疗效统计

1. 病例概况

自 2010 年 8 月至 2012 年 4 月,HIASFU 收治了包括前壁、后壁、黏膜下、浆膜下、囊性变、腺肌症、丰血供、乏血供肌瘤患者 40 例。瘤灶体积 3.52—128.8 cm³ 不等,其中 1 例的病灶深部已紧靠骶骨。

2. 治疗过程概要

根据治疗焦域距皮深度(焦皮距)H_{FS}、与骶骨间距 H_{DB}、焦域温升期望值 ΔT_{Fd}(焦域温度 $T_{Fd} = \Delta T_{Fd} + T_0$,$T_0$ 为基础体温)、皮肤允许温升 ΔT_{ss}、骶骨允许温升 ΔT_{DB} 等预设参数值,治疗计划系统(TPS)软件能即刻计算出相应所需的超声发射功率 P_{A0}、该焦域所需的有效照射时间 t_{eq} 及其占空比 Duty,由临床操作者确认后,启动 TPS 按点—行—层—体的智

能化程序治疗。子宫肌瘤的 HIASFU 治疗，虽无骨障的强衰减影响，但也无瞬态空化增效作用，例如为了能在 $t_{eq} \leqslant 2—3\ s$ 时，$T_{Fd} \approx 80—90\ ℃$，当 $H_{FS} \geqslant 12\ cm$ 时，须设置 $P_{A0} \geqslant 1\ 000\ W$，这样设置参数使 HIASFU 较通常 HIFU 治疗时有快得多的治疗速率 $V_v(cm^3/min)$。更因 HIASFU 拥有散热效果好的"动态热平衡声耦合装置"，从而能在不同治疗状态下保证皮肤无损。TPS 的前瞻性剂量设置与治疗方法的匹配，将可进一步在 V_v 与皮肤温升 ΔT_{ss}、骶骨温升 ΔT_{DB} 之间获得合理平衡，从而更好地保护皮肤和骶丛神经。

3. 治疗 40 例子宫肌瘤后的随访及疗效

（1）随访：由于不同随访期的随访样本量不同，故将统计结果分段介绍于表 1。表中各符号所代表的意义：n 为样本量；$\nu = n - 1$ 为自由度；V_0 为 HIFU 治疗前的肌瘤体积；V_i 为同一肌瘤第 i 次随访时的肌瘤体积。第一次随访为术后 1 个月内，加以部分患者因故失访，故不同的中位随访期 M 天自然有相应不同的随访样本 n 个及对应的 ν 值。表 1 的统计数据表明了 HIASFU 治疗子宫肌瘤疗效分散性很小、疗效显著。

表 1　子宫肌瘤 HIASFU 疗效统计表，区间估计 t 检验中，双侧显著性水平 $\alpha = 0.05$，可信度 $P = 95\%$

M/天	n/个	$\overline{x} = \overline{V_i/V_0}$	点估计标准差 s	点估计结果 $\overline{x} \pm s$	样本变异系数 CV_{xi}	区间估计标准误 $s_{\overline{x}}$	双侧 t 界值 $t_{\alpha,\nu}$	区间估计结果 $\overline{x} \pm s_{\overline{x}} \cdot t_{\alpha,\nu}$	样本均值变异系数 $CV_{\overline{x}}$
17	23	0.694 0	0.181 2	0.694 0±0.181 2	26.11%	0.037 78	2.074	0.694 0±0.078 36	11.29%
31	20	0.656 4	0.182 0	0.656 4±0.182 0	27.73%	0.040 69	2.093	0.656 4±0.085 16	12.97%
58	15	0.567 1	0.177 2	0.567 1±0.177 2	31.25%	0.045 75	2.145	0.567 1±0.098 13	17.30%
184	8	0.497 9	0.163 3	0.497 9±0.163 3	32.79%	0.057 73	2.365	0.497 9±0.136 5	27.42%
363	16	0.412 8	0.197 6	0.412 8±0.197 6	47.87%	0.049 41	2.131	0.412 8±0.105 3	25.51%

图 1 表示 HIASFU 对子宫肌瘤治疗后不同的中位天数 M（天）与病灶体积缩小比 V_i/V_0 的关系曲线。从曲线可明显看出，HIASFU 治疗前后子宫肌瘤缩小比与术后随访中位天数间的规律性关系。疗效显著性、规律性及低分散性，体现了 HKSFU 性能及其 TPS 应用的优势。

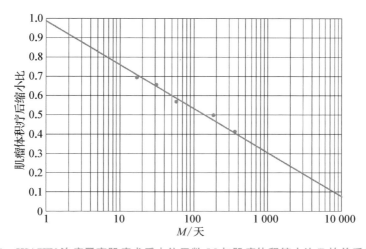

图 1　HIASFU 治疗子宫肌瘤术后中位天数 M 与肌瘤体积缩小比 $\overline{x}$ 的关系曲线

（2）HIASFU 治疗子宫肌瘤后体积缩小规律性的进一步探讨

从图 1 曲线可看出，HIASFU 治疗子宫肌瘤后体积缩小比与术后随访中位天数的对数呈线性相关。为进一步探讨这一规律，可对表 1 的数据关系做以下变换：把 M 变换为 $\log M$，则得 $(\overline{V_i/V_0})$ 与 $\log M$ 的关系于表 2。

表 2　HIASFU 治疗子宫肌瘤后 $\log M$ 与 $(\overline{V_i/V_0})$ 的数据关系（令 $\log M = x$；$\overline{x} = \overline{V_i/V_0} = y$；$n = 5$）

$\log M = x$	1.230 5	1.491 4	1.763 4	2.264 8	2.559 9
$\overline{V_i/V_0} = y$	0.694 0	0.656 4	0.567 1	0.497 9	0.412 8

由表 2 数据可绘制成图 2 的数据点及近似的相关直线。同时由表 2 数据及式（1）可求得数据点之间的线性相关系数 r：

$$r = \frac{\sum \left[(x - \overline{x}) \cdot (y - \overline{y}) \right]}{\sqrt{\sum (x - \overline{x})^2 \cdot \sum (y - \overline{y})^2}} \quad (1)$$

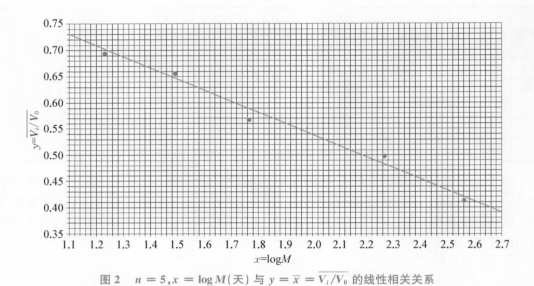

图 2　$n = 5$，$x = \log M$（天）与 $y = \overline{x} = \overline{V_i/V_0}$ 的线性相关关系

结果为：$r = -0.991\,65$。此结果显示出 HIASFU 治疗后子宫肌瘤体积平均缩小比 $(\overline{V_i/V_0})$ 与术后随访中位天数的对数 $\log M$ 之间接近"完全线性负相关（$r = -1$）"。但考虑 r 也存在"抽样误差"，故须进一步考察 r 是否来自总体线性相关系数 $\rho = 0$ 的"总体无相关性"假象。考察所用 t 统计检验关系为

$$t = \frac{|r - \rho|}{s_r} = \frac{|r - 0|}{s_r} = \frac{|r|}{\sqrt{\dfrac{1 - r^2}{n - 2}}} \quad (2)$$

把所求得的 $r = -0.991\,14$ 及已知 $n = 5$ 代入式（2）计算得：$t = 12.925$。为进一步考察所求得的 r 值是否会因其抽样误差而可能被拒绝两变量之间的线性相关关系（$H_0: \rho = 0$）。从 t 界值表查 $n = 5$，$\nu = n - 2 = 3$ 的 $t_{\alpha,\nu}$ 值如表 3 所示。

表3　$n=5,v=n-2=3$ 时,α-$t_{\alpha,v}$ 关系

α	0.050	0.020	0.010	0.005 0	0.002 0	0.001 0
$t_{\alpha,v}$	3.182	4.541	5.841	7.453	10.215	12.924
P	95.0%	98.0%	99.0%	99.5%	99.8%	99.9%

从表3数据知:只有当显著水平 $\alpha=0.001\ 0$,置信度 $P=99.9\%$,所对应的 $t_{\alpha,v}=t_{0.001\ 3}=12.924,t=13.325$。于是有下述结论:假设 r 值可能有抽样误差,通过 t 检验表明,$r=-0.991\ 66$,对应的 $t=13.325(\approx t_{\alpha,v}=t_{0.001\ 3}=12.924)$,即表明了:$(\overline{V_i}/V_0)$-$\log M$ 的"接近完全线性相关"的置信度 $P=99.9\%$。这一结果的重要结论是:在 TPS 支持下,HIASFU 在治疗子宫肌瘤时,其有效性、规律性、精确性都有很高的置信度(可信度)。

五、某典型病例 HKSFU 术后短期 MR 影像随访

如图 3 所示。

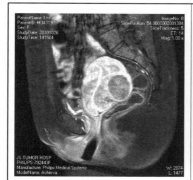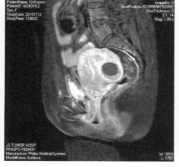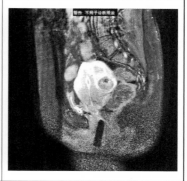

治疗前	治疗后 18 天	治疗后 12 个月
患者在 HKSFU 治疗前 MR 影像,子宫肌瘤位于右后壁(箭头);病灶范围约为 4.0 cm×3.1 cm,$V_0\approx22.86$ cm³。	治疗后 18 天,增强扫描时病灶出现明显凝固性坏死(箭头);病灶范围约为 3.1 cm × 2.6 cm,$V_1\approx11.98$ cm³,$V_1/V_0\approx0.524\ 0$。	治疗后 12 个月,病灶凝固性坏死吸收,病灶缩小(箭头);病灶范围约为 2.4 cm×2.0 cm,$V_2\approx5.506$ cm³,$V_2/V_0\approx0.240\ 8$。

图 3　某典型病例 HIASFU 术后 MRI 影像随访

六、结语

HIASFU 对子宫肌瘤大样本临床验证的过程及结果体现出几个重要结论:
(1) 安全/有效协调空间大;
(2) 临床效率高、速度快;
(3) 疗效精度高、规律性强。

HIASFU 在特有的核心技术及具有前瞻性的剂量学支持下,其安全、有效性均可得到充分保障。

参考文献

[1] 肖雁冰.子宫肌瘤的聚焦超声消融治疗[C]//Summer Forum for Present and Fucused Ultrasound

Tresment on Cynecological Diseases. [S.l.]:[s.n.],2009:63 - 67.

[2] Chan Arihur. MR guided focused ultrasound-non-invasive surgery for uterine fibroids[J]. ExAblate Benefits (White Paper), 2000, 1(1):1 - 8.

[3] PHILIPS. Sense and simplicity, magnetic resonance guided high intensity focused ultrasound (MR-HIFU)[M]. [S.l.]:[s.n.],2009:1 - 27.

[4] LIN Yi-Hsiang, LEVNG Ting-Kai, WANG Hung-Jung, et al. Treatment of uterine fibroids by using magnetic resonance-guided focused ultrasound ablation: The initial experience in Taiwan[J]. Chin J Radiol, 2009, 34:263 - 271.

第13章　高强度有源自聚焦超声的肿瘤临床理念与简约有效剂量——关于无骨障皮下软组织

Concept of Tumor Clinic and Simple Effective Dose of High Intensity Active Self focused Ultrasound (HIASFU) (Bone Marrow Disorder-Free Subcutaneous Soft Tissue)

摘要：分析了高强度有源自聚焦超声（High intensity active self focused ultrasound，HIASFU）用于肿瘤临床的基本理念，给出 HIASFU 经皮照射导致肿瘤焦域病灶温升的过程及温升值的解析关系。评析了长期以来业界对 HIFU 是否应利用高声强下瞬态空化效应的争议，指出可控利用空化增强的综合热剂量较之纯热剂量的 HIFU 临床具有高得多的"治疗增益比"，给出"简约有效剂量"的含义及其实用性质。

关键词：纯热剂量；瞬态空化效应；综合热剂量；治疗增益比；简约有效剂量

Abstract：This paper analyzed the basic concept of high intensity active self focused ultrasound(HIASFU) for tumor clinic and gave the analytical relationship between the temperature rise process and temperature rise value of tumor focal lesions resulting from HIASFU percutaneous irradiation. It also commented on the dispute existing in the industry for quite some time about whether HIFU should use high intensity transient cavitation or not，pointed out that HIASFU of integrated thermal dose controllably using enhanced cavitation had much higher "therapeutic gain ratio" clinically than that of pure thermal dose and proposed the meaning and practicability of "simple effective dose".

Key words：pure thermal dose; transient cavitation; integrated thermal dose; therapeutic gain ratio; simple effective dose

一、HIASFU 用于肿瘤临床的基本理念

长期以来通常的 HIFU 多被认为是一种高温热疗。"有效热剂量"的界定有几种说法：56 ℃，持续 1 s 即可使肿瘤大部分细胞凋亡[1]；当组织焦域温度在 60—65 ℃ 范围时，受照射组织将改变颜色且细胞发生不可逆坏死；当焦域温度在 65—90 ℃ 范围时，受照射组织将凝固性坏死。[2]后两种说法虽未提及相应焦域温度所持续的时间，也未阐明焦域的升、降温过程及其超越细胞损伤阈值的时—幅特性及数值关系，但另文将表明实际临床时都应使焦域温度 T_{Fd} 适当超越细胞损伤阈值温度 T_K，即 $T_{Fd} > T_K$。T_{Fd} 的形成过程天然存在以人体基础温度 T_0 为底温的升降温时—幅特性关系，其等效同温持续时间大都会超过 1 s，因而这一简约理念的有效性明确无疑且简单实用。上述 HIFU 临床及有效性界定的理念，可称之为"简约有效剂量"理念而被广泛接受和应用。[2-3]

另外，随着实验研究和临床实践的深入，十多年来业界对 HIFU 临床理念还有一个看法长期存在分歧，即 HIFU 临床应否发挥非热效应，特别是应否发挥空化增强疗效的贡献问题。由于主张不应利用非热效应成为业界的主流理念，从而导致 HIFU 的研发和临床都遵循一种相近的避免利用瞬态空化效应模式进展且设置的焦域温度偏低，其主要结果是：治疗时间长；治疗的有效性与安全性协调空间小；病灶及其微环境血供状况差异对临床疗效影响大；HIFU 对不同组织和个体作用的差异性大；难以实现"透过肋骨聚焦"；"适应证难拓展"；超声成像在线监控较困难等。[3-4]

主张避免利用空化增强效应的一个重要理由认为：由于空化增强的量化控制比较困难，从而使得利用空化效应的 HIFU 剂量学研究更加不易。实际上，为了"避免空化"必须使临床焦域声强降至"瞬态空化阈值"以下，这不仅大幅延长了临床时间，降低了 HIFU 的临床效率，更因较低的声强、又无空化增强的双重因素，导致 HIFU 照射过程很缓慢，从而使声吸收产热和因热传导与生理过程使靶组织散热的"平衡温升"较低，深部肿瘤焦域难以达到临床有效剂量所需温度的时—幅关系。另外，还将因不同组织、不同生理反应使这一"平衡温度升降过程"的量化控制更不容易，从而不可避免地面临医学影像学和剂量学研究的双重困难。

其实在 HIFU 技术条件可能时，如采用 HIASFU 型 HIFU 时可适当地利用高声强下的空化的增强作用（即使少数病灶组织难以产生瞬态空化效应，也应采用足够高的焦域声强以提高焦域组织的升温速率），这样，将由于可能在很短的时段内产生超越细胞损伤阈值温度许多的、高的平衡温升，于是只需较精确控制焦域声强和照射时间，则平衡温升及升、降温过程所表达临床剂量的实际不确定度完全可以控制在允许范围内。

有幸的是（不同于电离辐射治疗），HIASFU 型以焦域温升 ΔT_{Fd} 及其有效持续时间 t_{eq} 简约表征的"剂量"允许范围很大，例如：在焦域有效照射时间 t_{eq} 相同的条件下取焦域温度为 75—95 ℃ 时对应的 ΔT_{Fd} ＝38—58 ℃ 范围，也即有效且有冗余的剂量覆盖度约 1.53 倍，或简约（有冗余）剂量允许的不确定度约 ±76％，而不是如电离辐射治疗时要求 TPS 所设置剂量的不确定度应 ≤±5％ 那样苛刻。动物离/活体实验和临床实践已证明，无论是否存在（或是否利用）空化增强作用，都可使 HIASFU 于临床剂量设置中，在现有医学影像学支持下，利用 HIASFU 很宽的临床有效剂量允许范围，从而使由 TPS 来预期 HIASFU 临床的有效剂量及其冗余度成为可能。

二、HIASFU 用于肿瘤临床剂量的分析

1. HIASFU 的"纯热剂量"

（1）生物组织作为超声波在其中传播的介质有两个重要特点：其一属声学不均匀介质，因而超声波在其中传播过程是复杂的。声波在生物组织中传播的声能衰减是由超声吸收（产热）和超声散射（不在目标处产热，但使声束偏离原先的传播方向）的共同结果导致的。超声吸收产热的"本领"，用吸收系数 α_a 表征；由于超声吸收和超声散射造成超声总衰减的"本领"，用衰减系数 α_{tot} 表征。实验研究表明，人体平均软组织的 $\alpha_{tot} \approx 3.5—4.0\alpha_a$，皮层的声吸收系数 $\alpha_{as} \approx 3.0—3.3\alpha_a$，对于聚焦超声，当焦域直径为 d_F、焦域长度为 l_F 时，假定在焦域中的平均声强为 I_{Fd}，则绝热理想条件下，无空化增强时焦域的平均温升可表示为

$$\Delta T_{Fd} = \frac{I_{Fd}(1-\mathrm{e}^{-2a_a l_F})t}{\rho C_p l_F} \tag{1}$$

式中：ρ、C_p 分别为焦域组织的密度与比热容，t 为假设 HIFU 照射可使焦域温升恒定在 ΔT_{Fd} 的持续时间。

其二是由于大部分生物软组织作为声学介质又可视为"似流体介质"[5]，且声波在生物组织中的声速与在水中声速很接近，活体软组织的比热容 C_p 也与水很接近，这给研究 HIFU 的临床剂量学带来了方便。除骨质组织与含气脏器外，人体其他软组织的声场特性，可以从水介质中的声场测试结果，通过软组织已知的 α_a、α_{tot} 以及超声发射源的物理结构计算而得。然而，人体组织的复杂性、不均质性，常使 α_a、α_{tot} 值的精确确定有一定困难，若有空化效应产生时，焦域组织的 α_a 值还将增大，这反映在不同文献所报道的实验结果的分散性上。然而这点还不是主要困难，因为通常我们可以从进一步的实验研究并编评权威文献报道数据中求取最可几值（因而是最可信值）以降低参数不确定性影响。这与肿瘤放射治疗学所经历的困难过程和解决办法相近。

人体组织中也有在声学上表现为"非似流体介质"的组织器官，如子宫、骨骼等。这些组织器官，即使焦域声强达到数千（W/cm²）也不易发生瞬态空化效应。故 HIASFU 的剂量学研究首先须分清所研究的组织是否属于声学"似流体介质"，方可考虑建立各自的 TPS 剂量学，决不可一概而论。

（2）HIASFU 临床剂量学更重要的难点还在于：实际上，由于生物组织的非绝热性，当 HIFU 被生物组织吸收使组织升温的同时，升温组织与周围组织间立即产生温度梯度而使升温组织也立即向周围组织散热，从而使该组织的升温不与照射时间 t 呈线性关系。根据人体组织热过程著名的 Pennes 方程近似解[6-7]，可得出焦域组织的温升幅值将近似与 t_{eq} 成正比，而 t_{eq} 为

$$t_{eq} = \tau(1-\mathrm{e}^{-t/\tau}) \tag{2}$$

式中 τ 称为"时间常数"或"时定数"。但 τ 值并非真正常数，而只有当 t 较短、焦域尺寸变化不大时，方可把 τ 近似视为常数且其值对 t_{eq} 值的确定影响相对较小。于是式（1）可改写成

$$\Delta T_{Fd} = I_{Fd}\frac{1-\mathrm{e}^{-2a_a l_F}}{\rho C_p l_F}\tau(1-\mathrm{e}^{-t/\tau}) = I_{Fd}\frac{1-\mathrm{e}^{-2a_a l_F}}{\rho C_p l_F}t_{eq} \tag{3}$$

式（3）描述了焦域升温过程及 HIASFU 照射时间为 t 时最终温升幅值 ΔT_{Fd} 的先验性关系。当所需的 t、t_{eq} 较短，而 $\Delta T_{Fd} + T_0 = T_{Fd}$（$T_0$ 为人体基础温度）足够高时，忽略其温度的升降温过程的时间因子，简单地用便于量化计算的 T_{Fd} 表征有效热剂量，我们为此简化而又被广泛认用的 T_{Fd} 值称为"简约有效剂量"。虽然"简约有效剂量"与真正的热剂量"量纲"之间比较，少一个时间量纲因子 [t]，但由于其表述简单，用于要求不严格的 HIASFU 疗效量化判断还是有意义的。况且这种简约高温热剂量与基于随机统计意义的积分方程所确定的精细高温热剂量存在一定的量值关系，可用于量化比对。式中 I_{Fd} 取决于超声发射源的声功率 P_{A0}、发射源的物理结构与特性、工作频率、声通道组织的声通过率等。总之，"简约"的含义有三：其一，只考虑升温过程 $\Delta T_{Fd}(t)$ 并给出了升温幅值这一关键量值，而未计 HIFU 停止照射后降温过程对热剂量的贡献；其二，未阐明焦域升、降温过程中不同温区对热剂量的

不同贡献;其三,未阐明简约剂量关系所隐含的有效性冗余度和安全/有效冗余空间,认为只要焦域的温度超过"凝固性坏死温度"或"消融温度",仅因其自然降温过程的积分剂量即已足够有效。

有关基于著名的 Sapareto-Dewey 方程或 Arrhenius 公式[8-9],研究人体细胞热损伤概率理论的、可给出无量纲有效剂量及其量化冗余度的、虽复杂但更科学的 HIASFU 剂量学问题,这里不做讨论。此外,在 HIFU 临床有效的同时,研究皮肤、骨组织等安全问题将更加复杂,随后将进一步探讨。

（3）设超声源为球台形有源自聚焦超声换能器。则有

$$I_{Fd} = \xi_{Fd} A_{tot} P_{A0} \tag{4}$$

$$\Delta T_{Fd} = \xi_{Fd} A_{tot} P_{A0} \frac{1 - e^{-2\alpha_a l_F}}{\rho C_p l_F} \tau (1 - e^{-t/\tau}) \text{Duty} \tag{5}$$

式中:P_{A0} 为换能器发射的声功率;A_{tot} 表示根据换能器结构特性以不同角度经人体组织通道到达焦平面焦斑声强的总衰减(或总通过率)。ξ_{Fd} 是我们提出的一个重要物理量,可由理论计算或实测声场分布特性求得。球台形有源自聚焦换能器 ξ_{Fd} 与换能器结构参数、工作频率、焦域尺寸之间的理论关系将另行阐述于后。ξ_{Fd} 的物理意义有二:其一,代表球冠形或球台形换能器发射单位声功率时,在无损耗介质中的焦平面上直径为 d_F 的圆形焦斑内平均声强,即无耗介质中 $\xi_{Fd} = I_{Fd}/P_{A0}$;其二,代表有源自聚焦换能器单位面积发射的声强与直径为 d_F 的圆形焦斑面积平均声强之比的倍数。因此,当换能器有效发射面积为 S_{Meff} 时,$\xi_{Fd} S_{Meff}$ 代表焦斑平均声强相对于换能器发射声强的"聚焦声强增益 K_d",表达式为 $K_d = \xi_{Fd} S_{Meff}$。物理量 ξ_{Fd} 的提出不仅对深入研究 HIASFU 的物理特性有用,也有助于对 HIASFU 剂量学和建立 TPS 的研究。式(4)和(5)中的 A_{tot},由几何声学近似推得

$$A_{tot} = e^{-2\alpha_{tot}(HFS - hw)/\cos\theta_{eq}} \tag{6}$$

其中

$$\cos\theta_{eq} = \frac{3}{2} (\tan^2\theta_0 - \tan^2\theta_i) \left(\frac{1}{\cos^3\theta_0} - \frac{1}{\cos^3\theta_i} \right)^{-1} \tag{7}$$

$$\theta_0 = \arcsin(\alpha_0/F_{HM}); \theta_i = \arcsin(\alpha_i/F_{HM})$$

式中:α_0、α_i 分别为换能器外口半径、内孔半径;F_{HM} 为换能器声焦距;H_{FS} 为焦皮距;h_w 为体内声通道平均水层厚度(如尿液、生理盐水层厚度)。

于是可从已知换能器参数、发射超声功率、换能器工作频率下的人体组织的 α_a、α_{tot}、τ 等求得以直径为 d_F、长度为 l_F 所围成的类圆柱形焦域组织的平均温升 ΔT_{Fd}。Duty 是指照射时间 t 中的占空比,通常 Duty $\leqslant 1$,视皮肤允许温升而定。$\cos\theta_{eq}$ 是一个与换能器几何结构有关的参数 [由式(7) 计算]。

2. 提供足够高的 I_{Fd} 从而可引入"空化增强因子"是提高 HIFU 在声学"似流体介质"病灶"治疗增益比"的重要途径

由式(4)—(5)用某些已知 HIASFU 的参数代入求 ΔT_{Fd} 是基于某些病灶组织可不考虑

空化增强效应的"纯热剂量"设置理念,不难证明在此情形下,HIASFU 临床的有效性与安全性协调空间较小。用肿瘤治疗学的科学表征将使"治疗增益比"较低。所谓"治疗增益比"是表示某种治疗技术导致的"肿瘤控制率与正常组织损伤率之比",该值正比于两者所受剂量之比。对 HIASFU 而言,此比值可用焦域病灶温升与皮肤(或肋骨、骶骨)的动态平衡温升之比来表征。

当引入"空化增强因子 K_{cav}"时(实际上包括非线性波形畸变导致高次谐波的增强吸收),焦域平均温升可写成

$$\Delta T_{Fd} = \xi_{Fd} A_{tot} P_{A0} \frac{1 - e^{-2K_{cav}\alpha_a l_F}}{\rho C_p l_F} \tau (1 - e^{-t/\tau}) \text{Duty} \tag{8}$$

令 $\dfrac{1 - e^{-2K_{cav}\alpha_a l_F}}{\rho C_p l_F} = K_{eq} \cdot \dfrac{1 - e^{-2a_a l_F}}{\rho C_p l_F}$,则式(8)可表示为

$$\Delta T_{Fd} = K_{eq} \xi_{Fd} A_{tot} P_{A0} \frac{1 - e^{-2a_a l_F}}{\rho C_p l_F} \tau (1 - e^{-t/\tau}) \text{Duty} \tag{9}$$

当焦域声强足够高时,K_{cav} 值不难达到 4—5,从而也可使 $K_{eq} \approx 4$—5。当然,这里的 K_{eq} 已包含了空化增强和焦域之间热传递造成的焦域温升叠加增强的作用,这一作用的强弱可通过实验建立其与扫描方法之间的量化关系,即引入空化效应及焦域间热传递后的"综合热效应"HIASFU 的"治疗增益比"较"纯热效应"治疗理念情形可高数倍至十数倍,通常 HIASFU 所取的 I_{Fd} 令 $K_{cav} \approx 4$—5。因为式(8)和(9)只是表达了空化使热效应增强数倍的"综合热剂量",并未表达空化机制本身对杀伤癌细胞的非热直接效果和直接诱发肌体抗肿瘤的特异性免疫效果。不难理解,合适的声强、优秀的 HIASFU 聚焦特性、空化效应将只发生在焦域中,周围组织和皮肤、肋骨不发生此种增强。可见,引入 K_{cav} 使"治疗增益比"提高是 HIASFU 临床理应研究、应用的重要课题。

三、简约有效热剂量设置值与高温无量纲热剂量 Ω 的对应关系

当实际临床由式(5)或式(9)设定治疗参数获得 ΔT_{Fd},从而获得 $T_{Fd} = \Delta T_{Fd} + 37$ 时,可从图 1 的曲线查得对应的 Ω 值,根据 Ω 值可判断所设置治疗参数是否合理、有效和有效冗余度。$\Omega = 1$,即 $\Omega = 0$ dB,表示治疗靶区获得完整疗效,但无冗余;$\Omega > 1$,即 $\Omega > 0$ dB,表示获得完整疗效且有冗余,Ω 值越大冗余度越高;$\Omega < 1$,即 $\Omega < 0$ dB,表示所设置的剂量未能获得完整疗效,Ω 越小则不完整疗效的可能性越大,甚至无效。

四、结语

HIASFU 与许多大型医疗器械一样,是一类涉及"多学科的研究课题"[10]。尤其此类大型医疗器械往往还要涉及多学科密切交集性的临床剂量学研究。不但在不同类型的医疗器械之间无法相互"借用"其已有的剂量学研究成果,即使是同类型医疗器械之间的剂量学研究成果,由于其核心技术可能与其他技术环节的不同,它们之间的剂量学研究成果也难以完全"借用"。本文所提出的一个重要物理量 ξ 及其在 HIASFU 核心技术指标的设计、检测和临床剂量学的建设等方面,都将因其有普适意义,从而可使不同设计的 HIASFU 之间的研究成果可适度相互借鉴。

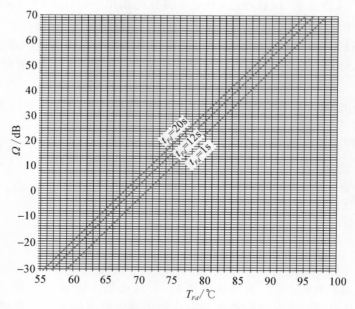

图 1　$\tau = 10\,\mathrm{s}$ 时,Ω 与 T_{Fd} 之间的关系

本文所提出的"简约有效剂量"概念及其计算方法,为 HIASFU 的实用剂量学设计提供了简易合理的方法,最后把"简约剂量"值 ΔT_{Fd} 与基于统计学意义的无量纲综合热剂量 Ω 做定量比对,从而使"简约有效剂量"的设置具有很高的前瞻性、可信度和冗余度。

附:ξ_{Fd} 的物理意义及实验、理论比较

根据本文式(4):$I_{Fd} = \xi_{Fd} A_{\mathrm{tot}} P_{A0}$,用海克公司研制的原型样机 HIASFU 换能器取 EXP-SR180 于 2018 年 12 月 12 日在去气水中用水听器作三维自由声场扫描测试实验并将实验结果与海克建立的 R_d-ξ_d-d 理论计算结果比较分析于下:

1. $\xi_d = I_{Fd} / P_{A0}$:I_{Fd} 的单位为 $\mathrm{W/cm^2}$,P_{A0} 的单位为 W,ξ_{Fd} 的单位为 $\mathrm{cm^{-2}}$;其意义之一代表:当球冠形或球台形有源自聚焦换能器均匀发射超声功率为 P_{A0}(W)时,在无损耗介质中,该换能器焦平面上直径为 d(cm)的圆形焦斑面积 S_{Fd}($\mathrm{cm^2}$)内的平均声强 I_{Fd}($\mathrm{W/cm^2}$),故有 $\xi_d = I_{Fd} / P_{A0}$。

2. 由以上定义也可表示为:在超声场无损耗介质中,有源自聚焦换能器焦平面上直径为 d_F 的圆形焦斑面积内平均声强与该换能器发射面上发射的声功率之比,单位为 $\mathrm{cm^{-2}}$。

3. ξ_{Fd} 实测值与理论值比较研究:

(1) R_d-ξ_d-d_F 理论的可信性与精准性。

(2) 检验水听器灵敏面尺寸的大小和应取值。据此要求,水听器采用旧的(已使用十余年的 2 号水听器),换能器采用旧的(已使用十余年的 EXP-SR180)。

4. 根据"3"的研究目的先给出几种 ξ_{Fd}、d_F 的理论值与实测值,如下表:

理论值		实测计算值	
$d_{F0} = 0$ mm	$\xi_{F0} = 26.756\ 5$ cm^{-2}	$d_{(2号水听器)} = 0$ mm	$\xi_{F0} = 24.885\ 1$ cm^{-2}
$d_{F(-3\ dB)} = 1.601\ 4$ mm	$\xi_{-3\ dB} = 19.343\ 4$ cm^{-2}	$d_{F(-3\ dB)} = 1.698$ mm	$\xi_{-3\ dB} = 16.725$ cm^{-2}
$d_{F(-4.5\ dB)} = 1.926$ mm	$\xi_{-4.5\ dB} = 16.856\ 2$ cm^{-2}	$d_{F(-4.5\ dB)} = 1.803\ 7$ mm	$\xi_{-4.5\ dB} = 16.068$ cm^{-2}
$d_{F(-6\ dB)} = 2.182\ 8$ mm	$\xi_{-6\ dB} = 14.892\ 7$ cm^{-2}	$d_{F(-6\ dB)} = 2.278\ 4$ mm	$\xi_{-6\ dB} = 12.978\ 6$ cm^{-2}
$d_{F(-9\ dB)} = 2.571\ 4$ mm	$\xi_{-9\ dB} = 12.092\ 2$ cm^{-2}	$d_{F(-9\ dB)} = 2.696\ 5$ mm	$\xi_{-9\ dB} = 10.460\ 7$ cm^{-2}

根据"1"已知 $\xi_{Fd} = I_{Fd}/P_{A0}$，故有 $I_{Fd} = \xi_{Fd}P_{A0}$。

（1）根据"4"表中，计算"-3 dB"一行的实测与理论之差别：

理论：$d_{F(-3\ dB)} = 1.601\ 4$ mm $= 0.160\ 14$ cm，$\xi_{-3\ dB} = 19.343\ 4$ cm^{-2}，

$S_{F(-3\ dB)} = \dfrac{\pi}{4}d^2_{F(-3\ dB)} = 0.020\ 141\ 4$ cm^2，故 $\xi_{d(-3\ dB)} \cdot S_{F(-3\ dB)} = 0.389\ 60$。

实测：$d_{F(-3\ dB)} = 1.698\ 0$ mm $= 0.169\ 80$ cm，$\xi_{-3\ dB} = 16.725\ 0$ cm^{-2}，

$S_{F(-3\ dB)} = \dfrac{\pi}{4}d^2_{F(-3\ dB)} = 0.022\ 644\ 6$ cm^2，故 $\xi_{d(-3\ dB)} \cdot S_{F(-3\ dB)} = 0.378\ 731\ 5$。

$\dfrac{\text{实测的}\ \xi_{d(-3\ dB)} \cdot S_{F(-3\ dB)}}{\text{理论的}\ \xi_{d(-3\ dB)} \cdot S_{F(-3\ dB)}} = \dfrac{0.378\ 731\ 5}{0.389\ 60} = 0.972\ 103\ 44 \approx 0.972\ 1$。

（2）根据"4"表中，计算"-6 dB"一行的实测与理论之差别：

理论：$d_{F(-6\ dB)} = 2.182\ 8$ mm $= 0.218\ 28$ cm，$\xi_{-6\ dB} = 14.892\ 7$ cm^{-2}，

$S_{F(-6\ dB)} = \dfrac{\pi}{4}d^2_{F(-6\ dB)} = 0.037\ 421\ 205$ cm^2，故 $\xi_{d(-6\ dB)} \cdot S_{F(-6\ dB)} = 0.557\ 303$。

实测：$d_{F(-6\ dB)} = 2.278\ 4$ mm $= 0.227\ 84$ cm，$\xi_{-6\ dB} = 12.978\ 6$ cm^{-2}，

$S_{F(-6\ dB)} = \dfrac{\pi}{4}d^2_{F(-6\ dB)} = 0.040\ 770\ 855$ cm^2，故 $\xi_{d(-6\ dB)} \cdot S_{F(-6\ dB)} = 0.529\ 149$。

$\dfrac{\text{实测的}\ \xi_{d(-6\ dB)} \cdot S_{F(-6\ dB)}}{\text{理论的}\ \xi_{d(-6\ dB)} \cdot S_{F(-6\ dB)}} = \dfrac{0.529\ 149}{0.557\ 303} = 0.949\ 481\ 7 \approx 0.949\ 5$。

（3）根据"4"表中，计算"-9 dB"一行的实测与理论之差别：

理论：$d_{F(-9\ dB)} = 2.571\ 4$ mm $= 0.257\ 14$ cm，$\xi_{-9\ dB} = 12.092\ 2$ cm^{-2}，
故 $\xi_{d(-9\ dB)} \cdot S_{F(-9\ dB)} = 0.627\ 964$。

实测：$d_{F(-9\ dB)} = 2.696\ 5$ mm $= 0.269\ 65$ cm，$\xi_{-9\ dB} = 10.460\ 7$ cm^{-2}，
故 $\xi_{d(-9\ dB)} \cdot S_{F(-9\ dB)} = 0.597\ 381$。

$\dfrac{\text{实测的}\ \xi_{d(-9\ dB)} \cdot S_{F(-9\ dB)}}{\text{理论的}\ \xi_{d(-9\ dB)} \cdot S_{F(-9\ dB)}} = \dfrac{0.597\ 381}{0.627\ 964} = 0.951\ 298\ 164 \approx 0.951\ 3$。

总平均：$\dfrac{\text{实测}(d_F \cdot S_F)}{\text{理论}(d_F \cdot S_F)} = 0.957\ 63 \approx 0.96$。

综上，表明以下两点：

（a）R_d-ξ_d-d_F 理论正确；

（b）水听器尚不够理想。

参考文献

[1] PHILIPS. Magnetic resonance guided high intensity focused ultrasound[M]. [S.l.]：[s.n.]，2009.

［2］刘珈.肿瘤热疗设备技术进展［J］.世界医疗器械,2009,15(5):14-18.

［3］华淑静.高强度聚焦超声治疗子宫肌瘤疗效观察［C］//中国超声医学工程学会第七届全国超声治疗学术会议暨第四届全国超声生物效应学术会议论文集.重庆:中国超声医学工程学会,2009.

［4］中国科学技术协会,中国生物医学工程学会.生物医学工程学科发展报告［R］.北京:中国科学技术出版社,2007.

［5］杜功焕,朱哲民,龚秀芬.声学基础［M］.2版.南京:南京大学出版社,2003.

［6］PENNES H H. Anatysis of tissue and arterial blood temperatures in the testing human forearm［J］. J Appl Physiol, 1948,1:93-122.

［7］李太保.计算声学·声场的方程和计算方法［M］.北京:科技出版社,2006.

［8］SSPARETO S A, DEWEY W C. Thermal dose determination in cancer therapy［J］. Int J Radiat Oncal Bial Phys, 1984, 10(6):787-800.

［9］刘静,邓中山.肿瘤热疗物理学［M］.北京:科学出版社,2008.

［10］钱祖文.高强度聚焦超声(HIFU)——一门多学科的研究课题［J］.物理,2007,16(9):701-707.

第 14 章　高强度聚焦超声肿瘤临床试验样本量计算问题及其重要意义

一、重要问题的提出

2017 年 4 月,国家食品药品监督管理总局医疗器械技术审评中心于北京举办的临床试验质量管理规范(GCP)专题培训班培训资料中指出,医疗器械临床试验存在"未提供样本量的具体计算问题"。本文主要根据上述问题,提出样本量具体计算方法供有关 HIFU 临床试验研究参考。[1-4]

关键词:高强度聚焦超声(HIFU);样本量 n;样本均值变异系数 $CV_{\bar{x}}$

二、对 GCP 要求医疗器械应提供临床试验样本量具体计算的理解

盲目指定样本量(n 值)并无科学依据。n 值取得过小,将无法正确反映医疗器械临床试验有效 / 可信的统计结论。n 值取得过大,将无谓浪费各种资源,不利于科技创新、发展;另外对于科技含量不足、临床试验方案不当的医疗器械在临床试验中取过大样本量 n 值,不仅不科学,也有违伦理原则。反之,若对于本质上可用小样本量 n 作临床试验并能科学证明其有效 / 安全特质的医疗器械,在临床试验中取过大 n 值,导致推迟其生产面市,同样有违伦理原则。从而可以理解临床试验过程"提供样本量具体计算"要求的科学性与必要性。本章将在以上理解基础上,研究实现临床试验样本量计算的可行性并进行具体实例计算以及对其规律性做进一步探究。

三、HIFU 用于肿瘤临床的主要疗效指标——疗效目标值的医学统计理念与方法

以一定样本量(n 值)进行 HIFU 临床前后影像学检测不同时段肿瘤体积比(V_i/V_0)与随访时间 t 之间的关系:(V_i/V_0) - t 为判据,这里 V_0 为术前患者肿瘤体积,V_i 为第 i 次随访时肿瘤体积。显然,(V_i/V_0) - t 关系是与临床试验个体变异性质相关,当取样本量为 n 作点估计统计时,令(V_i/V_0) $= x_i$,则 n 个 x_i 的平均值以 $\bar{x}$ 表示,即

$$\bar{x} = \sum_{i=1}^{n} x_i / n \tag{1}$$

样本量为 n 的标准差为

$$s = \sqrt{\frac{\sum\limits_{i=1}^{n}(\overline{x} - x_i)^2}{n-1}} \tag{2}$$

点估计统计结果可表示为

$$\overline{x} \pm s \tag{3}$$

当取样本量 n 时，则临床的个体变异特质可用点估计变异系数表示为

$$\mathrm{CV}_{xi} = s/\overline{x} \tag{4}$$

式（2）可反演为依据已知参量计算样本量 n 的关系式：

$$n = \frac{\sum\limits_{i=1}^{n}(\overline{x} - x_i)^2}{s^2} + 1 \tag{5}$$

由式（5）可见，如 $\overline{x}$ 与 $x_i = x_1, x_2, \cdots, x_n$ 已知时，相应的 n 也是已知参量，因而式（5）只是数学上的等式关系。实际临床试验 n 值的确定只有当临床疗效指标 $\overline{x}$、s 作为临床试验不同级别期望值被确认且根据实际临床试验随访获得 n 个 x_i 值均得知后，才可由式（5）计算出对应的样本量 n。

"点估计"是一种假设总体为正态分布、未考虑样本抽样误差而直接用有限样本的统计量作总体估计值的方法，当样本量足够大（例如 $n \geqslant 100$）时，这一假设往往较为真实。点估计统计结果可由 $\overline{x}$、s 及样本变异系数，标定临床试验结果的级别（优、良、中、非劣、劣等），具体如下：

$$\mathrm{CV}_{x_i} = s/\overline{x} \tag{6}$$

然而，点估计不仅需要足够大的样本量 n，而且即使在大样本量条件做统计时仍无法回答统计结果分散性指标 s、CV_{x_i} 的可信度问题。

医疗器械（特别是大型医疗器械）临床试验通常应用已考虑小样本量条件下样本抽样误差且可回答统计结论可信度的 t 分布区间估计。t 分布区间估计结果的级别指标有样本均值标准差（或称标准误）：

$$s_{\overline{x}} = s/\sqrt{n} \tag{7}$$

及样本均值变异系数：

$$\mathrm{CV}_{\overline{x}} = s_{\overline{x}} t_{a,\nu}/\overline{x} = \Delta\overline{x}/\overline{x} \tag{8}$$

标定式中：$t_{a,\nu}$ 称为 t 分布区间估计的 t 界值，其值决定于 α、ν 取值，这里 α 称为双侧显著性水平，在医疗器械临床试验中通常取 $\alpha = 0.05$，于是检验结果的可信度 $P = 1 - \alpha = 0.95$。而 $\nu = n - 1$ 称为自由度。$t_{a,\nu}$ 值已有相应数据库可查取，见本书第 9 章。

由以上论述可得以下理念（注意：$\Delta\overline{x} = s_{\overline{x}} \cdot t_{a,\nu} = s \cdot t_{a,\nu}/\sqrt{n}$）：

1. 当 $\mathrm{CV}_{\overline{x}}$ 已确定，若因临床试验过程样本的变异性大，即 s 大，从而要求有较大的试验用样本量 n。反之，当 s 值小，则 n 可取小。

2. 当 s 确定，若要求 $\Delta\overline{x}$ 值小，则要求取较大 n；反之，当 $\Delta\overline{x}$ 允许较大时，可降低 n 的取值。

3. 当要求试验结果有较高可信度 $P = 1 - \alpha$ 值时，则临床试验样本量 n 应取较大值。

可见：当我们对临床试验所期望的 $\overline{x}$ 及其标准差 s 以及对应的样本变异系数 $CV_{\overline{x}}$ 取不同"级别"确定时，方可计算出对应的样本量 n。另外，即使 α、P 被确定，当对 $CV_{\overline{x}}$ 有不同要求时，也将有不同的 n 值与其对应。

四、样本量 n 确定值具体算例及其规律性

设临床试验"非劣效级"，取 $\overline{x}=0.90$，$s=0.43$；"优级"取 $\overline{x}=0.70$，$s=0.28$。从式（8）可得：$CV_{\overline{x}}=s_{\overline{x}}t_{a,v}/\overline{x}=(s/\sqrt{n})\cdot t_{a,v}/\overline{x}$，代入"非劣效级"与"优级"的 $\overline{x}$、s 要求值，得

$$CV_{\overline{x}(非劣)}=0.43/0.90\cdot(t_{a,v}/\sqrt{n})；CV_{\overline{x}(优)}=0.28/0.70\cdot(t_{a,v}/\sqrt{n}) \tag{9}$$

表 1　从式（9）及 $\alpha=0.05$，$v=n-1$ 可得"非劣效"的 n-$CV_{\overline{x}非劣效}$ 计算结果

v	5	10	20	30	40	50	60	70	80	90	100	120
$t_{a,v}$	2.776	2.262	2.093	2.045	2.023	2.010	2.000	1.994	1.990	1.987	1.984	1.980
$CV_{\overline{x}非劣效}$	0.541 5	0.325 9	0.218 2	0.175 5	0.151 0	0.134 5	0.122 3	0.113 1	0.105 6	0.099 52	0.094 32	0.086 0
n	6	11	21	31	41	51	61	71	81	91	101	121

表 2　从式（9）及 $\alpha=0.05$，$v=n-1$ 可得"优级"的 n-$CV_{\overline{x}优}$ 计算结果

v	5	10	20	30	40	50	60	70	80	90	100	120
$t_{a,v}$	2.776	2.262	2.092	2.045	2.023	2.010	2.000	1.994	1.990	1.987	1.984	1.980
$CV_{\overline{x}优}$	0.453 3	0.272 8	0.182 7	0.146 9	0.126 4	0.112 6	0.102 4	0.094 66	0.088 44	0.083 32	0.078 97	0.072 00
n	6	11	21	31	41	51	61	71	81	91	101	121

表 1、2 对应的 n-$CV_{\overline{x}}$ 关系如图 1 所示。

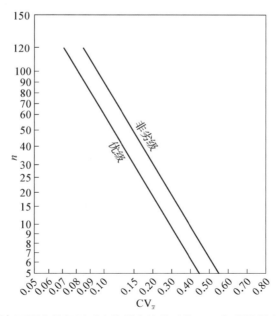

图 1　可信度 95%，不同有效级别对应的样本均值系数 $CV_{\overline{x}}$ 与所需样本量 n 的计算关系

该计算曲线形象地显示了两点规律性概念：其一，临床疗效"优级"HIFU 较之临床疗效

"非劣级"的 HIFU,在相同的 $CV_{\bar{x}}$ 时,前者所需的样本量可低于后者;其二,如在临床试验方案中指定样本量 n 时,必有临床疗效"优级"的 HIFU 其疗效统计的 $CV_{\bar{x}}$ 小于临床"非劣级"的 HIFU 的 $CV_{\bar{x}}$。考察 HIFU 临床疗效统计学意义时,计算 n - $CV_{\bar{x}}$ 的具体关联性质是必要与可行的。

五、结语

国内外大量的关于 HIFU 肿瘤临床实践证明:HIFU 临床后不同时段显示的肿瘤体积缩小比 (V_i/V_0) 或体积缩小率 $(1-V_i/V_0)$ 作为疗效目标值是 HIFU 的肿瘤临床试验短期疗效统计检验具有关键性乃至终点性意义。据此,本章进一步给出了不同"疗效级别"要求与 HIFU 临床试验所需样本量 n 之间的定量计算关系,给出了样本量 n 与多种因素相关的样本均值变异系数 $CV_{\bar{x}}$ 之间的定量计算关系,进一步用形象化定量 n - $CV_{\bar{x}}$ 关系曲线予以表达,以利于深化 $CV_{\bar{x}}$ 与 n 之间定量关系的规律性概念。

参考文献

［1］李卫.医疗器械临床试验统计方法[M].11 版.北京:人民军医出版社,2014.

［2］于浩.医疗统计学[M].2 版.北京:中国统计出版社,2005.

［3］吕德良,李雪迎,朱赛楠.目标值法在医疗器械非随机对照临床试验中的应用[J].中国卫生统计,2009,26(3):258-260,263.

［4］赖启基,赖宁磊,刘培培,等.高强度聚焦超声(HIFU)临床试验疗效统计的特点与共性[J].世界医疗器械,2014,20(3):70-74.

第 15 章　HIASFU 型 HIFU 用于肋下肝癌临床剂量的不确定度问题

摘要:由于当前国内、外 HIFU 用于肿瘤临床在线影像学疗效判测还存在各自的不足,因而临床剂量学设置及其不确定度的定量分析不可或缺。长期以来业界对于 HIFU 临床利用瞬态空化增强效应的顾虑在于认为空化增强会引入疗效的不确定性。本文主要针对 HIASFU 型 HIFU 临床利用或不利用瞬态空化效应各自的临床剂量之不确定度问题进行分析。举例比较了两者剂量不确定度的差异及其对临床有效性可信度的影响。

关键词:纯热剂量;空化增强综合热剂量;剂量不确定度;有效性冗余度

　　涉及多学科交集大型医疗装备的临床剂量学建设中,必存在须了解其临床剂量的不确定度问题,从而可进一步判断临床方案的剂量设定是否恰当。HIFU 临床剂量的基本特质是高温热剂量[1]表现为临床导致病灶焦域适当高的温升与其升、降温过程所对应的高温"简约有效热剂量"[2]。文献[2]给出 HIASFU 的肿瘤临床"简约有效热剂量"与基于 Sapareto-Dewey 方程[3]的高温杀灭肿瘤细胞统计学意义的无量纲热剂量 Ω 的定量关系,为本章的研究提供了重要的理论依据。

　　本公司所设计的 HIASFU,当焦平面焦域直径 $d_F = 2.2$ mm 时,对应的 $\xi_{Fd} = 18.200\,6$ cm^{-2},下面将用此 HIASFU 为例做计算分析。这里 ξ_{Fd} 的意义:在 HIFU 提供单位超声功率时,在自由声场中,其焦平面上焦域直径为 d_F 的圆形焦斑的平均声强,单位是 Nep/cm^2 或简写成 cm^{-2}。焦点的 $\xi_0 = 35.130\,7$ cm^{-2}。

一、HK-SR180 球台形 HIASFU 计/剂量有关参数概要

　　工作频率 $f = 0.73$ MHz,声焦距 $F_{HM} = 180$ mm;外孔半径 $a_0 = 114$ mm,内孔半径 $a_i = 20$ mm;发射超声功率 $P_{A0} = 200—2\,000$ W;临床焦域直径 $d_F = 0.22$ cm,焦域长度 $l_F = 1.5$ cm。临床时,在焦域范围病灶组织吸收单位超声强度 1 W/cm^2、超声照射单位时间 1 s 情况下的焦域平均温升:

$$\Delta \widetilde{T}_{Fd} = 7.570\,710\,38 \times 10^{-3}\ \text{℃} \cdot \text{cm}^{-3} \cdot \text{J}^{-1}$$

二、HK-SR180 球台形 HIASFU 临床纯热剂量不确定度算例及分析

1.　临床焦域温升及临床剂量不确定度的表达

(1) 无空化增强照射模式,临床焦域温升剂量无偏假定关系式:

$$\Delta T_{Fd} = \left(\frac{2\xi_{Fd}P_{A0}\mathrm{Duty}_1}{\rho C_p}\right)\alpha_a A_{totB} t_{eq} \tag{1}$$

式中：ΔT_{Fd} 为焦平面焦域直径为 d_F、焦域长度为 l_F 的焦域组织平均温升；P_{A0} 为 HIASFU 临床过程发射的超声功率；Duty_1 为发射超声时间的占空比，$\mathrm{Duty}_1 \leqslant 1$；$\rho$ 为焦域组织的密度（G/ cm³）；C_p 为焦域组织的定压比热容（J · G^{-1} · ℃$^{-1}$）；α_a 为病灶组织超声吸收系数（cm^{-1}）；A_{totB} 为 HIFU 经肋部组织至焦域声场衰减导致的声强通过率；ξ_{Fd} 为球冠形或球台形自聚焦换能器发射单位声功率时，在无耗自由声场焦平面中心焦域直径为 d_F 的圆形焦斑上平均声强 I_{Fd}，单位为（cm^{-2}），其值与超声换能器结构及聚焦特性密切相关。

$$\xi_{Fd} = I_{Fd}/P_{A0} \tag{2}$$

物理量 ξ_{Fd} 的提出不仅对深入研究 HIFU 的物理特性有用，也有助于 HIFU 剂量学研究与 TPS 的建立。

$$t_{eq} = \tau(1 - e^{t/\tau}) \tag{3}$$

临床时焦域温升时间常数 τ，对于 d_{Fd} 毫米级的组织焦域，τ 取 10 s。

（2）根据随机误差传递理论[4]，ΔT_{Fd} 作为随机参变量 α_a、A_{totB}、t_{eq} 的函数时，其随机误差 $\sigma_{\Delta T_{Fd}}$ 也是有关参变量随机误差的函数，如式（4）所示。

$$\sigma_{\Delta T_{Fd}} = \left(\frac{2\xi_{Fd}P_{A0}\mathrm{Duty}_1}{\rho C_p}\right)\left[\left(\frac{\partial F}{\partial \alpha_a}\right)^2\sigma^2\alpha_a + \left(\frac{\partial F}{\partial A_{tot}} \cdot \frac{\partial A_{tot}}{\partial \alpha_{tot}}\right)^2\alpha_{tot} + \left(\frac{\partial F}{\partial t_{eq}} \cdot \frac{\partial t_{eq}}{\partial \tau}\right)^2\sigma_\tau^2\right]^{1/2} \tag{4}$$

式中 F 为函数 $F(\alpha_a, A_{totB}, t_{eq}) = \alpha_a A_{totB} t_{eq}$ 的简写。

2. HK-SR180 肝癌临床简约有效剂量与基于统计学意义的无量纲高温热剂量 Ω

（1）与换能器结构、工作频率、人体在声场覆盖区肋部及肋下软组织结构相关的超声衰减。

式（4）中 $A_{totB} = A_{hB} \cdot A_{Hh}$；$A_{hB}$ 指肋部结构声衰减值，A_{Hh} 指肋下经软组织会聚至声焦域的声衰减值。本算例取一典型参数：焦皮距 $H_{FS} = 10$ cm，肋厚 $h = 1.8$ cm，肋骨厚 $h_B = 0.8$ cm，肋缝宽 $W_S = 1.2$ cm，肋骨宽 $W_B = 1.0$ cm。 于是在 HK-SR180 时有

$$A_{hB} = 0.232\,876\,712(0.8/h_B)^{0.1}(1 + W_S/W_B)^{0.2} = 0.272\,653\,198$$

$$A_{Hh} = e^{0.149\,469\,416[(H_{FS} - h_w) - (h - h_B)]/\cos\theta_{eq}} = 0.211\,416\,768$$

式中 $\cos\theta_{eq} = \dfrac{3}{2}(\tan^2\theta_0 - \tan^2\theta_i)\left(\dfrac{1}{\cos^3\theta_0} - \dfrac{1}{\cos^3\theta_i}\right)^{-1} = 0.865\,695\,39$

$$\theta_0 = \arcsin(a_0/F_{HM}); \theta_i = \arcsin(a_i/F_{HM})$$

于是，$A_{totB} = A_{hB} \cdot A_{Hh} = 0.057\,643\,458$。 此结果表明，本例情况与自由声场比较，由于肋部与肋下会聚总的声衰减，导致人体内焦域声强只及自由声场条件下的约 5.764%。

（2）试验表明 $f \approx 0.73$ MHz 的 HIFU，当 $I_{F0} \leqslant 1\,200$ W/cm² 时，肝焦区的空化增强效应可忽略，即这一临床剂量 $K_{cav} \approx 1$。本例 HIFU 的 $f = 0.73$ MHz，$\xi_0 = 35.130\,7$ cm^{-2}，当取 $P_{A0} = 500$ W 时，根据上述已获的数据可知：本例 HIFU 临床时，焦点声强：$I_{F0} = \xi_0 A_{tot} P_{A0} = 1\,012.527\,5$ W/cm²，从 R_d-ξ_d-d 理论计算 $d_F = 2.2$ mm，$\xi_{d2.2} = 18.200\,6$ cm^{-2}，故 $I_{Fd} = 524.572\,760\,8$ W/cm²，在此临床条件下可认定 $K_{cav} = 1 = \mathrm{const}$。

上述条件肋下肝癌的 HIFU 临床可称之为回避瞬态空化效应的临床理念。

（3）$K_{cav}=1=$const 条件下，HK-SR180 肋下肝癌临床无偏高温热剂量设置方案。令 $t=12$ s、10 s，可得 $t_{eq}=6.988\ 057\ 881$，$Duty_1=1=$const。又已知 $f=0.73$ MHz，$\alpha_a=0.018\ 683\ 677$ cm^{-1}，于是从式（1）并设人体基础体温 $t_0=37$ ℃ 可得：

$$\Delta T_{Fd2.2\ mm}=32.770\ 14\ ℃,\ T_{Fd2.2\ mm}=69.770\ 135\ ℃$$

从文献[2]可查得 $t=t_{Fd}=12$ s 时，对应的无量纲高温热剂量 $\Omega=3$ dB，显示出本方案临床肋下肝癌时有效且有 3 dB 的冗余度。但这是有关参量无偏且病灶为乏血供（$\tau=10$ s）条件下得出的结论。若遇到病灶为富血供（$\tau=5$ s）时，$t=12$ s，对应的 $t_{eq}=4.546\ 410\ 234$ s，则对应的 $t=12$ s，$\Delta T_{Fd2.2\ mm}=21.320\ 16$ ℃，$T_{Fd2.2\ mm}=58.320\ 16$ ℃，$\Omega=-27$ dB。表明此方案即使在有关参量无偏差假定时，方案的鲁棒性也极差，疗效与血供状况高敏感度，Ω 相差约 30 dB，方案只在乏血供并假定参量无偏条件下被认可剂量有效性。

3. 纯热方案临床剂量不确定度 $\sigma_{\Delta T_{Fd}}$ 及其对疗效不确定性的影响

设参量 α_a、A_{totB}、τ 的不确定度均约 $\pm10\%$，即 $\alpha_a=0.018\ 683\ 677\pm0.001\ 868\ 367\ 7$（cm^{-1}），$\alpha_{tot}=0.057\ 643\ 458\pm0.005\ 764\ 345\ 8$（cm^{-1}），$\tau=10\pm1$（s）。从而求得对应的：$\sigma^2_{\alpha_a}=3.490\ 797\ 862\times10^{-6}$，$\sigma^2_{\alpha_{tot}}=3.322\ 768\ 25\times10^{-5}$，$\sigma^2_{\tau}=1$，为计算 ΔT_{Fd} 不确定度，式（1）中 $\alpha_a A_{totB} t_{eq}$ 写成 $F(\alpha_a,A_{totB},t_{eq})$，并简写成 F，F 表示为变量 $\alpha_a A_{totB} t_{eq}$ 的函数。式（1）中令 $\left(\dfrac{2\xi_d P_{A0} Duty_1}{\rho C_p}\right)=C$（恒量），则：

$$
\begin{aligned}
\sigma_{\Delta T_{Fd}} &= C\left[\left(\frac{\partial F}{\partial \alpha_a}\right)^2\sigma^2\alpha_a+\left(\frac{\partial F}{\partial A_{tot}}\cdot\frac{\partial A_{tot}}{\partial \alpha_{tot}}\right)^2\sigma^2\alpha_{tot}+\left(\frac{\partial F}{\partial t_{eq}}\cdot\frac{\partial t_{eq}}{\partial \tau}\right)^2\sigma^2_{\tau}\right]^{1/2}\\
&= C\left[(A_{tot}t_{eq})^2\sigma^2_{\alpha_a}+(\alpha_a t_{eq})^2\cdot\left(\frac{\partial A_{tot}}{\partial \alpha_{tot}}\right)^2\sigma^2_{\alpha_{tot}}+(\alpha_a A_{tot})^2\left(\frac{\partial t_{eq}}{\partial \tau}\right)^2\sigma^2_{\tau}\right]^{1/2}\\
&= C\left\{(A_{tot}t_{eq})^2\sigma^2_{\alpha_a}+(\alpha_a t_{eq})^2\cdot A^2 h_B\left(\frac{\partial\{e^{-2}[H_{Fs}-(h-h_B)/\cos\theta_{eq}]\alpha_{tot}\}}{\partial(2\alpha_{tot})^2}\right)\sigma^2\alpha_{tot}+\right.\\
&\qquad\left.(\alpha_a A_{tot})^2\left(\frac{\partial[\tau(1-e^{-t/\tau})]}{\partial \tau}\right)^2\sigma^2\tau\right\}^{1/2}\\
&= C\{(A_{tot}t_{eq})^2\sigma^2\alpha_a\}+\{(\alpha_a t_{eq})^2\cdot(\varepsilon A_{h_B}e^{\varepsilon\alpha_{tot}})\sigma^2\alpha_{tot}+(\alpha_a A_{tot})^2[1-e^{-t/\tau}-(\tau e^{-t/\tau})(t/\tau^2)]^2\sigma^2\tau\}^{1/2}\\
&= 4\ 354.210\ 526\times(5.664\ 189\ 05\times10^{-7}+1.367\ 719\ 722\times10^{-6}+1.320\ 215\ 156\times10^{-7})^{1/2}\\
&= 6.258\ 804\ 889
\end{aligned}
$$

式中：$\varepsilon=\{-2[H_{FS}-(h-h_B)/\cos\theta_{eq}]\}$，于是得：$\Delta T_{Fd}\approx32.77\pm6.26$（℃），即 $\Delta T_{Fd}\approx39.03$—$26.51$ ℃，$T_{Fd}=\Delta T_{Fd}+T_0=76.03$—$63.51$ ℃，对应的焦域高温无量纲热剂量处于：$\Omega=+18$——13 dB 之间不确定。

综上，HK-SR180 用于肋下肝癌临床，如果用避免空化效应理念，即使在瘤灶乏血供有利条件下，疗效还会在有效且有 $\Omega=+18$ dB 冗余至无效 -13 dB 之间令人难以接受的剂量不确定度。

三、利用空化效应临床综合热剂量

1. 令瞬态空化增强因子 K_{cav} 的临床无偏综合热温升表示：

$$\Delta T_{Fd} = \left(\frac{2_{Fd}P_{A0}\text{Duty}_1}{\rho C_p}\right)K_{cav}\alpha_a A_{tot}t_{eq} \tag{5}$$

根据随机误差传递理论，ΔT_{Fd} 随机误差 $\sigma_{\Delta T_{Fd}}$ 为

$$\sigma_{\Delta T_{Fd}} = \left(\frac{2\xi_{Fd}P_{A0}\text{Duty}_1}{\rho C_p}\right)\left[\left(\frac{\partial F}{\partial K_{cav}}\right)^2\sigma^2 K_{cav} + \left(\frac{\partial F}{\partial \alpha_a}\right)^2\sigma^2_{\alpha_a} + \right.$$

$$\left.\left(\frac{\partial F}{\partial A_{tot}}\cdot\frac{\partial A_{tot}}{\partial \alpha_{tot}}\right)^2\sigma^2\alpha_{tot} + \left(\frac{\partial F}{\partial t_{eq}}\cdot\frac{\partial t_{eq}}{\partial \tau}\right)^2\sigma^2_\tau\right]^{1/2} \tag{6}$$

式中：$F = F(K_{cav}, \alpha_a, A_{totB}, t_{eq}) = (K_{cav}\alpha_a A_{tot}t_{eq})$。令 $P_{A0} = 1\,800\text{ W}, I_{F0} \approx 3\,645.099\,1$ W/cm^2，实验研究可知 $K_{cav} \approx 2.7 - 3.3 = 3.0 \pm 0.3$。令 $t = 1\text{ s}, t_{eq} = 0.951\,625\,819\text{ s}$。由式（5），代入已知参数得无偏焦域乏血供时，$[10\text{ s}]$ 的温升：$\Delta T_{Fd2.2\,mm} = 48.196\,086\,16\text{ ℃}$，$T_{Fd2.2\,mm} = \Delta T_{Fd} + T_0 = 85.196\,1, \Omega = 36\text{ dB}$；如果病灶为富血供情形，则 $t_{eq} = 0.906\,346\,234$，可得 $T_{Fd2.2\,mm} = 82.902\,392\text{ ℃}$，对应于 $\Omega = 30\text{ dB}$。

以上结果表明：在无偏剂量条件下，利用瞬态空化增强临床模式，乏/富血供状态取相同剂量学参数时，虽然 Ω 值相差约 6 dB，但在不同血供状态下的疗效性质均为显效且有高冗余度，显示临床有效剂量的高鲁棒性。

下面研究利用瞬态空化效应用于临床并考虑各参量随机不确定度也均取 $\pm 10\%$ 的情形下，临床剂量的不确定度问题。根据式（6）并用前面相同步骤与方法不难获得当 $\tau = 10\text{ s}$ 时，$\sigma_{\Delta T_{Fd}}$ 于后：

$$\sigma_{\Delta T_{Fd}} = 15\,675.157\,89 \times [9.453\,653\,841 \times 10^{-8} + 9.453\,653\,841 \times 10^{-8} + 2.285\,027\,309 \times 10^{-10} +$$

$$2.282\,854\,373 \times 10^{-7}]^{1/2}\text{ ℃} = 10.129\,436\,66\text{ ℃} \approx 10.13\text{ ℃}$$

$\Delta T_{Fd2.2} = 48.20 \pm 10.13(\text{℃})$，即 $\Delta T_{Fd} + T_0 \approx 85.20\text{ ℃}$，也即 $T_{Fd} = 95.33 - 75.07\text{ ℃}$，对应的无量纲高温热剂量 $\Omega = 62 - 10\text{ dB}$ 之间不确定。

若病灶处于富血供状态，即 $\tau = 5\text{ s}, t_{eq} = 0.906\,346\,234\text{ s}$，此时无偏焦域温升 $\Delta T_{Fd} \approx 45.91\text{ ℃}; \sigma_{\Delta T_{Fd}} \approx 10.11\text{ ℃}$，从而得 $\Delta T_{Fd} = 45.91 \pm 10.11(\text{℃})$，$T_{Fd} = 93.02 - 72.80\text{ ℃}$，对应的 $\Omega = 56 - 6\text{ dB}$，也是处于显效且有冗余范围。

2. 小结：相同 HK-SR180 型 HIASFU 若治疗方案引入虽也有一定不确定度的瞬态增强因子，但此方案治疗相同患者、相同深部肝癌病灶时，即使增多了 $K_{cav} \pm K_{cav}$ 一项不确定因子，然而其实际临床将带来以下好处：

（1）各参量不确定度的总影响仍可使疗效处于显效范围。

（2）患者血供状态未能影响临床显效的总效果，显示方案疗效的高稳定性。

（3）每焦域照射时间比无空化增效效应时低一个数量级以上，从而有利于设计高的安全/有效治疗计划系统（TPS）。

（4）在安全保障、疗效显著的前提下，临床效率（速率）高很多，将表现很高的临床优值 Q，如：皮下组织临床 $Q_{SS} = \frac{\Delta T_{Fd}}{\Delta T_{SS}}(V_v/1)$，皮/肋下组织临床 $Q_{BB} = \frac{T_{Fd}}{\Delta T_{BB}}(V_v/1)$。其中 $\frac{T_{Fd}}{\Delta T_{SS}}、\frac{T_{Fd}}{\Delta T_{BB}}$ 指 HIASFU 对皮下、皮/肋下软组织肿瘤治疗时，焦域温升 ΔT_{Fd} 与声通道皮

肤、肋骨温升的比值，V_v 指在此临床方案下，临床速率通常所用单位为 cm³／min，"1" 指 1 cm³／min 用于使 Q 值为无量纲物理量，而 Q_{SS} 指 HIFU 肋下软组织肿瘤治疗时焦域温升 ΔT_{Fd} 与声通道肋骨温升的比值与 $V_v/1$ 之积。

四、结语

本章提出一种通用于定量分析 HIASFU 型 HIFU 临床剂量不确定度的研究理念与方法，举实例比较 HIASFU 型 HIFU 临床时，采取"回避"和"利用"瞬态空化效应的不同结果，指出了 HIASFU 型 HIFU 临床与可产生焦域组织瞬态空化效应的实体组织(声学似流体介质[5])时，应适当利用瞬态空化效应以期获得诸多临床效益。当然，高临床效益，如高 Q_{SS}、高 Q_{BB} 的获得，除了有针对性地采取合理的临床方法和建立科学 TPS 外，优化设计 HIASFU 型 HIFU 的聚焦特性更是上述期盼的根本。

参考文献

［1］赖启基，赖宁磊.高强度聚焦超声治疗肿瘤的高温无量纲热剂量概论[J].世界医疗器械，2014,2(1)：63-66.

［2］赖启基，赖宁磊，刘可凡，等.高强度聚焦超声肿瘤临床理念与简约有效剂量[J].世界医疗器械，2014，20(7)：68-72.

［3］Sapareto S A, Dewey W C. Thermal Dose Determination in Cancer Therapy[J]. Int. J. Radiat Oncal Bial Phys, 1984，10(6)：787-800.

［4］滕敏康.实验误差与数据处理[M].1 版.南京：南京大学出版社，1989.

［5］杜功焕，朱哲民，龚秀芬.声学基础[M].3 版.南京：南京大学出版社，2003.

第 16 章　水听器相对灵敏度的自校准在 HIFU 核心技术指标检测中的意义

一、优秀聚焦特性、适于多种深部或大体积良、恶性肿瘤作无/微创临床的 HIFU，往往需设计成在焦域处有高达 10^2 MPa 量级的声压级，对应焦域的声强将高达 10^5—10^6 W/cm²

自由声场（去气水中声场）中 HIFU 焦域及其附近区域的声压（声强）分布特性是 HIFU 用于临床有效/安全，协调空间大小的判据及建立临床 TPS 必不可缺的基础。

如期盼获得经绝对灵敏度校准、可定量测试 10^5—10^6 W/cm² 声强的"绝对灵敏度水听器"，不仅在 HIFU 场测试领域于理论上不可能普适，而且在液体介质（脱气水）中测量时，必将遇到瞬态空化效应等非线性因素的影响而无法获取可信的测量结果。

因此，国标 GB/T19890—2005 在 HIFU 声场特性测量中只要求："至少在 10 MPa 瞬态声压作用下保持线性电压输出，非线性度失真小于 10%"，显然，此要求之下限（10 MPa）比发展需要的 HIFU 焦域声强低两个数量级。

研究还表明：即使是纯净水（去离子无气水）的瞬态空化阈值也只约 30 MPa，仍远低于现代 HIFU 发展所需的自由场焦域声压值。为了避免水听器在 HIFU 焦域高声压测量时损坏的可能，GB/T 19890—2005 还要求 HIFU 应"具有一个专用的脉冲测量工作状态"并要求脉冲持续时间 $\leqslant$ 100 μs，脉冲重复率 $<$ 1 kHz，相当于要求 Duty$<$0.1，总脉冲序列持续时间$<$ 0.1 s。

实践证明：当 HIFU 焦域声压 $\geqslant$ 10 MPa，对应的焦点声强 $\geqslant$ 6 667 W/cm² 时，即使在符合国标要求的脱气水介质中仍有可能会出现瞬态空化现象，因此，为了能正确反映 HIFU 焦点附近焦域的声场分布特性，只需获得介质水声场分布的相对值。这样，HIFU 声场分布的正确测量理应可用未经绝对校准灵敏度的水听器，但失真度$<$10% 的测量方法。我国 HIFU 行标：YY 0592—2005，与新 YY 0592—2016 均指出应采用此合理且简便的方法。

然而，上述合理且简便的水听器相对灵敏度的测量与计算只适用于 HIASFU 型 HIFU 或 HISFU 型 HIFU，以下将详述水听器灵敏度采用海克公司的 HIASFU 作相对灵敏度 σ 的测量理论、方法与结果。

二、在已知 HIASFU 发射超声功率 P_{A0} 时,自制 2 号水听器相对灵敏度的测试及结果简介

1. 水听器灵敏度的定义

取水听器敏感面为圆面积,其直径为 d,通常要求 $d \leqslant \lambda/2$,这里 λ 是指 HIASFU 发射的超声波在去气水介质中声场的波长(自由声场波长 λ)。在上述条件下水听器灵敏度 σ 由以下关系式定义(超声波为简谐波):

$$\sigma = \frac{V_{\text{eff}}}{p_{\text{eff}}} = \frac{V_{PP(\max)}/2\sqrt{2}}{\sqrt{\rho_0 C_0 \xi_{Fd} P_{A0}}} = \frac{V_{PP(\max)}}{2\sqrt{2}\sqrt{\rho_0 C_0 \xi_{Fd} P_{A0}}} (\text{V/Pa}) \tag{1}$$

式中:p_{eff} 为水听器敏感面接收到 HIASFU 的有效声压;V_{eff} 为水听器输出电缆末端输出有效电压,可用示波器测得 V_{PP} 为峰 — 峰电压换算求得;$\rho_0 C_0$ 为去气水的声阻抗率,通常在室温下,$\rho_0 C_0$ 为恒量,$\rho_0 C_0 \approx 1.5 \times 10^6 (\text{kg} \cdot \text{m}^{-2} \cdot \text{s}^{-1}) = \text{const}$;$P_{A0}$ 为 HIASFU 发射的用于测量 σ 的超声功率(由群锥全吸收靶测得);ξ_{Fd} 为 HIASFU 在焦平面上焦域的"声强增益系数",ξ_{Fd} 计算关系:

$$\xi_{Fd} = K_{Fd} \cdot (I_{A0}/P_{A0}) \tag{2}$$

式中 K_{Fd} 为 HIASFU 在焦平面上圆形焦域直径为 d 的焦域面积 $\frac{\pi}{4}d^2$ 内的平均声强 I_{Fd} 与 HIASFU 发射面(即波阵面)发射声强 I_{A0} 的比值,即

$$K_{Fd} = I_{Fd}/I_{A0} \tag{3}$$

由式(2)、(3),可得

$$\xi_{Fd} = I_{Fd}/P_{A0} \tag{4}$$

不同的 HIASFU 换能器在发射声功率 P_{A0} 相同时将有不同的 I_{Fd},或要求相同的 I_{Fd} 时需发射不同的声功率 P_{A0},由此可见参量 ξ_{Fd} 不仅与 P_{A0} 有关,而且也与 HIASFU 的工作频率、结构参数有关,从而应有几点结论于下:

(1) 在 HIFU 或 HIASFU 情形下,水听器的绝对灵敏度是不存在的,相同水听器用于测量不同 HIFU 或 HIASFU 时,即使在线性较好的低声强条件下测量,值也会显著不同。因而,在高强度聚焦超声行业提水听器绝对灵敏度的要求是不合理的。

(2) 南京海克医疗设备有限公司于 2009 年 4 月已通过实验证明上述原理,实验采用自制的灵敏面积半径小于四分之一波长,灵敏度直径 $d = 1$ mm 的"变幅杆 2 号水听器"。

2. 实验研究

采用符合 GB/T 19890—2005 国家标准的"变幅杆 2 号水听器"对两种 HIASFU 临床试验样机进行水听器在国标允许非线性度范围内灵敏度实验研究,取部分典型内容论述于下:

(1) 变幅杆 2 号水听器非线性失真特性的实验研究。

图 1、2 为 2 号水听器在 EXP-SR150 和 EXP-SR180 换能器不同声功率 P_{A0} 发射值所对应的水听器输出电压有效值平方 V_{eff}^2 之间的实验结果的关系曲线,结果表明:2 号水听器在 SR150 照射声功率由 30 W 到 320 W 变化范围内,其非线性失真不大于 2%,照射声功率在

1 W 到 15 W 变化范围内,非线性度失真不大于 4.5%;2 号水听器在 SR180 照射声功率由 8 W 到 620 W 变化范围内,非线性失真度不大于 5.5%。

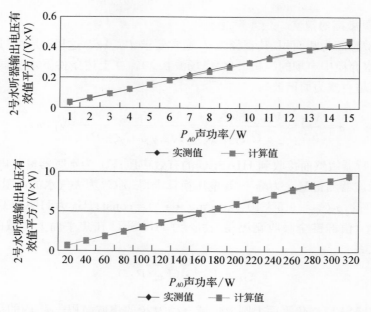

图 1　用 EXP‑SR150 输出 $P_{A0} = 1$—320 W 范围测试 2 号水听器线性曲线

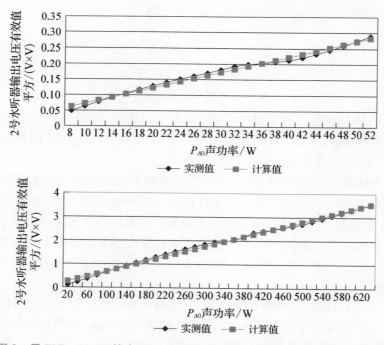

图 2　用 EXP‑SR180 输出 $P_{A0} = 8$—620 W 范围测试 2 号水听器线性曲线

　　(2)采用直径为 20 mm、压电陶瓷平片实验研究变幅杆 2 号水听器指向性的实验报告。此项实验研究已进行了多次,实验换能器采用直径为 20 mm 的圆平片或换能器。多次实验

研究均先进行 $\phi20$ mm 平面换能器的声场分布特性测试,从而可知 2 号水听器指向性实验研究的自由声场环境,完整实验报告之一于下。

实验目的:

① $\phi20$ 压电陶瓷平片的声压分布情况;

②2 号水听器指向图。

实验时间:

2009 年 3 月 19 日

实验样本:

$\phi20$ 压电陶瓷平片、2 号水听器各一个。

实验设备:

①测试水槽;

②三桥超声信号源直流电源馈电;

③双踪示波器;

④带有承载装置的分度测试架,范围 $\pm50°$,精度 $0.1°$。

实验步骤:

① $\phi20$ 压电陶瓷平片的声压场分布情况

(a) 将压电陶瓷固定在水槽上方的 X、Y 移动机构上,其声轴垂直于水平面;

(b) 将 2 号水听器固定在分度测试架上,水听器轴线垂直于水平面,接收端面处于分度测试架转动轴线上,并移至水槽内压电陶瓷下方约 160 mm 处;

(c) 将脱气水注入水槽,顺序联结信号源、示波器;

(d) 三桥超声信号源由直流电源 32 V 馈电,以脉冲方式工作于 670 kHz;

(e) 调整压电陶瓷位置使水听器有最大输出电压,然后按常规方法测出压电陶瓷的场分布 XY 指向图。

②2 号水听器指向图

(a) 将压电陶瓷置于使水听器有最大输出电压的位置上,固定不动;

(b) 转动分度测试架,逐点记下水听器的读数,测出水听器 X 轴向指向图;

(c) 将压电陶瓷平片旋转 90 度,按(b)测出水听器 Y 轴向指向图。

实验结果:

如表 1、2 所示。

表 1　用 $\phi20$ 平晶片换能器测试 2 号水听器指向性实验数据关系之一(对应示图 3)

L/mm	X/V	归一化	衰减值/dB	Y/V	归一化	衰减值/dB
-20	0.038 4	0.231 325	$-12.715\ 5$	0.032	0.192 771	$-14.299\ 2$
-19	0.043 2	0.260 241	$-11.692\ 5$	0.033 6	0.202 41	$-13.875\ 4$
-18	0.048	0.289 157	$-10.777\ 3$	0.038 4	0.231 325	$-12.715\ 5$
-17	0.055 2	0.332 53	$-9.563\ 38$	0.047 2	0.284 337	$-10.923\ 3$
-16	0.061 6	0.371 084	$-8.610\ 55$	0.056	0.337 349	$-9.438\ 4$
-15	0.067 2	0.404 819	$-7.854\ 78$	0.062 4	0.375 904	$-8.498\ 47$

L/mm	X/V	归一化	衰减值/dB	Y/V	归一化	衰减值/dB
−14	0.075 2	0.453 012	−6.877 8	0.073 6	0.443 373	−7.064 61
−13	0.085 6	0.515 663	−5.752 69	0.083 2	0.501 205	−5.999 7
−12	0.093 6	0.563 855	−4.976 64	0.092	0.554 217	−5.126 41
−11	0.1	0.602 41	−4.402 16	0.1	0.602 41	−4.402 16
−10	0.11	0.662 651	−3.574 31	0.11	0.662 651	−3.574 31
−9	0.118	0.710 843	−2.964 52	0.118	0.710 843	−2.964 52
−8	0.128	0.771 084	−2.257 96	0.128	0.771 084	−2.257 96
−7	0.135	0.813 253	−1.795 49	0.135	0.813 253	−1.795 49
−6	0.142	0.855 422	−1.356 39	0.14	0.843 373	−1.479 6
−5	0.15	0.903 614	−0.880 34	0.148	0.891 566	−0.996 93
−4	0.154	0.927 711	−0.651 75	0.152	0.915 663	−0.765 29
−3	0.158	0.951 807	−0.429 02	0.158	0.951 807	−0.429 02
−2	0.162	0.975 904	−0.211 86	0.16	0.963 855	−0.319 76
−1	0.164	0.987 952	−0.105 28	0.164	0.987 952	−0.105 28
0	0.166	1	0	0.166	1	0
1	0.164	0.987 952	−0.105 28	0.164	0.987 952	−0.105 28
2	0.162	0.975 904	−0.211 86	0.162	0.975 904	−0.211 86
3	0.16	0.963 855	−0.319 76	0.16	0.963 855	−0.319 76
4	0.156	0.939 759	−0.539 67	0.156	0.939 759	−0.539 67
5	0.152	0.915 663	−0.765 29	0.152	0.915 663	−0.765 29
6	0.142	0.855 422	−1.356 39	0.148	0.891 566	−0.996 93
7	0.136	0.819 277	−1.731 38	0.14	0.843 373	−1.479 6
8	0.127	0.765 06	−2.326 09	0.133	0.801 205	−1.925 13
9	0.12	0.722 892	−2.818 54	0.125	0.753 012	−2.463 96
10	0.11	0.662 651	−3.574 31	0.115	0.692 771	−3.188 2
11	0.102	0.614 458	−4.230 16	0.106	0.638 554	−3.896 04
12	0.090 4	0.544 578	−5.278 79	0.096 8	0.583 133	−4.684 65
13	0.083 2	0.501 205	−5.999 7	0.088	0.530 12	−5.512 51
14	0.071 2	0.428 916	−7.352 56	0.076	0.457 831	−6.785 89
15	0.064	0.385 542	−8.278 56	0.067 2	0.404 819	−7.854 78
16	0.054 4	0.327 711	−9.690 18	0.058 4	0.351 807	−9.073 9
17	0.047 2	0.284 337	−10.923 3	0.050 4	0.303 614	−10.353 6
18	0.04	0.240 964	−12.361	0.042 4	0.255 422	−11.854 8
19	0.034 4	0.207 229	−13.671	0.035 2	0.212 048	−13.471 3
20	0.030 4	0.183 133	−14.744 7	0.030 4	0.183 133	−14.744 7

表 2　用 ϕ20 平晶片换能器测试 2 号水听器指向性实验数据关系之二(对应示图 4)

L/mm	X/V	归一化	衰减值/dB	Y/V	归一化	衰减值/dB
−50	0.148	0.891 566	−0.996 93	0.108	0.885 246	−1.058 72
−48	0.146	0.879 518	−1.115 1	0.107	0.877 049	−1.139 52
−46	0.149	0.897 59	−0.938 44	0.111	0.909 836	−0.820 74
−44	0.15	0.903 614	−0.880 34	0.111	0.909 836	−0.820 74
−42	0.152	0.915 663	−0.765 29	0.113	0.926 23	−0.665 63
−40	0.155	0.933 735	−0.595 53	0.112	0.918 033	−0.742 84
−38	0.156	0.939 759	−0.539 67	0.111	0.909 836	−0.820 74
−36	0.155	0.933 735	−0.595 53	0.111	0.909 836	−0.820 74
−34	0.153	0.921 687	−0.708 33	0.109	0.893 443	−0.978 67
−32	0.152	0.915 663	−0.765 29	0.109	0.893 443	−0.978 67
−30	0.15	0.903 614	−0.880 34	0.108	0.885 246	−1.058 72
−28	0.153	0.921 687	−0.708 33	0.106	0.868 852	−1.221 08
−26	0.152	0.915 663	−0.765 29	0.106	0.868 852	−1.221 08
−24	0.153	0.921 687	−0.708 33	0.108	0.885 246	−1.058 72
−22	0.151	0.909 639	−0.822 62	0.109	0.893 443	−0.978 67
−20	0.153	0.921 687	−0.708 33	0.111	0.909 836	−0.820 74
−18	0.154	0.927 711	−0.651 75	0.111	0.909 836	−0.820 74
−16	0.155	0.933 735	−0.595 53	0.112	0.918 033	−0.742 84
−14	0.156	0.939 759	−0.539 67	0.114	0.934 426	−0.589 1
−12	0.157	0.945 783	−0.484 17	0.114	0.934 426	−0.589 1
−10	0.159	0.957 831	−0.374 22	0.114	0.934 426	−0.589 1
−8	0.16	0.963 855	−0.319 76	0.116	0.950 82	−0.438 04
−6	0.161	0.969 88	−0.265 64	0.116	0.950 82	−0.438 04
−4	0.162	0.975 904	−0.211 86	0.118	0.967 213	−0.289 56
−2	0.163	0.981 928	−0.158 41	0.12	0.983 607	−0.143 57
0	0.164	0.987 952	−0.105 28	0.122	1	0
2	0.163	0.981 928	−0.158 41	0.122	1	0
4	0.163	0.981 928	−0.158 41	0.122	1	0
6	0.164	0.987 952	−0.105 28	0.122	1	0
8	0.166	1	0	0.122	1	0
10	0.164	0.987 952	−0.105 28	0.122	1	0
12	0.164	0.987 952	−0.105 28	0.121	0.991 803	−0.071 49
14	0.163	0.981 928	−0.158 41	0.121	0.991 803	−0.071 49

续　表

L/mm	X/V	归一化	衰减值/dB	Y/V	归一化	衰减值/dB
16	0.162	0.975 904	−0.211 86	0.12	0.983 607	−0.143 57
18	0.16	0.963 855	−0.319 76	0.119	0.975 41	−0.216 26
20	0.158	0.951 807	−0.429 02	0.117	0.959 016	−0.363 48
22	0.158	0.951 807	−0.429 02	0.116	0.950 82	−0.438 04
24	0.155	0.933 735	0.595 53	0.113	0.926 23	−0.665 63
26	0.152	0.915 663	−0.765 29	0.111	0.909 836	−0.820 74
28	0.149	0.897 59	−0.938 44	0.109	0.893 443	−0.978 67
30	0.147	0.885 542	−1.055 82	0.107	0.877 049	−1.139 52
32	0.144	0.867 47	−1.234 91	0.105	0.860 656	−1.303 41
34	0.141	0.849 398	−1.417 78	0.102	0.836 066	−1.555 19
36	0.137	0.825 301	−1.667 75	0.099 1	0.812 295	−1.805 72
38	0.132	0.795 181	−1.990 68	0.096 3	0.789 344	−2.054 67
40	0.129	0.777 108	−2.190 37	0.094 4	0.773 77	−2.227 76
42	0.126	0.759 036	−2.394 75	0.091 6	0.750 82	−2.489 29
44	0.125	0.753 012	−2.463 96	0.089 7	0.735 246	−2.671 35
46	0.121	0.728 916	−2.746 45	0.088 7	0.727 049	−2.768 72
48	0.119	0.716 867	−2.891 22	0.086 8	0.711 45	−2.956 8

实验结果：

①ϕ20 压电陶瓷平晶片声压指向图无异常；

②在声工作频率下，2 号水听器指向性，在声轴方向上声压 −6 dB 主波束宽 ≈ 100°，大于 70°的 GB/T 19890—2005 标准要求。

③实测指向图结果见图 3、4。

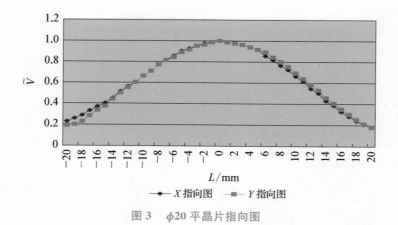

图 3　ϕ20 平晶片指向图

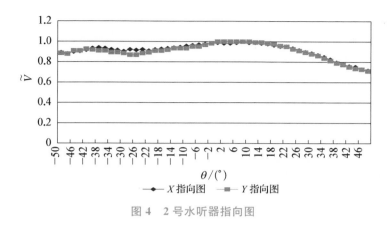

图 4　2 号水听器指向图

三、2 号水听器灵敏度测试典型报告

实验目的:测试 2 号水听器灵敏度。

实验样本:2 号水听器。

实验设备:

(1) EXP－SR150,EXP－SR180 HIASFU 装备;

(2)中型水槽及水听器固定装置;

(3) 双踪示波器。

实验步骤:

(1) 将中型水槽及水听器固定装置放置在样机治疗床适中位置,校平后装入水听器,注入脱气水;

(2) 将 SR150 置于工作位置,以 $f=690$ kHz、$P_{A0}=160$ W 脉冲方式工作;

(3) 调节 SR150 三维坐标,使水听器处于其焦点位置,按常规方法测试 SR150 焦平面二维声压指向性图;

(4) 将 SR180 置于工作位置,以 $f=730$ kHz、$P_{A0}=180$ W 脉冲方式工作;

(5) 调节 SR180 三维坐标,使水听器处于其焦点位置,按常规方法测试 SR180 焦平面二维声压指向性图;

(6) 将测试数据送至电脑,经专用程序处理得到指向图中不同截面直径 d_F 和声强增益系数 ξ_d-d 曲线;

(7) 根据 2 号水听器敏感面直径 1 mm,可从声强增益系数曲线中查得 SR150、SR180 相应的声强增益系数 ξ_d;

(8) 把 SR150、SR180 相应的声强增益系数 ξ_d、V_{PP}、P_{A0} 代入下式,得到 SR150 及 SR180 相应的水听器灵敏度 σ。

$$\sigma=V_{PP}/p_{PP} \text{ 或 } \sigma=V_{\text{eff}}/p_{\text{eff}},p_{\text{eff}}=\sqrt{\rho_0 C_0 I_{Fd}},V_{\text{eff}}=V_{PP}/2\sqrt{2}$$

$$\sigma=V_{\text{eff}}/p_{\text{eff}}=(V_{PP}/2\sqrt{2})/\sqrt{\rho_0 C_0 I_{Fd}}=V_{PP}/(2\sqrt{2}\sqrt{\rho_0 C_0 \xi_d P_{A0}})$$

式中 $\rho_0=1\,000$ kg/m^3 $=1$ G/cm^3,$C_0=1\,500$ m/s$=1.5\times10^5$ cm/s。

计算得:SR150 的灵敏度为 325.838 8 nV/Pa,SR180 的灵敏度为 215.535 5 nV/Pa。

可见,同一水听器用于测量不同的 HIASFU 换能器所获得水听器灵敏度值不同。如上例:EXP‑SR150 与 EXP‑SR180 用同样的 2 号水听器测量结果的灵敏度值 σ 之比 $= 325.838\,8\,nV/Pa\,/\,215.535\,5\,nV/Pa \approx 1.5$ 倍! 可见,用于测试 HIFU 声场特性的水听器不存在"绝对灵敏度 σ"的概念。

数据处理:SR150 及 SR180 焦平面声压声强归一化,见表 3、4 及图 5—12。

表 3　SR150 球面换能器焦平面声压、声强归一化

NO:−(124 569)　　SR:150 mm　　$\phi_0 = 182$ mm　　$\phi_i = 62$ mm　　f:690 kHz　　2 号水听器　　水温:25.5 ℃

X/mm	V_1/V	声压归一化	声强归一化	衰减值/dB	Y/mm	V_1/V	声压归一化	声强归一化	衰减值/dB
−15	0.188	0.030 519	0.000 931	−30.308 5	−15	0.154	0.025	0.000 625	−32.041 2
−14.5	0.202	0.032 792	0.001 075	−29.684 6	−14.5	0.124	0.020 13	0.000 405	−33.923 2
−14	0.202	0.327 92	0.001 075	−29.684 6	−14	0.116	0.018 831	0.000 355	−34.502 5
−13.5	0.182	0.029 545	0.000 873	−30.590 2	−13.5	0.116	0.018 831	0.000 355	−34.502 5
−13	0.156	0.025 325	0.000 641	−31.929 1	−13	0.148	0.024 026	0.000 577	−32.386 4
−12.5	0.142	0.023 052	0.000 531	−32.745 8	−12.5	0.196	0.031 818	0.001 012	−29.946 5
−12	0.142	0.023 052	0.000 531	−32.745 8	−12	0.206	0.033 442	0.001 118	−29.514 3
−11.5	0.168	0.027 2 73	0.000 744	−31.285 4	−11.5	0.228	0.037 013	0.001 37	−28.632 9
−11	0.202	0.327 92	0.001 075	−29.684 6	−11	0.292	0.047 403	0.002 247	−26.484
−10.5	0.196	0.031 818	0.001 012	−29.946 5	−10.5	0.318	0.051 623	0.002 665	−25.743 1
−10	0.16	0.025 974	0.000 675	−31.709 2	−10	0.242	0.039 286	0.001 543	−28.115 3
−9.5	0.104	0.016 883	0.000 285	−35.450 9	−9.5	0.18	0.029 221	0.000 854	−30.686 2
−9	0.118	0.019 156	0.000 367	−34.354	−9	0.16	0.025 974	0.000 675	−31.709 2
−8.5	0.154	0.025	0.000 625	−32.041 2	−8.5	0.154	0.025	0.000 625	−32.041 2
−8	0.186	0.030 195	0.000 912	−30.401 4	−8	0.13	0.021 104	0.000 445	−33.512 7
−7.5	0.248	0.040 26	0.001 621	−27.902 6	−7.5	0.15	0.024 351	0.000 593	−32.269 8
−7	0.354	0.057 468	0.003 303	−24.811 5	−7	0.282	0.045 779	0.002 096	−26.786 6
−6.5	0.38	0.061 688	0.003 805	−24.195 9	−6.5	0.356	0.057 792	0.003 34	−24.762 6
−6	0.256	0.041 558	0.001 727	−27.626 8	−6	0.532	0.086 364	0.007 459	−21.273 4
−5.5	0.088	0.014 286	0.000 204	−36.902	−5.5	0.752	0.122 078	0.014 903	−18.267 3
−5	0.166	0.026 948	0.000 726	−31.389 5	−5	0.792	0.128 571	0.016 531	−17.817 1
−4.5	0.424	0.068 8 31	0.004 738	−23.244 3	−4.5	0.552	0.089 61	0.008 03	−20.952 8
−4	0.896	0.145 455	0.021 157	−16.745 5	−4	0.508	0.082 468	0.006 801	−21.674 3
−3.8	1.14	0.185 065	0.034 249	−14.653 5	−3.8	0.68	0.110 39	0.012 186	−19.141 4
−3.6	1.34	0.217 532	0.047 32	−13.249 5	−3.6	0.928	0.150 649	0.022 695	−16.440 7
−3.4	1.5	0.243 506	0.059 295	−12.269 8	−3.4	1.14	0.185 065	0.034 249	−14.653 5
−3.2	1.58	0.256 494	0.065 789	−11.818 5	−3.2	1.31	0.212 662	0.045 225	−13.446 2
−3	1.58	0.256 494	0.065 789	−11.818 5	−3	1.42	0.230 519	0.053 139	−12.745 8
−2.8	1.46	0.237 013	0.056 175	−12.504 6	−2.8	1.37	0.222 403	0.049 463	−13.057 2

X/mm	V_1/V	声压归一化	声强归一化	衰减值/dB	Y/mm	V_1/V	声压归一化	声强归一化	衰减值/dB
−2.6	1.2	0.194 805	0.037 949	−14.208	−2.6	1.18	0.191 558	0.036 695	−14.354
−2.4	0.816	0.132 468	0.017 548	−17.557 8	−2.4	0.84	0.136 364	0.018 595	−17.306
−2.2	0.336	0.054 545	0.002 975	−25.264 8	−2.2	0.508	0.082 468	0.006 801	−21.674 3
−2	0.572	0.092 857	0.008 622	−20.643 7	−2	0.74	0.120 13	0.014 431	−18.407
−1.8	1.32	0.214 286	0.045 918	−13.380 1	−1.8	1.23	0.199 675	0.039 87	−13.993 5
−1.6	2.04	0.331 169	0.109 673	−9.599 01	−1.6	1.98	0.321 429	0.103 316	−9.858 31
−1.4	3	0.487 013	0.237 182	−6.249 19	−1.4	2.78	0.451 299	0.203 671	−6.910 72
−1.2	3.92	0.636 364	0.404 959	−3.925 89	−1.2	3.64	0.590 909	0.349 174	−4.569 59
−1	4.68	0.759 74	0.577 205	−2.386 7	−1	4.48	0.727 273	0.528 926	−2.766 05
−0.8	5.28	0.857 143	0.734 694	−1.338 94	−0.8	5.16	0.837 662	0.701 678	−1.538 62
−0.6	5.76	0.935 065	0.874 346	−0.583 16	−0.6	5.6	0.909 091	0.826 446	−0.827 85
−0.4	6.04	0.980 519	0.961 418	−0.170 88	−0.4	6	0.974 026	0.948 727	−0.228 59
−0.2	6.16	1	1	0	−0.2	6.12	0.993 506	0.987 055	−0.056 59
0	6.16	1	1	0	0	6.16	1	1	0
0.2	5.76	0.935 065	0.874 346	−0.583 16	0.2	5.84	0.948 052	0.898 802	−0.463 36
0.4	5.28	0.857 143	0.734 694	−1.338 94	0.4	5.4	0.876 623	0.768 469	−1.143 74
0.6	4.64	0.753 247	0.567 381	−2.461 25	0.6	4.68	0.759 74	0.577 205	−2.386 7
0.8	3.92	0.636 364	0.404 959	−3.925 89	0.8	4	0.649 351	0.421 656	−3.750 41
1	3.12	0.506 494	0.256 536	−5.908 52	1	3.08	0.5	0.25	−6.020 6
1.2	2.34	0.379 87	0.144 301	−8.407 3	1.2	2.2	0.357 143	0.127 551	−8.943 16
1.4	1.55	0.251 623	0.063 314	−11.985	1.4	1.3	0.211 039	0.044 537	−13.512 7
1.6	0.96	0.155 844	0.024 287	−16.146 2	1.6	0.56	0.090 909	0.008 264	−20.827 9
1.8	0.684	0.111 039	0.012 33	−19.090 5	1.8	0.688	0.111 688	0.012 474	−19.039 8
2	0.73	0.118 506	0.014 044	−18.525 1	2	0.96	0.155 844	0.024 287	−16.146 2
2.2	1.01	0.163 961	0.026 883	−15.705 2	2.2	1.27	0.206 169	0.042 506	−13.715 5
2.4	1.26	0.204 545	0.041 839	−13.784 2	2.4	1.52	0.246 753	0.060 887	−12.154 7
2.6	1.38	0.224 026	0.050 188	−12.994	2.6	1.6	0.259 74	0.067 465	−11.709 2
2.8	1.42	0.230 519	0.053 139	−12.745 8	2.8	1.5	0.243 506	0.059 295	−12.269 8
3	1.35	0.219 156	0.048 029	−13.184 9	3	1.38	0.224 026	0.050 188	−12.994
3.2	1.21	0.196 429	0.038 584	−14.135 9	3.2	1.14	0.185 065	0.034 249	−14.653 5
3.4	1.03	0.167 208	0.027 958	−15.534 9	3.4	0.824	0.133 766	0.017 893	−17.473 1
3.6	0.808	0.131 169	0.017 205	−17.643 4	3.6	0.52	0.084 416	0.007 126	−21.471 5
3.8	0.584	0.094 805	0.008 988	−20.463 4	3.8	0.528	0.085 714	0.007 347	−21.338 9
4	0.4	0.064 935	0.004 217	−23.750 4	4	0.576	0.093 506	0.008 743	−20.583 2
4.5	0.2	0.032 468	0.001 054	−29.771	4.5	0.808	0.131 169	0.017 205	−17.643 4

X/mm	V_1/V	声压归一化	声强归一化	衰减值/dB	Y/mm	V_1/V	声压归一化	声强归一化	衰减值/dB
5	0.176	0.028 571	0.000 816	−30.881 4	5	0.808	0.131 169	0.017 205	−17.643 4
5.5	0.17	0.027 597	0.000 762	−31.182 6	5.5	0.6	0.097 403	0.009 487	−20.228 6
6	0.252	0.040 909	0.001 674	−27.763 6	6	0.432	0.070 13	0.004 918	−23.081 9
6.5	0 312	0.050 649	0.002 565	−25.908 5	6.5	0.316	0.051 299	0.002 632	−25.797 9
7	0.306	0.049 675	0.002 468	−26.077 2	7	0.28	0.045 455	0.002 066	−26.848 5
7.5	0.24	0.038 961	0.001 518	−28.187 4	7.5	0.154	0.025	0.000 625	−32.041 2
8	0.109	0.017 695	0.000 313	−35.043 1	8	0.156	0.025 325	0.000 641	−31.929 1
8.5	0.109	0.017 695	0.000 313	−35.043 1	8.5	0.132	0.021 429	0.000 459	−33.380 1
9	0.113	0.018 344	0.000 337	−34.73	9	0.132	0.021 429	0.000 459	−33.380 1
9.5	0.216	0.035 065	0.001 23	−29.102 5	9.5	0.214	0.034 74	0.001 207	−29.183 3
10	0.31	0.050 325	0.002 533	−25.964 4	10	0.302	0.049 026	0.002 404	−26.191 5
10.5	0.342	0.055 519	0.003 082	−25.111 1	10.5	0.308	0.05	0.002 5	−26.020 6
11	0.32	0.051 948	0.002 699	−25.688 6	11	0.246	0.039 935	0.001 595	−27.972 9
11.5	0.248	0.040 26	0.001 621	−27.902 6	11.5	0.17	0.027 597	0.000 762	−31.182 6
12	0.212	0.034 416	0.001 184	−29.264 9	12	0.154	0.025	0.000 625	−32.041 2
12.5	0.19	0.030 844	0.000 951	−30.216 5	12.5	0.134	0.021 753	0.000 473	−33.249 5
13	0.164	0.026 623	0.000 709	−31.494 7	13	0.11	0.017 857	0.000 319	−34.963 8
13.5	0.162	0.026 299	0.000 692	−31.601 3	13.5	0.102	0.016 558	0.000 274	−35.619 6
14	0.154	0.025	0.000 625	−32.041 2	14	0.122	0.019 805	0.000 392	−34.064 4
14.5	0.154	0.025	0.000 625	−32.041 2	14.5	0.166	0.026 948	0.000 726	−31.389 5
15	0.154	0.025 0	0.000 625	−32.041 2	15	0.166	0.026 948	0.000 726	−31.389 5

Z/mm	V/V	声压归一化	声强归一化	衰减值/dB	Z/mm	V/V	声压归一化	声强归一化	衰减值/dB
36	0.576	0.093 506 494	0.008 743 46	−20.583	24	0.66	0.107 142 857	0.011 479 59	−19.401
35	0.564	0.091 558 442	0.008 382 95	−29.766	23.5	0.728	0.118 181 818	0.013 966 94	−18.549
34	0.528	0.085 714 286	0.007 346 94	−21.339	23	0.808	0.131 168 831	0.017 205 26	−17.643
33	0.476	0.077 272 727	0.005 971 07	−22.239	22.5	0.848	0.137 662 338	0.018 950 92	−17.224
32	0.4	0.064 935 065	0.004 216 56	−23.75	22	0.904	0.146 753 247	0.021 536 52	−16.668
31	0.332	0.053 896 104	0.002 904 79	−25.369	21.5	0.952	0.154 545 455	0.023 884 3	−16.219
30	0.268	0.043 506 494	0.001 892 81	−27.229	21	0.992	0.161 038 961	0.025 933 55	−15.861
29	0.248	0.040 259 74	0.001 620 85	−27.903	20.5	1.02	0.165 584 416	0.027 418 2	−15.62
28	0.252	0.040 909 091	0.001 673 55	−27.764	20	1.04	0.168 831 169	0.028 503 96	−15.451
27	0.312	0.050 649 351	0.002 565 36	−25.909	19.5	1.04	0.168 831 169	0.028 503 96	−15.451
26	0.408	0.066 233 766	0.004 386 91	−23.578	19	1.04	0.168 831 169	0.028 503 96	−15.451
25	0.552	0.089 610 39	0.008 030 02	−20.953	18.5	1.02	0.165 584 416	0.027 418 2	−15.62
24.5	0.608	0.098 701 299	0.009 741 95	−20.114	18	0.984	0.159 740 26	0.025 516 95	−15.932

续　表

Z/mm	V/V	声压归一化	声强归一化	衰减值 /dB	Z/mm	V/V	声压归一化	声强归一化	衰减值 /dB
17.5	0.952	0.154 545 455	0.023 884 3	−16.219	−0.5	6.16	1	1	0
17	0.88	0.142 857 143	0.020 408 16	−16.902	−1	6	0.974 025 974	0.948 726 6	−0.228 6
16.5	0.816	0.132 467 532	0.017 547 65	−17.558	−1.5	5.88	0.954 545 455	0.911 570 2	−0.404 1
16	0.728	0.118 181 818	0.013 966 94	−18.549	−2	5.68	0.922 077 922	0.850 227 69	−0.704 6
15.5	0.616	0.1	0.01	−20	−2.5	5.52	0.896 103 896	0.803 002 19	−0.952 8
15	0.48	0.077 922 078	0.006 071 85	−22.167	−3	5.28	0.857 142 857	0.734 693 88	−1.338 9
14.5	0.364	0.059 090 909	0.003 491 74	−24.57	−3.5	5.08	0.824 675 325	0.680 089 39	−1.674 3
14	0.292	0.047 402 597	0.002 247 01	−26.484	−4	4.76	0.772 727 273	0.597 107 44	−2.239 5
13.5	0.344	0.055 844 156	0.003 118 57	−25.06	−4.5	4.44	0.720 779 221	0.519 522 69	−2.844
13	0.444	0.072 077 922	0.005 195 23	−22.844	−5	4.16	0.675 324 675	0.456 063 42	−3.409 7
12.5	0.584	0.094 805 195	0.008 988 02	−20.463	−5.5	3.8	0.616 883 117	0.380 544 78	−4.195 9
12	0.81	0.131 493 506	0.017 290 54	−17.622	−6	3.36	0.545 454 545	0.297 520 66	−5.264 8
11.5	1.03	0.167 207 792	0.027 958 45	−15.353	−6.5	3	0.487 012 987	0.237 181 65	−6.249 2
11	1.27	0.206 168 831	0.042 505 59	−13.716	−7	2.62	0.425 324 675	0.180 901 08	−7.425 6
10.5	1.53	0.248 376 623	0.061 690 95	−12.098	−7.5	2.28	0.370 129 87	0.136 996 12	−8.632 9
10	2.12	0.344 155 844	0.118 443 25	−9.264 9	−8	1.9	0.308 441 558	0.095 136 19	−10.217
9.5	2.42	0.392 857 143	0.154 336 73	−8.115 3	−8.5	1.52	0.246 753 247	0.060 887 16	−12.155
9	2.72	0.441 558 442	0.194 973 86	−7.100 2	−9	1.34	0.217 532 468	0.047 320 37	−13.25
8.5	3.02	0.490 259 74	0.240 354 61	−6.191 5	−9.5	1.2	0.194 805 195	0.037 949 06	−14.208
8	3.28	0.532 467 532	0.283 521 67	−5.474 1	−10	1.26	0.204 545 455	0.041 838 84	−13.784
7.5	3.6	0.584 415 584	0.341 541 58	−4.665 6	−10.5	1.13	0.183 441 558	0.033 650 81	−14.73
7	3.96	0.642 857 143	0.413 265 31	−3.837 7	−11	1.01	0.163 961 039	0.026 883 22	−15.705
6.5	4.2	0.681 818 182	0.464 876 03	−3.326 6	−11.5	0.904	0.146 753 247	0.021 536 52	−16.668
6	4.48	0.727 272 727	0.528 925 62	−2.766 1	−12	0.792	0.128 571 429	0.016 530 61	−17.817
5.5	4.8	0.779 220 779	0.607 185 02	−2.166 8	−12.5	0.696	0.112 987 013	0.012 766 07	−18.939
5	4.92	0.798 701 299	0.637 923 76	−1.952 3	−13	1.32	0.214 285 714	0.045 918 37	−13.38
4.5	5.2	0.844 155 844	0.712 599 09	−1.471 5	−13.5	1.45	0.235 389 61	0.055 408 27	−12.564
4	5.4	0.876 623 377	0.768 468 54	−1.143 7	−14	1.54	0.25	0.062 5	−12.041
3.5	5.56	0.902 597 403	0.814 682 07	−0.890 1	−14.5	1.6	0.259 740 26	0.067 465	−11.709
3	5.72	0.928 571 429	0.862 244 9	−0.643 7	−15	1.62	0.262 987 013	0.069 162 17	−11.601
2.5	5.84	0.948 051 948	0.898 802 5	−0.463 4	−15.5	1.64	0.266 233 766	0.070 880 42	−11.495
2	6.04	0.980 519 481	0.961 418 45	−0.170 5	−16	1.58	0.256 493 506	0.065 788 92	−11.818
1.5	6.12	0.993 506 494	0.987 055 15	−0.056 6	−16.5	1.48	0.240 259 74	0.057 724 74	−12.386
1	6.16	1	1	0	−17	1.4	0.227 272 727	0.051 652 89	−12.869
0.5	6.16	1	1	0	−17.5	1.26	0.204 545 455	0.041 838 84	−13.784
0	6.16	1	1	0	−18	1.16	0.188 311 688	0.035 461 29	−14.502

Z/mm	V/V	声压归一化	声强归一化	衰减值/dB	Z/mm	V/V	声压归一化	声强归一化	衰减值/dB
−18.5	1.04	0.168 831 169	0.028 503 96	−15.451	−25	0.68	0.110 389 61	0.012 185 87	−19.141
−19	0.976	0.158 441 558	0.025 103 73	−16.003	−26	0.68	0.110 389 61	0.012 185 87	−19.141
−19.5	0.912	0.148 051 948	0.021 919 38	−16.592	−27	0.664	0.107 792 208	0.011 619 16	−19.348
−20	0.816	0.132 467 532	0.017 547 65	−17.558	−28	0.624	0.101 298 701	0.010 261 43	−19.888
−20.5	0.792	0.128 571 429	0.016 530 61	−17.817	−29	0.658	0.106 818 182	0.011 410 12	−19.427
−21	0.784	0.127 272 727	0.016 198 35	−17.905	−30	0.468	0.075 974 026	0.005 772 05	−22.387
−21.5	0.744	0.120 779 221	0.014 587 62	−18.36	−31	0.364	0.059 090 909	0.003 491 74	−24.57
−22	0.736	0.119 480 519	0.014 275 59	−18.454	−32	0.284	0.046 103 896	0.002 125 57	−26.725
−22.5	0.696	0.112 987 013	0.012 766 07	−18.939	−33	0.232	0.037 662 338	0.001 418 45	−28.482
−23	0.656	0.106 493 506	0.011 340 87	−19.454	−34	0.232	0.037 662 338	0.001 418 45	−28.482
−23.5	0.632	0.102 597 403	0.010 526 23	−19.777	−35	0.262	0.042 532 468	0.001 809 01	−27.426
−24	0.656	0.106 493 506	0.011 340 87	−19.454	−36	0.272	0.044 155 844	0.001 949 74	−27.1
−24.5	0.68	0.110 389 61	0.012 185 87	−19.141					

表 4　SR180 球面换能器焦平面声压、声强归一化

NO：(4、10、11、12、13、14)　　SR：180 mm　　$\phi_0 = 213$ mm　　$\phi_i = 73$ mm　　f：730 kHz　　水温：25.5 ℃

X/mm	V_1/V	声压归一化	声强归一化	衰减值/dB	Y/mm	V_1/V	声压归一化	声强归一化	衰减值/dB
−15	0.066	0.014 602	0.000 213	−36.711 9	−15	0.106	0.023 661	0.000 56	−32.519 4
−14.5	0.07	0.015 487	0.000 24	−36.200 8	14.5	0.128	0.028 571	0.000 816	−30.881 4
−14	0.074	0.016 372	0.000 268	−35.718 1	−14	0.134	0.029 911	0.000 895	−30.483 5
−13.5	0.086	0.019 027	0.000 362	−34.412 8	−13.5	0.128	0.028 571	0.000 816	−30.881 4
−13	0.098	0.021 681	0.000 47	−33.278 2	−13	0.12	0.026 786	0.000 717	−31.441 9
−12.5	0.098	0.021 681	0.000 47	−33.278 2	−12.5	0.12	0.026 786	0.000 717	−31.441 9
−12	0.098	0.021 681	0.000 47	−33.278 2	−12	0.132	0.029 464	0.000 868	−30.614 1
−11.5	0.098	0.021 681	0.000 47	−33.278 2	−11.5	0.132	0.029 464	0.000 868	−30.614 1
−11	0.142	0.031 416	0.000 987	−30.057	−11	0.132	0.029 464	0.000 868	−30.614 1
−10.5	0.12	0.026 549	0.000 705	−31.519 1	−10.5	0.118	0.026 339	0.000 694	−31.587 9
−10	0.1	0.022 124	0.000 489	−33.102 8	−10	0.106	0.023 661	0.000 56	−32.519 4
−9.5	0.138	0.030 531	0.000 932	−30.305 2	−9.5	0.11	0.024 554	0.000 603	−32.197 7
−9	0.198	0.043 805	0.001 919	−27.169 5	−9	0.102	0.022 768	0.000 518	−32.853 6
−8.5	0.162	0.035 841	0.001 285	−28.912 5	−8.5	0.086	0.019 196	0.000 369	−34.335 6
−8	0.114	0.025 221	0.000 636	−31.964 7	−8	0.112	0.025	0.000 625	−32.041 2
−7.5	0.128	0.028 319	0.000 802	−30.958 6	−7.5	0.176	0.039 286	0.001 543	−28.115 3
−7	0.17	0.037 611	0.001 415	−28.493 8	−7	0.182	0.040 625	0.001 65	−27.824 1

X/mm	V_1/V	声压归一化	声强归一化	衰减值/dB	Y/mm	V_1/V	声压归一化	声强归一化	衰减值/dB
−6.5	0.238	0.052 655	0.002 773	−25.571 2	−6.5	0.11	0.024 554	0.000 603	−32.197 7
−6	0.262	0.057 965	0.003 36	−24.736 7	−6	0.102	0.022 768	0.000 518	−32.853 6
−5.5	0.258	0.057 08	0.003 258	−24.870 4	−5.5	0.112	0.025	0.000 625	−32.041 2
−5	0.258	0.057 08	0.003 258	−24.870 4	−5	0.138	0.030 804	0.000 949	−30.228
−4.5	0.282	0.062 389	0.003 892	−24.097 8	−4.5	0.312	0.069 643	0.004 85	−23.142 5
−4	0.48	0.106 195	0.011 277	−19.477 9	−4	0.516	0.115 179	0.013 266	−18.772 6
−3.8	0.624	0.138 053	0.019 059	−17.199 1	−3.8	0.664	0.148 214	0.021 967	−16.582 2
−3.6	0.808	0.178 761	0.031 956	−14.954 5	−3.6	0.824	0.183 929	0.033 83	−14.707
−3.4	0.944	0.208 85	0.043 618	−13.603 3	−3.4	0.952	0.212 5	0.045 156	−13.452 8
−3.2	1.07	0.236 726	0.056 039	−12.515 1	−3.2	1.07	0.238 839	0.057 044	−12.437 9
−3	1.13	0.25	0.062 5	−12.041 2	−3	1.08	0.241 071	0.058 115	−12.357 1
−2.8	1.12	0.247 788	0.061 399	−12.118 4	−2.8	1.08	0.241 071	0.058 115	−12.357 1
−2.6	1	0.221 239	0.048 947	−13.102 8	−2.6	0.96	0.214 286	0.045 918	−13.380 1
−2.4	0.784	0.173 451	0.030 085	−15.216 4	−2.4	0.776	0.173 214	0.030 003	−15.228 3
−2.2	0.488	0.107 965	0.011 656	−19.334 4	−2.2	0.656	0.146 429	0.021 441	−16.687 5
−2	0.352	0.077 876	0.006 065	−22.171 9	−2	0.704	0.157 143	0.024 694	−16.074 1
−1.8	0.704	0.155 752	0.024 259	−16.151 3	−1.8	0.824	0.183 929	0.033 83	−14.707
−1.6	1.29	0.285 398	0.081 452	−10.891	−1.6	1.18	0.263 393	0.069 376	−11.587 9
−1.4	1.94	0.429 204	0.184 216	−7.346 73	−1.4	1.8	0.401 786	0.161 432	−7.920 11
−1.2	2.56	0.566 372	0.320 777	−4.937 97	−1.2	2.38	0.531 25	0.282 227	−5.494 02
−1	3.2	0.707 965	0.501 214	−2.999 77	−1	2.96	0.669 714	0.436 543	−3.599 73
−0.8	3.68	0.814 159	0.662 855	−1.785 81	−0.8	3.54	0.790 179	0.624 382	−2.045 5
−0.6	4.08	0.902 655	0.814 786	−0.889 57	−0.6	3.96	0.883 929	0.781 33	−1.071 66
−0.4	4.32	0.955 752	0.913 462	−0.393 09	−0.4	4.2	0.937 5	0.878 906	−0.560 57
−0.2	4.48	0.991 15	0.982 379	−0.077 21	−0.2	4.36	0.973 214	0.947 146	−0.235 83
0	4.52	1	1	0	0	4.48	1	1	0
0.2	4.2	0.929 204	0.863 419	−0.637 78	0.2	4.36	0.973 214	0.947 146	−0.235 83
0.4	3.84	0.849 558	0.721 748	−1.416 14	0.4	4.08	0.910 714	0.829 401	−0.812 36
0.6	3.28	0.725 664	0.526 588	−2.785 69	0.6	3.72	0.830 357	0.689 493	−1.614 7
0.8	2.76	0.610 619	0.372 856	−4.284 59	0.8	3.16	0.705 357	0.497 529	−3.031 82
1	2.14	0.473 451	0.224 156	−6.494 49	1	2.58	0.575 893	0.331 653	−4.793 17
1.2	1.46	0.323 009	0.104 335	−9.815 71	1.2	1.98	0.441 964	0.195 332	−7.092 26
1.4	0.816	0.180 531	0.032 591	−14.869	1.4	1.38	0.308 036	0.094 886	−10.228
1.6	0.384	0.084 956	0.007 217	−21.416 1	1.6	0.776	0.173 214	0.030 003	−15.228 3

X/mm	V_1/V	声压归一化	声强归一化	衰减值/dB	Y/mm	V_1/V	声压归一化	声强归一化	衰减值/dB
1.8	0.552	0.122 124	0.014 914	−18.264	1.8	0.324	0.072 321	0.005 23	−22.814 7
2	0.888	0.196 46	0.038 597	−14.134 5	2	0.372	0.083 036	0.006 895	−21.614 7
2.2	1.14	0.252 212	0.063 611	−11.964 7	2.2	0.66	0.147 321	0.021 704	−16.634 7
2.4	1.29	0.285 398	0.081 452	−10.891	2.4	0.896	0.2	0.04	−13.979 4
2.6	1.34	0.296 46	0.087 889	−10.560 7	2.6	1.06	0.236 607	0.055 983	−12.519 4
2.8	1.31	0.289 823	0.083 997	−10.757 3	2.8	1.08	0.241 107 1	0.058 115	−12.357 1
3	1.19	0.263 274	0.069 313	−11.591 8	3	1.04	0.232 143	0.053 89	−12.684 9
3.2	1.02	0.225 664	0.050 924	−12.930 8	3.2	0.928	0.207 143	0.042 908	−13.674 6
3.4	0.792	0.175 221	0.030 702	−15.128 3	3.4	0.76	0.169 643	0.028 779	−15.409 3
3.6	0.592	0.130 973	0.017 154	−17.656 3	3.6	0.6	0.133 929	0.017 937	−17.462 5
3.8	0.404	0.089 381	0.007 989	−20.975 1	3.8	0.436	0.097 321	0.009 471	−20.235 8
4	0.304	0.067 257	0.004 523	−23.445 3	4	0.32	0.071 429	0.005 102	−22.922 6
4.5	0.284	0.062 832	0.003 948	−24.036 4	4.5	0.218	0.048 661	0.002 368	−26.256 4
5	0.312	0.069 027	0.004 765	−23.219 7	5	0.2	0.044 643	0.001 993	−27.005
5.5	0.308	0.068 142	0.004 643	−23.331 8	5.5	0.17	0.037 946	0.001 44	−28.416 6
6	0.238	0.052 655	0.002 773	−25.571 2	6	0.154	0.034 375	0.001 182	−29.275 1
6.5	0.164	0.036 283	0.001 316	−28.805 9	6.5	0.154	0.034 375	0.001 182	−29.275 1
7	0.168	0.037 168	0.001 381	−28.596 6	7	0.21	0.046 875	0.002 197	−26.581 2
7.5	0.202	0.044 69	0.001 997	−26.995 7	7.5	0.224	0.05	0.002 5	−26.020 6
8	0.202	0.044 69	0.001 997	−26.995 7	8	0.198	0.044 196	0.001 953	−27.092 3
8.5	0.198	0.043 805	0.001 919	−27.169 5	8.5	0.164	0.036 607	0.001 34	−28.728 7
9	0.198	0.043 805	0.001 919	−27.169 5	9	0.097 6	0.021 786	0.000 475	−33.236 6
9.5	0.158	0.034 956	0.001 222	−29.129 6	9.5	0.076	0.016 964	0.000 288	−35.409 3
10	0.132	0.029 204	0.000 853	−30.691 3	19	0.076	0.016 964	0.000 288	−35.409 3
10.5	0.132	0.029 204	0.000 853	−30.691 3	10.5	0.102	0.022 768	0.000 518	−32.853 6
11	0.108	0.023 894	0.000 571	−32.434 3	11	0.11	0.024 554	0.000 603	−32.197 7
11.5	0.102	0.022 566	0.000 509	−32.930 8	11.5	0.107	0.023 884	0.000 57	−32.437 9
12	0.092	0.020 354	0.000 414	−33.827	12	0.107	0.023 884	0.000 57	−32.437 9
12.5	0.092	0.020 354	0.000 414	−33.827	12.5	0.117	0.026 116	0.000 682	−31.661 8
13	0.092	0.020 354	0.000 414	−33.827	13	0.126	0.028 125	0.000 791	−31.018 1
13.5	0.088	0.019 469	0.000 379	−34.213 1	13.5	0.138	0.030 804	0.000 949	−30.228
14	0.082	0.018 142	0.000 329	−34.826 5	14	0.144	0.032 143	0.001 033	−29.858 3
14.5	0.078	0.017 257	0.000 298	−35.260 9	14.5	0.144	0.032 143	0.001 033	−29.858 3
15	0.078	0.017 257	0.000 298	−35.260 9	15	0.134	0.029 911	0.000 895	−30.483 5

续　表

Z/mm	V/V	声压归一化	声强归一化	衰减值/dB	Z/mm	V/V	声压归一化	声强归一化	衰减值/dB
35	0.278	0.615 044 25	0.003 782 79	−24.222	12	0.64	0.141 592 92	0.020 048 56	−16.979
34	0.278	0.061 504 425	0.003 782 79	−24.222	11.5	0.832	0.184 070 796	0.033 882 06	−14.7
33	0.25	0.055 309 735	0.003 059 17	−25.144	11	1.02	0.225 663 717	0.050 924 11	−12.931
32	0.226	0.05	0.002 5	−26.021	10.5	1.2	0.265 486 726	0.070 483 2	−11.519
31	0.2	0.044 247 788	0.001 957 87	−27.082	10	1.42	0.314 159 292	0.098 696 06	−10.057
30	0.18	0.039 823 009	0.001 585 87	−27.997	9.5	1.58	0.349 557 522	0.122 190 46	−9.129 6
29	0.178	0.039 380 531	0.001 550 83	−28.094	9	1.82	0.402 654 867	0.162 130 94	−7.901 3
28	0.208	0.046 017 699	0.002 117 63	−26.742	8.5	2.02	0.446 902 655	0.199 721 98	−6.995 7
27	0.24	0.053 097 345	0.002 819 33	−25.499	8	2.26	0.5	0.26	−6.020 6
26	0.258	0.057 079 646	0.003 258 09	−24.87	7.5	2.5	0.553 097 345	0.305 916 67	−5.144
25	0.312	0.069 026 549	0.004 764 66	−23.22	7	2.7	0.597 345 133	0.356 821 21	−4.475 5
24.5	0.362	0.080 088 496	0.006 414 17	−21.929	6.5	2.96	0.654 867 257	0.428 851 12	−3.676 9
24	0.396	0.087 610 619	0.007 675 62	−21.149	6	3.08	0.681 415 929	0.464 327 67	−3.331 8
23.5	0.436	0.096 460 177	0.009 304 57	−20.313	5.5	3.3	0.730 088 496	0.533 029 21	−2.732 5
23	0.472	0.104 424 779	0.010 904 53	−19.624	5	3.5	0.774 336 283	0.599 596 68	−2.221 4
22.5	0.52	0.115 044 248	0.013 235 18	−18.783	4.5	3.7	0.818 584 071	0.670 079 88	−1.738 7
22	0.56	0.123 893 805	0.015 349 67	−18.139	4	3.88	0.858 407 08	0.736 862 71	−1.326 1
21.5	0.58	0.128 318 584	0.016 465 66	−17.834	3.5	4	0.884 955 752	0.783 146 68	−1.061 6
21	0.608	0.134 513 274	0.018 093 82	−17.425	3	4.2	0.929 203 54	0.863 419 22	−0.637 8
20.5	0.616	0.136 283 186	0.018 573 11	−17.311	2.5	4.28	0.946 902 655	0.896 624 64	−0.473 9
20	0.628	0.138 938 053	0.019 303 78	−17.144	2	4.36	0.964 601 77	0.930 456 57	−0.313
19.5	0.64	0.141 592 92	0.020 048 56	−16.979	1.5	4.4	0.973 451 327	0.947 607 49	−0.233 7
19	0.648	0.143 362 832	0.020 552 9	−16.871	1	4.44	0.982 300 885	0.964 915 03	−0.155 1
18.5	0.648	0.143 362 832	0.020 552 9	−16.871	0.5	4.48	0.991 150 442	0.982 379 2	−0.077 2
18	0.648	0.143 362 832	0.020 552 9	−16.871	0	4.52	1	1	0
17.5	0.608	0.134 513 274	0.018 093 82	−17.425	−0.5	4.48	0.991 150 442	0.982 379 2	−0.077 2
17	0.572	0.126 548 673	0.016 014 57	−17.955	−1	4.44	0.982 300 885	0.964 915 03	−0.155 1
16.5	0.532	0.117 699 115	0.013 853 08	−18.585	−1.5	4.4	0.973 451 327	0.947 607 49	−0.233 7
16	0.484	0.107 079 646	0.011 466 05	−19.406	−2	4.28	0.946 902 655	0.896 624 64	−0.473 9
15.5	0.444	0.098 230 088	0.009 649 15	−29.155	−2.5	4.12	0.911 504 425	0.830 840 32	−0.804 8
15	0.396	0.087 610 619	0.007 675 62	−21.149	−3	4.08	0.902 654 867	0.814 785 81	−0.889 6
14.5	0.364	0.080 530 973	0.006 485 24	−21.881	−3.5	3.8	0.840 707 965	0.706 789 88	−1.507 1
14	0.356	0.078 761 062	0.006 203 3	−22.074	−4	3.68	0.814 159 292	0.662 855 35	−1.785 8
13.5	0.376	0.083 185 841	0.006 919 88	−21.599	−4.5	3.48	0.769 911 504	0.592 763 72	−2.271 2
13	0.42	0.092 920 354	0.008 634 19	−20.638	−5	3.26	0.721 238 938	0.520 185 61	−2.838 4
12.5	0.508	0.112 389 381	0.012 631 37	−18.985	−5.5	3.02	0.668 141 593	0.446 413 19	−3.502 6

续　表

Z/mm	V/V	声压归一化	声强归一化	衰减值/dB	Z/mm	V/V	声压归一化	声强归一化	衰减值/dB
−6	2.8	0.619 469 027	0.383 741 87	−4.159 6	−18.5	0.712	0.157 522 124	0.024 813 22	−16.053
−6.5	2.52	0.557 522 124	0.310 830 92	−5.074 8	−19	0.632	0.139 823 009	0.019 550 47	−17.088
−7	2.24	0.495 575 221	0.245 594 8	−6.097 8	−19.5	0.58	0.128 318 584	0.016 465 66	−17.834
−7.5	1.98	0.438 053 097	0.191 890 52	−7.169 5	−20	0.56	0.123 893 805	0.015 349 67	−18.139
−8	1.72	0.380 530 973	0.144 803 82	−8.392 2	−20.5	0.548	0.121 238 938	0.014 698 88	−18.327
−8.5	1.42	0.314 159 292	0.098 696 06	−10.057	−19.5	0.548	0.121 238 938	0.014 698 88	−18.327
−9	1.19	0.263 274 336	0.069 313 38	−11.592	−21.5	0.508	0.112 389 381	0.012 631 37	−18.985
−9.5	0.912	0.201 769 912	0.040 711 1	−13.903	−22	0.496	0.109 734 513	0.012 041 66	−19.193
−10	0.68	0.150 442 478	0.022 632 94	−16.453	−22.5	0.46	0.101 769 912	0.010 357 11	−19.848
−10.5	0.736	0.162 831 858	0.026 514 21	−15.765	−23	0.124	0.027 433 628	0.000 752 6	−31.234
−11	0.664	0.146 902 655	0.021 580 39	−16.659	−23.5	0.372	0.082 300 885	0.006 773 44	−21.692
−11.5	0.568	0.125 663 717	0.015 791 37	−18.016	−24	0.372	0.082 300 885	0.006 773 44	−21.692
−12	0.512	0.113 274 336	0.012 831 08	−18.917	−24.5	0.404	0.089 380 531	0.007 988 88	−20.975
−12.5	0.528	0.116 814 159	0.013 645 55	−18.65	−25	0.428	0.094 690 265	0.008 966 25	−20.474
−13	0.656	0.145 132 743	0.021 063 51	−16.765	−26	0.448	0.099 115 044	0.009 823 79	−20.077
−13.5	0.744	0.164 601 77	0.027 093 74	−15.671	−27	0.424	0.093 805 31	0.008 799 44	−20.555
−14	0.808	0.178 761 062	0.031 955 52	−14.955	−28	0.376	0.083 185 841	0.006 919 88	−21.599
−14.5	0.896	0.198 230 088	0.039 295 17	−14.057	−29	0.372	0.082 300 885	0.006 773 44	−21.692
−15	0.936	0.207 079 646	0.042 881 98	−13.677	−30	0.372	0.082 300 885	0.006 773 44	−21.692
−15.5	0.952	0.210 619 469	0.044 360 56	−13.53	−31	0.348	0.076 991 15	0.005 927 64	−22.271
−16	0.952	0.210 619 469	0.044 360 56	−13.53	−32	0.316	0.069 911 504	0.004 887 62	−23.109
−16.5	0.952	0.210 619 469	0.044 360 56	−13.53	−33	0.286	0.063 274 336	0.004 003 64	−23.976
−17	0.936	0.207 079 646	0.042 881 98	−13.677	−34	0.278	0.061 504 425	0.003 782 79	−24.222
−17.5	0.88	0.194 690 265	0.037 904 3	−14.213	−35	0.278	0.061 504 425	0.003 782 79	−24.222
−18	0.782	0.173 008 85	0.029 932 06	−15.239					

球面换能器声强计算(X,Y)

NO：−(124 569)　SR：150 mm　$\phi_0 = 182$ mm　$\phi_i = 62$ mm　f：690 kHz　2 号水听器　水温：25.5 ℃
2009.03.12

V_{tot}	1
$\xi_{-0.458\,dB}$/cm^{-2}	21.816 159 59
Ra$_{-0.458\,dB}$	0.078 485 401
$S_{-0.458\,dB}$/cm^2	0.003 597 581
$d_{-0.458\,dB}$/mm	0.676 8
$\xi_{-1.55\,dB}$/cm^{-2}	16.751 687 93
Ra$_{-1.55\,dB}$	0.211 337 157
$S_{-1.55\,dB}$/cm^2	0.012 615 872

续　表

V_{tot}	1
$d_{-1.55\,\text{dB}}/\text{mm}$	1.267 4
$\xi_{-3\,\text{dB}}/\text{cm}^{-2}$	14.018 852 59
$\text{Ra}_{-3\,\text{dB}}$	0.333 043 839
$S_{-3\,\text{dB}}/\text{cm}^2$	0.023 756 854
$d_{-3\,\text{dB}}/\text{mm}$	1.739 2
$\xi_{-4.5\,\text{dB}}/\text{cm}^{-2}$	13.328 308 28
$\text{Ra}_{-4.5\,\text{dB}}$	0.362 307 707
$S_{-4.5\,\text{dB}}/\text{cm}^2$	0.027 183 323
$d_{-4.5\,\text{dB}}/\text{mm}$	1.860 4
$\xi_{-6\,\text{dB}}/\text{cm}^{-2}$	10.664 119 49
$\text{Ra}_{-6\,\text{dB}}$	0.463 590 654
$S_{-6\,\text{dB}}/\text{cm}^2$	0.043 565 777
$d_{-6\,\text{dB}}/\text{mm}$	2.355 2
$\xi_{-9\,\text{dB}}/\text{cm}^{-2}$	8.591 889 18
$\text{Ra}_{-9\,\text{dB}}$	0.520 691 509
$S_{-9\,\text{dB}}/\text{cm}^2$	0.060 602 68
$d_{-9\,\text{dB}}/\text{mm}$	2.777 8

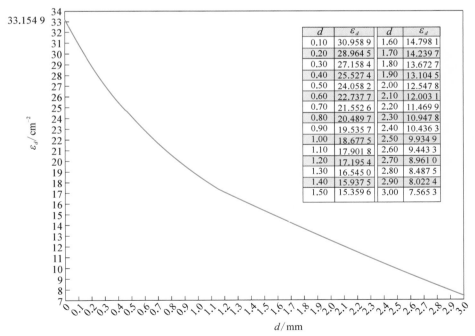

NO：$-$(124 569)　SR：150 mm　ϕ_0=182 mm　ϕ_i=62 mm　f：690 kHz　2号水听器水温：25.5 ℃
2009.03.12

图 5　SR150 焦斑直径 d_F 与声强增益系数 ξ_d 的关系曲线

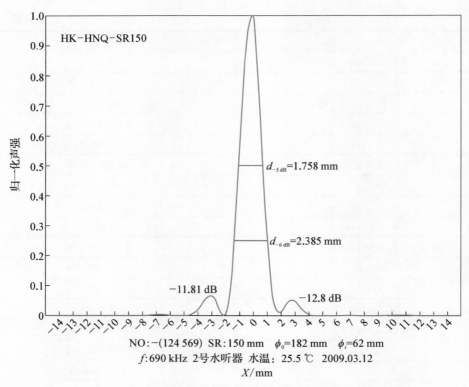

NO:-(124 569) SR:150 mm ϕ_0=182 mm ϕ_i=62 mm
f:690 kHz 2号水听器 水温：25.5 ℃ 2009.03.12
X/mm

图 6 SR150 - X 方向焦平面声强分布曲线

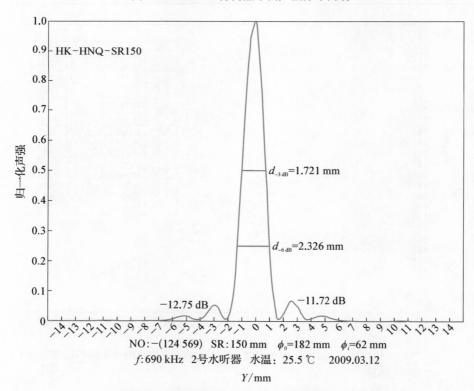

NO:-(124 569) SR:150 mm ϕ_0=182 mm ϕ_i=62 mm
f:690 kHz 2号水听器 水温：25.5 ℃ 2009.03.12
Y/mm

图 7 SR150 - Y 方向焦平面声强分布曲线

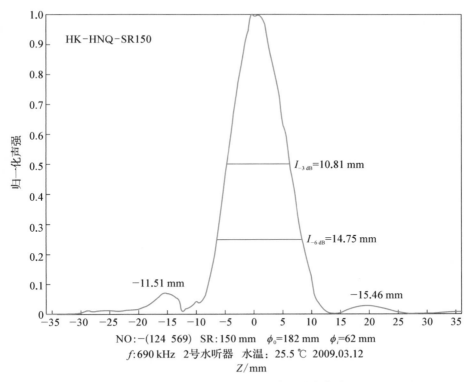

图 8　SR150 - Z 方向焦平面声强分布曲线

球面换能器声强计算(X,Y)

NO:(4、10、11、12、13、14)　SR:180 mm　$\phi_0 = 213$ mm　$\phi_i = 73$ mm　f:730 kHz　2 号水听器　水温:25.5 ℃ 2009.03.12

V_{tot}	1
$\xi_{-0.458\,dB}/cm^{-2}$	20.733 921 76
$Ra_{-0.458\,dB}$	0.566 475 16
$S_{-0.458\,dB}/cm^2$	0.002 732 118
$d_{-0.458\,dB}/mm$	0.589 8
$\xi_{-1.55\,dB}/cm^{-2}$	17.182 171 79
$Ra_{-1.55\,dB}$	0.204 362 76
$S_{-1.55\,dB}/cm^2$	0.011 893 884
$d_{-1.55\,dB}/mm$	1.230 6
$\xi_{-3\,dB}/cm^{-2}$	14.747 268 85
$Ra_{-3\,dB}$	0.324 650 559
$S_{-3\,dB}/cm^2$	0.022 014 284
$d_{-3\,dB}/mm$	1.674 2

续　表

V_{tot}	1
$\xi_{-4.5\,dB}/cm^{-2}$	14.071 192 27
$R_{a-4.5\,dB}$	0.353 388 945
$S_{-4.5\,dB}/cm^2$	0.025 114 357
$d_{-4.5\,dB}/mm$	1.788 2
$\xi_{-6\,dB}/cm^{-2}$	11.125 560 07
$R_{a-6\,dB}$	0.465 380 415
$S_{-6\,dB}/cm^2$	0.041 829 842
$d_{-6\,dB}/mm$	2.307 8
$\xi_{-9\,dB}/cm^{-2}$	8.977 493 015
$R_{a-9\,dB}$	0.525 882 062
$S_{-9\,dB}/cm^2$	0.058 577 83
$d_{-9\,dB}/mm$	2.731

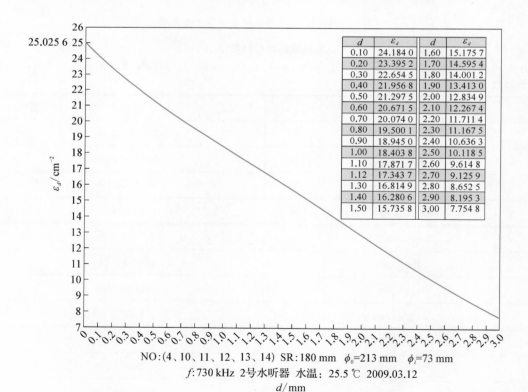

d	ε_d	d	ε_d
0.10	24.184 0	1.60	15.175 7
0.20	23.395 2	1.70	14.595 4
0.30	22.654 5	1.80	14.001 2
0.40	21.956 8	1.90	13.413 0
0.50	21.297 5	2.00	12.834 9
0.60	20.671 5	2.10	12.267 4
0.70	20.074 0	2.20	11.711 4
0.80	19.500 1	2.30	11.167 5
0.90	18.945 0	2.40	10.636 3
1.00	18.403 8	2.50	10.118 5
1.10	17.871 7	2.60	9.614 8
1.12	17.343 7	2.70	9.125 9
1.30	16.814 9	2.80	8.652 5
1.40	16.280 6	2.90	8.195 3
1.50	15.735 8	3.00	7.754 8

NO:(4、10、11、12、13、14) SR:180 mm ϕ_0=213 mm ϕ_f=73 mm
f:730 kHz 2号水听器 水温：25.5 ℃ 2009.03.12
d/mm

图 9 SR180 焦斑直径 d_F 与声强增益系数 ξ_d 的关系曲线

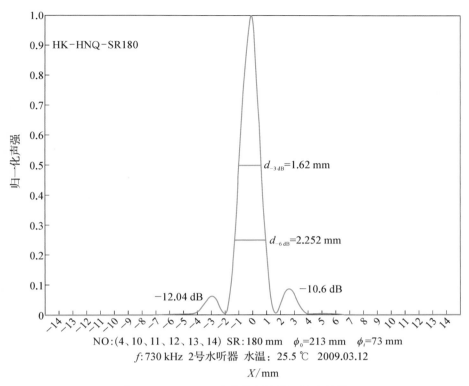

图 10　SR180 - X 方向焦平面声强分布曲线

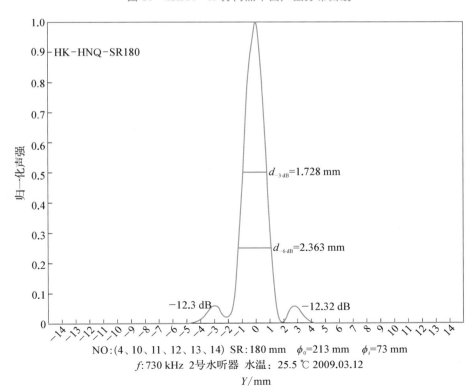

图 11　SR180 - Y 方向焦平面声强分布曲线

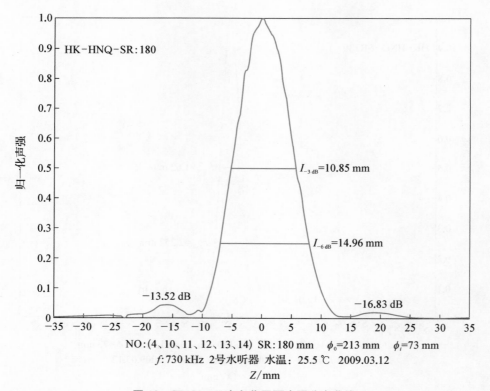

NO:(4、10、11、12、13、14) SR:180 mm ϕ_0=213 mm ϕ_i=73 mm

f:730 kHz 2号水听器 水温：25.5 ℃ 2009.03.12

Z/mm

图 12 SR180‑Z 方向焦平面声强分布曲线

第 17 章　HIASFU 无/微创肝癌临床剂量设置的规范化及其规律性

1. 第 13 章研究无骨障皮下软组织肿瘤临床的"简约有效剂量"中[式(9)与式(6)]：

$$\Delta T_{Fd} = K_{eq}\xi_{Fd}A_{tot}P_{A0}\frac{1-e^{-2a_a l_F}}{\rho C_p l_F}\tau(1-e^{-t/\tau})\text{Duty} \tag{1}$$

$$A_{tot} = e^{-2a_{tot}}\big[(H_{FS}-h_w)-(h-h_B)\big]/\cos\theta_{eq} \tag{2}$$

式中 $\cos\theta_{eq}=(3/2)(\tan^2\theta_0-\tan^2\theta)\cdot(\arccos^3\theta_0-\arccos^3\theta_i)^{-1}$ 见第 8 章推导结果，而 K_{eq} 称为"治疗增益比"，取决于焦域的瞬态空化效应及焦域之间的热传递叠加后的"综合效应"。取足够高的焦域声强与合适的焦域间距，在实际临床中 K_{eq} 值不难达到 4—5，从而可使 HIASFU 临床适应病种大幅增多。

2. 当临床有肋骨屏障肿瘤如第 11 章的肝癌临床实践表明病灶焦域的"简约有效剂量"需明析肋骨屏障对焦域温升 ΔT_{Fd} 的定量影响，须研究患者屏障性肋骨分布结构 —— 肋排结构参数对 ΔT_{Fd} 的定量影响。在 HISFU 用于小样本有肋障肝癌患者临床实践与理论分析（含统计学疗效分析 —— 见第 11 章），我们将进一步得到：有肋障肝癌病灶在 HIASFU 临床照射焦域的温升 ΔT_{Fd} 可表示为

$$\Delta T_{Fd} = A_{hB}K_{eq}\xi_{Fd}A_{tot}P_{A0}\frac{1-e^{-2a_a l_F}}{\rho C_p l_F}\tau(1-e^{-t/\tau})\text{Duty} \tag{3}$$

$$A_{hB} = 0.17f^{-1}(0.8/h_B)^{0.1}(1+W_S/W_B)^{0.2} \tag{4}$$

式中：A_{tot} 见式(2)，h 为肋排厚度(cm)；h_B 为肋骨厚度(cm)；W_S 为肋缝宽度(cm)；W_B 为肋骨宽度(cm)；其他参量意义参看第 11 章。

3. 对三十多位男、女成人进行了 B 超影像学测量求得人体遮挡肝脏主要三根肋骨区域的肋排：结构平均参量为 $h_B=0.707$ cm，$W_B=1.17$ cm；$W_S=1.78$ cm。

设采用海克公司小样本临床所用的 EXP-SR180 HIASFU，其工作频率 $f=0.73$ MHz，取"规范化"肋排参数：$h=1.8$ cm，$h_B=0.8$ cm，$W_S/W_B=1.25$，则由式(4)可算出"规范化"$A_{hB}=0.273\,881\,416\approx0.273\,9=27.39\%$。按影像学实测肋排结构参量均值及 $f=0.73$ MHz 代入式(4)计算得：$A'_{hB}=0.283\,674\,533\approx0.283\,7=28.37\%$。由以上数据可计算出 A_{hB} 与 A'_{hB} 之间相对偏差：

$$\Delta A_{hB} = A'_{hB}-A_{hB} = 0.009\,793\,117$$

$$\overline{A_{hB}} = \frac{1}{2}(A'_{hB} + A_{hB}) = 0.278\ 777\ 975$$

于是两者相对偏差为：$\Delta A_{hB}/\overline{A_{hB}} = 0.035\ 128\ 732 \approx 3.5\% < 4\%$。另外，$A_{hB}/A'_{hB} = 0.965\ 477\ 63 \approx 1$。可见：肋下肝癌 HIASFU 无/微创临床过程，即使 B 超影像学检测人体肋排参数时因不清晰不易获取准确数据而直接用"规范化"肋排参数计量时，实际误差也不大。

4. HIASFU 用于实际治疗肋下肝癌（或肋下其他软组织瘤，如肾癌）时，需测得包括肋排与肋下软组织总衰减导致的聚焦超声平均声强的总透过率 A_{totBs}。若以 A_{totBs} 表示从肋排深面至肿瘤焦点间人体组织（包括脂肪、肌肉、肝组织、肾组织等）对聚焦超声衰减导致的聚焦超声通过率，则以下关系式成立：

$$A_{totBs} = A_{hB} \cdot A_{tots} \tag{5}$$

$$A'_{totBs} = A'_{hB} \cdot A_{tots} \tag{6}$$

由式（5）与式（6）知：即使 $A'_{hB} \neq A_{hB}$，以下导式必成立：

$$A'_{totBs}/A_{totBs} = A'_{hB}/A_{hB} \tag{7}$$

以上分析结果表明一种规律："球台形或球冠形 HIASFU 用于肋下肝癌和其他软组织癌治疗时，深入研究人体肋排结构参数与肋排导致 HIASFU 平均声强通过率 A_{hB} 的定量关系是重要与关键的"。

5. HIASFU 用于肝癌实际临床还体现源于上述规律可进一步表述为：当采用 HIASFU 透过肋障对肋下肝癌和其他软组织癌进行无/微创治疗时，决定有效/安全剂量的生物物理量 A'_{tots}/A_{tots} 只决定于患者肋部结构（A'_{hB}/A_{hB}），与 HIASFU 的换能器参数、工作频率、聚焦参量均无关，但 HIASFU 临床的有效/安全性还应与临床过程方法及其他关键性辅助条件（如肋部皮肤、肋骨的动态冷却条件）紧密相关。

6. 对 HIASFU 上述临床概念的理解与方法条件的合理化将使得被 IEC-61828 称为"已知型""自然聚焦型""非人为聚焦型"的 HIASFU 可通过"逆向剂量学设置"，使整机临床过程简便、高效、自动化、规范化、规律化。

7. 即使 HIASFU 这类唯一的"已知型"HIFU，用于肿瘤临床时，针对不同病种的不同临床剂量学深入理论探索、实验研究，寻求剂量设置的规律并加以科学规范化也是不可或缺的。

真正有用的临床"经验"必须是建立在深入认识临床理论/实验基础上不断总结提升认知、蕴藏理论与实验内涵，能科学确知精准疗效的"经验"，这样的"经验"必是多学科专业人员长期集体研究实践的成果，这样的"经验"自然是难能可贵的。

参考文献

[1] 赖启基，白向君，赖宁磊，等.HKSFU 对晚期肝癌无/微创治疗及疗效统计[J].世界医疗器械，2014，20(6)：64-68.

[2] Lau W. Y. 肝细胞癌[M].陈孝平，裘法祖，译.北京：人民卫生出版社，2005.

第18章 美、欧采用核磁共振焦域测温代替临床剂量的 MRgFUS 型 HIFU 用于多种肿瘤研究、临床及我国跟踪研究综述

一、Arthur Chan 博士有关 HIFU 技术发展史及美国发布白皮书简摘

1. 认为将 MRI 技术和 HIFU 技术结合起来，能够给医疗领域带来很大的益处。

2. 阐述了长期以来"对聚焦超声波技术用于医疗领域的研究、开发及应用的历史与分析"，指出：

（1）1926 年，Wood 以及 Loomus "首次发现高强度超声会对有机组织产生生物效应"。他们在单细胞生物、青蛙及鱼类体内开展了相关研究。

（2）1935 年，Gruetgmacher 使用一块凹面声透镜雅典振荡器发现超声波可以被聚焦。

（3）1942 年，Lynm 等人率先将聚焦超声波（FUS）用于临床治疗。同年，Fry 等人开发出了一种聚焦超声波装置能够用机械方式将四束超声波聚焦并能对猫的大脑造成病灶性损坏。

（4）在 20 世纪 50 年代，部分科学家开始进行聚焦超声波破坏中枢神经系统组织的研究，以期能用于临床治疗分析。在动物试验中，Fry 等人将聚焦超声波用于烧灼猫的中枢神经系统中的部分组织。这种不需要对大脑组织进行切割，不需要扰乱血管，也不需要打开硬脑脊膜的试验被认为已充分显示了聚焦超声波治疗是一种非侵入性疗法。

（5）1957 至 1959 年，多元聚焦超声换能器被成功开发出来，通过动物试验验证后开始对人体临床。临床中，聚焦超声波被用于在具有运动机能亢进以及张力亢进紊乱病人大脑内部的白质和灰质组织中进行临床治疗，数例患有帕金森综合征的患者得到治疗。但由于当时无法在患者大脑内部成像、定位，此项研究被中断了。

（6）从 20 世纪 50 年代到 20 世纪 80 年代，聚焦超声一直被认为是针对癌症的较为有效的方法之一。在此期间内还进行了一系列关于剂量学测试以及组织损伤的深度研究。

（7）1975 年，Lele 等人对热烧灼过程中使用的聚焦超声技术进行了综合性分析后称其为"最理想的手术方法"，并因此奠定了未来聚焦超声治疗技术的发展趋向，认为超声波在人体软组织中具有相对较高的穿透能力。因此，对深度病变而言，聚焦超声是一种比使用其他形式治疗更加优异的治疗方法。

（8）白皮书云："HIFU 技术能够满足最理想手术方法的要求，这种方法可摧毁组织深部选择目标，同时不会对穿透路径组织和病变附近组织造成伤害。"此外，Lele 也在白皮书中详述了 HIFU 用于临床的七大优点。

（9）白皮书报道："20 世纪 90 年代早期，Gelet 在巴黎的同事 Vallancien 领导的课题组用 HIFU 对人体良性增生、肾脏和肝脏肿瘤进行体外治疗的可行性研究。"研究结果表明，治疗可获得病灶精确消融效果，但会带来皮肤灼伤的副作用。研究还认为，由于 HIFU 照射时间短，焦域因"气穴现象"（注：应为瞬态空化现象）使焦域周围组织温度比焦域组织温度低得多。研究者的结论认为："HIFU 可用于上述病种治疗，但必须承担中等程度的副作用。"研究者还认为："通过研究确定 HIFU 照射持续时间，照射点距离皮肤和病灶之间的关系之后，这些副作用可以避免或消除。"

（10）白皮书着重阐述了核磁共振引导的"ExAblate 系统的临床治疗研究"，包括对乳腺癌和子宫肌瘤的临床研究，尤其更加详细阐述了"在 2004 年 10 月，ExAblate 2000 通过了美国食品及药品管理局（FDA）的审查，正式用于子宫肌瘤的临床治疗过程"。指出：FDA 颁发的文件称："我们对比设备做出了快速审批，是由于它能够为子宫肌瘤治疗提供显著益处"。

（11）白皮书还明确指出："核磁共振引导聚焦超声波照射治疗方法能够在最大程度上实现非侵入性、精确性、可控性，因此核磁共振引导聚焦超声波照射治疗方法在很多其他不同类型的组织器官病变领域也具有很大的应用潜力。"

二、欧洲研发核磁共振引导的 PHILIPS/MR-HIFU 综述

几乎与美国同时起步研发类似产品：PHILIPS 的 MRI-HIFU，美国与欧洲的 MRg－FUS 的相控阵主机构均由以色列提供，美、欧各自配制核磁共振系统，进行相应研究。欧洲系统全称为：Magnetic Resonance guided High Intensity Focused Ultrasound（MR-HIFU），同样进行多种动物试验与人体肿瘤临床研究。此外，欧洲 MR-HIFU 还进一步利用质子共振频率（PRF）与质子所处温度相关联的原理，研究并给出了假设受照射焦域组织升、降温是瞬间可忽略升、降温影响下，提出了被称为"240 EM"高温等效热剂量概念。认为焦域受 HIFU 照射温度提升至 56 ℃ 持续 1 s，其疗效与焦域受温热照射温度提升至 43 ℃，持续 240 min 等效，等效关系可简化为

$$240 \text{ EM(equivalent minutes)} = 2^{(56-43)}/60 \text{(min)} \tag{1}$$

认为从式（1）计算可得 240 EM $\approx$ 240（min）（注：如精确核算式（1）：$2^{(56-43)}/60 = 136.533\,333 \text{ min} \approx 137 \text{ min}$，于是式（1）更精确表达应为 137 EM）。本书第 7 章已给出论述表明：临床高温热剂量即使取 1 000 EM，即临床焦域组织的温度 $T = 43 ℃$，需维持 1 000 min $\approx 16.7 \text{ h}$，肿瘤细胞的灭活概率也只约 68%（非腺瘤），我们也知道 MRgFU 有关研发机构也了解上述概率。本书第 13 章已进一步用"无骨障皮下软组织""肿瘤临床简约有效剂量"论述图 1 中指明：只有在焦域温度升至 71 ℃ 并能够维持 $t_{Fd} = 1 \text{ s}$，才能实现 $\Omega = 0 \text{ dB}$，即指明在此剂量条件下，肿瘤细胞灭活的概率才可达 100%，但无冗余。我们多年的动物试验与临床实践都已证明了此结论，在实际临床中为取得一定冗余剂量并考虑剂量设置有一定的不确定，实际临床时多数焦域温度 $\geqslant 75 ℃$，有效持续时间 $\geqslant 1 \text{ s}$，也就是 EM $\geqslant [2^{(75-43)}]$ min $\geqslant 4.295 \times 10^9 \text{ min} \geqslant 7.158 \times 10^7 \text{ h}$。海克公司实际临床多使焦域温度 $T_{Fd} \geqslant 80 ℃$，有效持续时间 $\geqslant 1 \text{ s}$，于是有 EM $= 2.29 \times 10^9 \text{ h}$。

三、我国有关单位跟踪研发 MRgFUS 及其临床效应,热损伤阈值、焦域温升特性等研究概要

1. "磁共振测温技术简介及其在 HIFU 中的应用"一文也论述了利用温度与质子共振频率的化学位移之间的依赖关系,用 GRE 序列测温称为"PRF 原理 GRE 技术",认为:此法目前研究最多,成像速度很快,已经达到亚秒级,但唯一遗憾的是图像对比度、分辨率以及信噪比都低。另外,此法对磁场均匀度要求非常高,除须垫铁补偿外,还须做有源补偿。还有:对 HIFU 主机提出了很高的电磁兼容指标要求和只适用于不含移动的器官肿瘤治疗。指出:器官稍有移动就会产生伪影,故目前只适用水囊推开肠道后对子宫肌瘤的治疗,因而治疗的适用病种受限。文章还公布了重庆有关单位与西门子公司合作用"T-Mapping GRE 序列测温差小于 3 ℃、治疗速度可达每帧一秒"。

2. "MR 温度监控 HIFU 治疗的准确性研究"一文用发射超声功率 $P_{A0} = 300$ W,超声频率 $f = 1.6$ MHz 的 JM2.5C 型 HIFU 对仿组织体模做定点辐照实验(注:这里 JM2.5C 型指磁共振引导型之意)。本研究采用 Luxtron 公司的 fot-labrit 光纤测温系统与 MR 的 GRE 测温序列测量焦域温度变化并做比较。文章的结论表明:"MR-GRE 测温序列是以每 3 秒 1 帧的速度显示温度图,从图中可以看出,在温度变化较缓慢区域,由图可估得约 2 ℃/s(即每帧两秒),认为在温度变化较缓慢区域,光纤测温系统与 MR-GRE 测温序列两者测试结果较为一致,但在测温急剧变化区域,即体模中温升速度达 10 ℃/s 时,上述两种测温结果存在较大差距,多次重复均如此。实际从实验图可看出,两者温度测量误差最大可达 30 ℃。"

四、对国内外研发 MRgFUS 及跟踪研究结果的简单小结供参考

1. 由于 HIFU 特殊的计量学和用于对人体临床的剂量学涉及"生物、医学、工程、物理多学科复杂交集"的大科技问题,半个多世纪来一直是世界科技界的瓶颈性难题。试图通过 PRF(质子共振频率的热关联)原理和 GRE(梯度回波序列)技术在 MRgFUS 临床过程对受其照射的患者病灶实时逐次测出焦域热剂量(温度与持续时间之积)是可以理解、值得期盼的。

2. 但随后的实际临床及我国有关单位和学者跟踪研制了名为 JM2.5C 的 MRgFUS 并对其做 MR 的 GRE 测温序列深入研究,结果表明:只有当临床焦域温升速率约 2 ℃/s 时测温误差较小,而当焦域温升速达 10 ℃/s 时,焦域温度测量误差可达 30 ℃。这一研究结果表明了当前用 PRF/GRE 测温方法取代 HIFU 具有标准化、可比性的聚焦超声剂量学是不可取的。

3. 在国内还有学者在研究"磁共振测温技术简介及其在 HIFU 中应用"论文中,虽然关于对 MRgEUS 采用 GRE 测温治疗速度和测温差都优于该论文的研究结果,但文中指出此法存在几个严重、不可取的问题:①图像对比度、分辨率、信噪比都低;②电磁兼容指标要求难以达到;③治疗器官稍有移动就会产生伪影,从而治疗适用病种受限等。

4. 在美国发布的《白皮书》中关于"ExAblate 系统临床治疗研究"一节的有关子宫肌瘤临床的一段描述:"由 InSightae 开发出来之后,被集成到了 ExAblate 的系统之中,六例子宫平滑肌瘤患者接受了完全的治疗剂量的治疗(注:这里的"完全的治疗剂量"采用 MR/GRE 测温序列所描述的剂量),在所有的超声波照射点上都观察到了组织坏死性损伤,其中五例

病例的这种坏死性损伤得到了病理学方面的确认。"这说明 ExAlbate 系统小样本（$n=6$）临床可获得 5/6≈83.3％临床有效病理学确认。本节还有一段描述："在 2001 年内，在一项分离的多中心的研究过程中，对 55 名（大样本 $n=55$）患有严重子宫肌瘤的妇女患者，采用核磁共振引导聚焦超声波治疗方法对其进行治疗""只有少数患者感到轻度不适，同时没有任何并发症的报道""此项研究结果表明，核磁共振引导聚焦超声波照射可以成为子宫肌瘤的一种治疗方法""在 2004 年 10 月，ExAlbate 2000 通过美国食品及药品管理局的审查，能够正式用于子宫肌瘤临床""审查的通过是基于对 109 名子宫肌瘤患者进行的多中心非随机（注：并非"多中心非随机对照"），核磁共振引导聚焦超声波照射得到积极的、令人满意的结果"。

参考文献

［1］ ExAblate 2000. History of MR guided focused ultrasound：A literature review［J］. White Paper，2000，1(1)：1 - 8.

［2］ PHILIPS. Sense and simplicity，magnetic resonance guided high intensity focused ultrasound(MR-HIFU)［M］. 2009：1 - 27.

［3］ 孟超，王芷龙，王智彪.磁共振测温技术简介及其在 HIFU 中的应用［J］.世界医疗器械，2009，15(5).

［4］ 樊华，刘映红，胡晓.磁共振温度监控高强度聚焦超声治疗的准确性研究［C］//中国超声医学工程学会第七届全国超声治疗暨第四届全国超声生物效应学术会议.重庆：中国超声医学工程学会，2009：99 - 102.

第19章 对2017年6月发表的HARMONIC MEDICAL 做评析概要

一、该文题目中译应为"谐波医疗"，当然这里的"谐波"是指超声场谐波。从题目应理解该文应在深入研究HIFU于人体软组织中发生非线性超声传播的极为复杂的定量关系（生物学、物理学、数学相关联的定量关系）基础上提出的。但该文件对产生超声波谐波的基础概念却只字未提，无法理解。

二、该文阐明了Harmonic Medical已做过数百例大型动物实验，但未见到实验结果与Harmonic在这许多动物实验中存在的阐述，哪怕只给出定性阐述，未知何因？

三、该文阐明了Harmonic Medical采用工作频率$f=0.5\,\text{MHz}$确定有利于HIFU在人体组织中减少声衰减系数，同时在焦域高声强条件下有利于焦域组织发生非线性（包括瞬态空化）增强消融效应，这与海克公司初始研究的结论一致，也是与国内外现有HIFU的关键区别。

四、该文在（RF-driver technology）射频驱动技术中阐明了与韩国一公司合作生产"ASIC芯片"，可使成千上万个阵元的驱动电路减少为64个模块的驱动，从而大幅减少整机调试的复杂性。这一举措很明智、很值得称许，然而RF源的集成化并不能改变换能器单元的数量、成千上万个换能器单元侧面的绝缘工艺、各单元的超声发射特性与驱动电路间匹配、相位控制等各自存在的非"ASIC芯片"可克服的多个成千上万个商品化过程复杂的工艺难题。

五、该文实事求是述说了临床试验转移性骨肉瘤患者共10例，其中4例无效，即有效率仅60%，有效率虽低，但据实报道值得称许。

六、该文在知识产权/专利一节透露了"这项技术将有助于减少治疗次数"，表明该项技术仍未能改变当前HIFU需多次治疗肿瘤的弱点。HKSFU－1D过去和将来均只需一次性治疗，这缘于两个原因：临床快捷与仰卧式动态热平衡模式治疗。（注：除非某种特殊原因，如肿瘤只有一部分暴露于HIFU可照射通道中，于是只能利用首次治疗后令肿瘤缩小而未治疗部分暴露于HIFU可照射通道中，从而再次治疗）

七、从该文Figrel可知：Harmonic Medical是采用患者俯卧于去气水槽中，超声换能器由下向上照射由相控阵控制的百/千束超声进行聚焦治疗。这与国内许多HIFU的临床方法雷同。国内的这种HIFU在实际临床中，为了保持治疗过程体位稳定不变，都采用"水囊"使腹部治疗区固定，以避免由于换能器冷却水流动带来皮肤及皮下浅部软组织移动而使临床焦点的不确定性。然而，这一方法带来皮层处于"低导热边界"条件下的皮肤易发生热损伤问题。详见《世界医疗器械》2014，Vol120，No.4题为"高强度聚焦超声（HIFU）治疗皮下软组织瘤的皮肤安全性问题"论文。

八、MRgFUS 的特点是既可用 MRI 引导 HIFU 对靶瘤实现在线适形治疗，原则上被认为还能用于在线判测有效剂量，即质子共振频率与温度的相关性判测 HIFU 照射过程靶组织的升、降温的时间关系曲线。Philips 的 MRgFUS 的有关文件明确指出：利用上述 MRI 测温原理，只要使焦域升、降温量等效达焦域温升至 56 ℃ 并持续 1 s，即可使该焦域达到 CR（完整疗效）目的，并根据温热治疗与高温热疗关系计算出（56 ℃，1 s）=（43 ℃，240 min）。实践与理论都表明这是不够的，达不到 CR 目的。我们的研究表明，高温热疗的 CR 无冗余度应约 70 ℃、1 s，这一高温剂量等效 43 ℃、3 728 h，即使采用 MRI 极限测温温度 60 ℃，为达到 CR 目的每一焦域温度取 60 ℃ 须持续 17 min 左右。可见，MRgFUS 在其测温原理极限温度下的临床效率之低也将令人难以接受，何况 MRgFUS 还不能适用于升温速率高的 HIFU。取代临床剂量学的测温技术带来的负面效应是价格高昂、性价比低，但总算给出一种无法前瞻性模拟临床的"黑匣子型"HIFU（见 IEC61828 国际标准）代替临床剂量学的思路（虽不是理想出路）。参考文献见《世界医疗器械》2014 年第 20 卷第 7 期第 72 页。

九、Harmonic Medical 也属 IEC61828 所归类的"黑匣子型"HIFU，研制团队深知无法对其做临床剂量学和场分布、声功率测试计量学前瞻性建模，同时也深知 MRgFUS 的许多不足之处。从而寄希望于现代弹性超声诊断设备的新发展，企图结合 MRI 诊断与弹性超声临床前后影像性质之差别来代替计/剂量学（或 TPS）。显然，无论是弹性超声、MRI、CT 或 PET/CT 等最现代的检测设备，从它们基本工作原理看都只适用于诊断患者肿瘤的性质、部位、大小和 HIFU 治疗后随访判断疗效。这在中国科技出版社出版的《生物医学工程学科发展报告 2006—2007》中既提出要"突破超声弹性成像"技术，同时更明确地提出"HIFU 在生物组织内聚焦规律非常复杂，难以用工程研究方法去解决，因此超声在组织内的治疗剂量问题成了阻碍该领域发展的瓶颈"。欧盟多年来公布用 520 万欧元征集 HIFU 计/剂量学也进一步说明了 HIFU 计/剂量学不可或缺的重要性。所有的高新技术影像学在 HIFU 临床中除可用于引导 HIFU 治疗合适的方法、范围外，也可用于 HIFU 照射后"辅助性"和粗略"适时估计"疗效，绝不可用以替代 HIFU 临床基于计量学的剂量学。

十、关于 Harmonic Medical 与其他已上市 HIFU 的比较问题

1. 高强度聚焦超声技术的比较表（即该文中所给出的技术比较表）

	insightec	Philips	Harmonic
换能器阵之数	208	256	4 096—6 144
换能器温升	完全填充	部分填充	完全填充
焦点调整方法	主要机械，少量电子	主要机械，少量电子	完全电子化
侧向电子转向	+/－1 cm	+/－1 cm	+/－8 cm
电子转向—深度	全范围	+/－2 cm	全范围
最大（治疗）深度	8—10 cm	8—10 cm	15＋cm
消融速率	30.93 cm³/h = 0.515 5 cm³/min	30 cm³/h = 0.5 cm³/min	88 cm³/h = 1.467 cm³/min
超声靶（点）间时间	数十秒	数十秒	毫秒
电子学	匹配电路，昂贵	匹配电路，昂贵	低成本的 ASIC

2. 对上表的理解与评析

上表采用 9 项内容将该文描述的 Harmonic 型(谐波型)HIFU 特性与美、欧和以色列的两型 MRgFUS(即上表称为 insightec 和 Philips)做了比较。表中 9 项内容中的 6 项属技术方案的比较,而不同技术方案形成的类同产品特性的比较才是最关键的。上表明确列出的只有 3 项关键特性指标:"最大(治疗)深度""消融速率"与"超声靶(点)间时间",这里重点比较是合适的,但存在问题将评析于后。

虽然该文也明确提到:"中国医疗技术"和"重庆海扶"等,并指出中国有"成千上万的患者"进行治疗,但"缺乏对临床结果的科学评论""有小部分患者的临床报告显示肿瘤疗效相对较好,但有严重的并发症迹象"。当然,该文作者并不了解海克公司的 HKSFU - 1D 型 HIFU 曾进行的大样本子宫肌瘤和小样本肝癌临床试验的成果,从而在上表中不把我国的各型 HIFU 列入表中进行比对,虽然重庆海扶公司曾连续主持和参与十三次国际 HIFU 学术交流会。因此,我们有需要窥斑见豹地对上表做相应的理解与评析。

关于上表三个技术指标比较问题的评析

我们曾对上表命名的"insightec""Philips"两款 HIFU 的原文献进行了理解和分析,前者原名为"Exablate 2000",后者即"Philips"。此两款产品均只做子宫肌瘤临床,"最大(治疗)深度"约 10 cm,与上表数据一致。关于第二个关键技术指标——"消融速率",根据我们对文献的理解、计算和国内外已销售用于临床实践的指导,美、欧两款的 MRgFUS 的"消融速率"为 0.14—0.15 cm³/min 即 8.4—9.0 cm³/h,比上表给出 30—30.93 cm³/h 数据相差约3.5 倍,即使认为前表计算无误(即不存在约 3.5 倍系统性偏差的消融速率误差),表中所给出的 Harmonic 消融速率 88 cm³/h 也只及海克公司已使用多年原型样机最高消融速率 V_v = 2.551 cm³/min = 153.06 cm³/h 的 57.50%,而将只约我们第一代产品样机 V_v 的 28.5%。当然,所有 HIFU 最大 V_v 值既受限于焦点与皮表的距离 H_{FS},同时也受限于焦点与骶骨表面的距离 H_{FDB}。然而该文数据表并未指明消融速率之值基于什么条件,因为即使同一 HIFU 其 V_v 都将因不同运用条件和不同焦域温度要求而产生不同(非常多、差别非常大)的 V_v。上述 HKSFU - 1D 型的 V_v 值是依据临床安全/有效计/剂量学所确定的数十个生物医学物理参数得出的结果。况且上表三型 HIFU 都属于所谓"黑匣子"型,而表中前两型的 V_v 是根据实践、且有 MRI 测温系统条件下给出的实际 V_v 值,只约表中所列对应型号 HIFU 之 V_v 值的28%—29%。这不能不令人怀疑 Harmonic 表列 V_v 的置信度。据上述评析 Harmonic 的 V_v 也许只及海克公司已临床试验样机 EXP-180 V_v 值的 1.7% 左右,从而可认为 HKSFU - 1D 型 HIFU 潜在的国际性市场竞争的绝对优势。

此外,上表还有关于"超声靶(点)间时间"这一与 V_v 指标有直接关联的数值比较。表中明确列出 insightec、Philips 两款 HIFU 临床所需的"超声靶(点)间时间"(我们称之为 "$t_{itots} + t_{ioff}$")并与 Harmonic 做比较。我们也了解前两款 MRgFUS 型 HIFU 的 $t_{itots} + t_{ioff}$ 高达数十秒(tens of seconds)从而 V_v 很低的临床现实,然而表中关于 Harmonic 所给出的 "$t_{itots} + t_{ioff}$"却只需毫秒(Milliseconds)级,通常高增益有源自聚焦 HIFU 的焦域体积在 f = 0.5 MHz 条件下的高温焦域体积 0.15—0.2 cm³,按 $t_{itots} + t_{ioff} \approx 5$ ms 估算,可得其临床 V_v 为 30—40 cm³/min,即 1 800—2 400 cm³/hr,从而约比前表所述 Harmonic 的 V_v = 88 cm³/h 高 20—27 倍! 更何况上表的计算有增大 V_v 数倍的系统偏差,加之该文明确指出将利用热/机械/空化效应于子宫肌瘤临床,可以预计当利用非线性效应以致产生空化效应对于 f =

0.5 MHz 的 HIFU 通常是可能再使 V_v 值增大数倍，从而毫秒级 $t_{itots} + t_{ioff}$ 的临床"超声靶（点）间时间"使 V_v 值总增大倍数达百倍之偏差！无法理解。

十一、该文阐述了公司发展计划中拟做的两件事：

1. 用（采购一台）欧、美、以色列合作生产的 MRgFUS 做子宫肌瘤临床试验 30 例（只要通过 ISO1348 认证）。估计其目的是拟用自身经历比较 MRgFUS 与 Harmonic 优/劣的实际有说服力的定量差异关系。我们认为此举很有道理，值得借鉴。我们是否也可在国内购置一台已被 CFDA 批产的、最出色的某型 HIFU 通过临床试验以与 HKSFU－1D 样机做临床比较？此举如在我国会遇到难以克服的困难，未尝不可用动物或动物离体材料试验做定量差异性比较，当然此举需额外资金的支持，然而将会产生重大的国际性影响并对 HIFU 科技发展做出我国应做的具有重大贡献意义之事，对吗？

2. Harmonic 拟再用 18 个月时间"开发完成"10 例子宫肌瘤患者临床试验，但指出这一任务需要足够资金、协作以及人才。

该文说：Harmonic 的超声引导 HIFU（USgFUS）只需临床试验后随访 30 天即可批产。

十二、该文报道了欧洲 Philips 的 MRgFUS 型 HIFU 仅经过 40 个病例试验即可获得 CE 论证；也报道了美国 Exablate 2000 的 MRgFUS 型 HIFU 仅用子宫肌瘤临床即被美国向国际发布《白皮书》。我们也看到了该《白皮书》原文，原文详述了 HIFU 发展从 1926 年就已开始至今（2017 年）历经 91 年的历史，白皮书比喻"HIFU 治疗将是理想的外科性治疗，比其他任何能量（包括聚焦红外线、聚焦激光束等）都合适"。《白皮书》还声称 HIFU 必能够"广泛应用于多个器官疾病的治疗"。《白皮书》特别指出："FDA 颁发的文件称，我们对此设备进行了快速审批是由于它能够为子宫肌瘤的治疗提供显著的益处"。这里与该文述及美国 FDA 对三类医疗器械的审批将很慢似不一致。

十三、该文称目前全球只有不到 20 家的 HIFU 研发生产公司，他的市场将主要面向金砖国家的四国，即中国、印度、俄罗斯、巴西。我们将如何应对？怎样快速融资、适当吸纳人才和制订"商业竞争计划"？当前最紧迫的任务是快速融资问题，俗语说："钱不是万能的，但缺钱是万万不能的"，多么通俗易懂地道出了一个普适的真理！该文简述了 Philips 公司成立时简况："Philips 公司（HIFU）成立于 1999 年，（对 HIFU 项目）投资 5 000 万美元，至 2014 年 6 月（历经 15 年），该项目的市值已被评估为 2 亿美元"。

十四、该文指出："所有的聚焦超声公司要么没能提供最佳的焦域治疗方案，要么只能专注于单一的适应证，同时表明：谐波治疗应能提供一系列临床适应证的理想化治疗。"

该文除用表格形象比较三型 HIFU 的设计特点与性能优劣外，还用形象的曲线描绘 Harmonic Medical 公司市场收益将逐年增长的时间关系曲线。我们不妨把该曲线转化成年收益与年份的近似关系表于下，以供便捷了解与参考。

年份	2016 年初	2022 年初	2024 年中	2025 年底	2027 年初	2027 年底
年收益/美元	0	2 亿	4 亿	6 亿	8 亿	10 亿

十五、小结

我们已竭尽所能粗略地对 Harmonic Medical 在技术层面做些简单的缘于有限认知的评析。我们认真阅读了该文，也有些较深层次的疑问与看法。例如，在设有科学剂量学（TPS）逆向前瞻式调控，而采用所谓：千万个换能片"完全填空"设计、"完全电子化焦点调整方法"、大范围"侧向电子转向"、"全范围电子转向——深度"等奇妙技术的看法,绝非数页文字所能厘清,实际上当前也无须费时费力去厘清,最终结论必可由时间告诉我们。

参考文献

[1] Harmonic Medical,BUSINESS PLAN. June 2017.

[2] History of MR guided focuded ultratund:A literature review[J]. ExAblate 2000 White Paper,2000,1(1):1 - 8.

[3] PHILIPS. Magnetic resonance guided high intensity foucused ultrasound(MR-HIFU)[M].2009.

第 20 章　英国国家物理实验室与国际计量协会欧洲分会向全球征集有关 HIFU 临床剂量学与 HIFU 计量学研究院状况及成果

一、本征集文件在英、欧于 2011 年发布,我国于 2014 年由中国计量科学研究院力学声学研究所用中、英文向全国跟踪发布

二、2011 年欧洲向全球征集 HIFU 计量学摘要

1. 文件认为:超声波早已经过验证,并应用于疾病诊断的医疗保健领域中。最近开始挖掘其在治疗癌症方面的潜力,从而将进一步提高医疗保健水平。但是还没有行之有效的方法,这使得这项技术仍然存在着疑问。

2. 文件旨在:通过研究,定义治疗性超声波的辐射量概念以及奠定其计量标准基础,为治疗计划、风险评估开发量化计量方法,最终可使治疗计划系统(TPS)能建立在扎实的计量学基础上,为患者带来福音。

3. 文件指出计量学挑战的背景;认为相比于电离辐射治疗(俗称放疗),超声治疗应用尚无标准化、可比性的辐射量概念,治疗基本上以经验为依据,无法比对不同 HIFU 系统的临床效果,也无法比较不同治疗条件下的敏感度,从而有碍对患者进行规范性治疗和对这一方法的临床认可。

4. 文件对 HIFU 计量学的科技目标提出了具体要求如下:

(1)建立 HIFU 治疗的辐射量概念。

(2)运用测量技术开发一种测试辐射量概念的组织模型。这包括测量方法特征并可依此设计治疗计划系统软件。

(3)在多模式模型基础上,设计用于商品机器详估其治疗效果、效率比较的测试方法。

(4)通过多模型和解剖结构(组织和组织模仿材料),建模和验证非线性超声传播(我们用 HIASFU 在动物实验、实际临床以及理论建模等方面的研究,已发现并证明了"声学似流体介质"性质的组织在高声强照射下焦域的温升和损伤体积远高、大于线性声学模拟值不可能纯粹用"非线性超声传播"概念解释的)。

(5)使用多模态成像采集解剖数据,为个体化治疗计划的改善和其精确度提高打下基础。

5. 文件对 HIFU 计量学建立计划"潜在影响"的说明:

(1)计划必须与"终端用户"有足够、合适的关联。

（2）联合研究项目应翔实描述所带来的其他影响。

（3）把计划信息传递给医疗部门。

（4）确保国家标准的可溯源性。

（5）《欧盟第七框架计划》相关成员国的计量水平仍处于早期发展阶段，他们的计量能力仍有待增强。

三、2011 年英国国家物理实验室向全球征集 HIFU 临床剂量学摘要

1. 该项目主要集中在高强度聚焦超声 HIFU 的物理治疗上。

2. 该项目致力于开发一种针对超声辐照和剂量的可溯源性架构，该架构在理论上会涉及治疗性超声的各个方面。

3. 它的长远目标是向生产商、研究人员和临床使用者提供一种能够更好地量化辐射量和临床效果间关系的工具。

4. 研究机构包括英国国家物理实验室（NPL，项目统筹）、意大利计量研究国立研究所（INRIM）、德国联邦物理技术研究院（PTB）、土耳其国家计量研究所（UME）。

5. 该项目（治疗超声剂量学）将涵盖以下的工作计划和任务：

（1）数量和定义。包括候选剂量的评估、向国际电工技术委员会（IEC）输送数据。

（2）实验室剂量标准。包括标准源、组织模仿料、与热机制相关的测量方法、与非热机制相关的测量方法。

（3）建模方法。硬件及计算机设备、波的线性和非线性传播、与组织的热相互作用。

（4）方法的相互对比。测试系列的管理、不同剂量的测量和建模。

（5）临床设备的剂量传输标准。选择应用和测量方法、原型系统、临床中心的评估。

（6）应用临床治疗。热剂量和剂量数值的临床/生物相关性、定量成像、治疗计划。

四、对发布本征集文件的几点理解

1. 我国首次研发生产用于肿瘤治疗的 HIFU 诞生于 1999 年，远早于本征集文件向全球发布的时间，在世界范围内产生了巨大影响。世界首届超声治疗国际会议（International Symposium on Therapeatic Ultrasound，ISTU）于 2001 年在我国重庆召开，美国华盛顿大学 Timathy J.Mason 教授撰写的总结报告中，引用时任美国声学会主席 Lawren ce Curm 教授的话："我们大家都惊讶地发现，中国在 HIFU 技术的临床应用上领先世界 3 至 5 年"。的确，美、欧的 MRgFUS-HIFU 在 2004 年面世，其技术路线系用相控阵聚焦与磁共振（MR）测温以期解决 HIFU 建立剂量学与计量学密切关联的 HIFU 临床剂量学系统（TPS）这两个瓶颈性、世界性难题。本章简介体现了国内外 HIFU 至今尚在期望全球性合作，解决其用于临床不可或缺的科学、量化、通用、可追溯的 HIFU 计/剂量学的迫切愿望。[1]

2. 高强度聚焦超声（HIFU）的国家行业标准也应与其他行业标准（如电离辐射治疗——放疗）一样，是在本行业计量学/剂量学理论与实践验证基本成熟之后诞生的。HIFU 的行业标准 YYxxxx—200x 征集意见、待审批稿的内容确实包含技术条款及其原理说明与测量方法表述格式。这种格式与以往其他科技项目的国家或国际行业标准格式相似。此格式的合理性在于必须由科学计量方法测量的行业标准技术要求条款与计量测量方法条款对应、互恰、无漏。然而，令人费解的是：YY 行标在征求意见一段时间后却被分裂为两个各自

独立的国家级标准:(1) 2005 年 9 月 9 日发布的 GB/T19890—2005;(2) 2005 年 12 月 7 日发布的 YY0592—2005,并分别于 2006 年 4 月 1 日和 2006 年 12 月 1 日实施。[2-3]时过十余年,新 YY 国家行标又于 2016 年 1 月 26 日发布、2018 年 1 月 1 日实施,名为 YY0592—2016(代替 YY0592—2005)的 HIFU 治疗系统国家行业标准[4]。

3. 详细研阅本章简介及其提供的参考文献,将会使读者能更深刻地理解国际相关专业组织向全球同行征集 HIFU 临床剂量学与 HIFU 计量学的必要性与迫切性。

参考文献

[1] 牛凤岐,朱承纲,程洋.十年回首话 HIFU(高强度聚焦超声)[C].//中国仪器仪表学会医疗仪器分会第四次全国会员代表大会暨 2009 年学术年会.2009:61-69.

[2] 寿文德等.声学高强度聚焦(HIFU)声功率和声场特性的测量:中华人民共和国国家标准 GB/T 19890—2005[S].北京,2005.

[3] 忙安石,张德俊,寿文德,等.高强度聚焦超声(HIFU)治疗系统:中华人民共和国医药行业标准 YY0592—2005[S].北京,2005.

[4] 蒋时霖,叶方伟,王国英,等.高强度聚焦超声(HIFU)治疗系统:中华人民共和国医药行业标准 YY0592—2016[S].北京,2016.

第21章 对有关 IEC61828,GB/T19898—2005 标准部分论述的理解与评析

一、对 IEC61828(First edition):2001—2005 一些论述的理解与评析

1. 把聚焦换能器定义为"已知"和"未知"两型。所谓"已知"型换能器的定义,是"诸如几何聚焦(几何聚焦增益)等某些理论定义均可用于其聚焦特性的描述和建模"。而"未知"型超声换能器,其特性就像是未知的"黑匣子",能够了解到只有其声场,一般由测量结果确定其聚焦参数。可以理解:依定义,有源自聚焦(HIASFU 型)换能器属于"已知"型,离散阵、离散相控阵换能器均属于"未知"型换能器。

2. "近场"和"远场"两个术语,传统上只是就非聚焦换能器定义的,却时常被误用于聚焦换能器。"近菲涅耳区、远菲涅耳区与聚焦夫琅禾费区才适用于聚焦换能器"的术语。可以理解:在研究分析聚焦换能器时,应注意勿误用分析非聚焦换能器的文件(如:GB/T16540—1996 eqvIEC1102:1991)。

3. 非变迹(已知型聚焦超声)换能器,其几何聚焦增益在理论上等同于换能器口径面积(应指有效声发射面积)与几何焦距和有效波长乘积的比值。对此段文字的理解可建立关系式:

$$K_{P0} = S_M / (F_{HM} \cdot \lambda) \tag{1}$$

理论上,式(1)所给的聚焦增益 K_{P0} 只适用于非变迹球冠形自聚焦超声换能器。

4. IEC 上述球冠形自聚焦换能器几何聚焦焦点的声压增益解析关系,与南京海克公司(以下简称 HK)早期所导出的球冠形自聚焦焦点声压增益解析关系:

$$K_{P0} = k F_{HM} (1 - \cos \theta_0) \qquad k = 2\pi/\lambda \tag{2}$$

是一致的(证明于后),但式(1)、(2)均未给出围绕焦点不同的 $-x$ dB焦域平均声压的聚焦增益解析关系。

二、对 GB/T19890—2005,关于"声压聚焦增益 (G_{pfpcal}) 的理解与评析"

1. G_{pfpcal} 定义和用处:"声焦点处的脉冲声压平方积分的平方根除以有效辐射面积内空间平均脉冲压平方积分的平方根。"以此定义可由式(2)推导出焦点声压聚焦增益 G_{pfpcal} 的定量解析关系和焦点声强增益 G_{Ifocal} [见式(5)和式(6)]。

2. "对球冠形球面聚焦超声换能器在 $U_{rms}(x_1、y_1、F_{pres})$ 的(焦平面上过焦点的三维声

压）分布图中测得主声束（主瓣）$-3\,dB$、$-6\,dB$ 声束宽度 W_{PB3}、W_{PB6}"或我们习惯用的 $d_{F(-3\,dB)}$，$d_{F(-6\,dB)}$ 后，可求得球冠形换能器的有效半径：

$$a = \frac{F_{pres}}{k}\left(\frac{1.62}{W_{PB3}} + \frac{2.22}{W_{PB6}}\right) = \frac{F_{HM}}{k}\left(\frac{1.62}{d_{F(-3\,dB)}} + \frac{2.22}{d_{F(-6\,dB)}}\right) \tag{3}$$

式中：$k = \dfrac{2\pi}{\lambda}$，$F_{pres}$（或 F_{HM}）为换能器声焦距。换能器有效发射面积为

$$A = 2\pi F_{pres}^2(1 - \cos\varphi)，即 S_M = 2\pi F_{HM}^2(1 - \cos\theta_0) \tag{4}$$

换能器半会聚角：

$$\varphi = \arcsin(a/F_{pres})，\theta_0 = \arcsin(a_0/F_{HM})$$

声压聚焦增益：

$$G_{pfpcal} = p_{rmsmax}\sqrt{\frac{A}{\rho C_p}} = p_{rmsmax}\sqrt{\frac{S_M}{\rho C_p}}； \tag{5}$$

式中 $A = S_M$，为自聚焦超声换能器有效发射面积。

显然，因焦点质速 u 与声压 p 相同位，故焦点的声强增益可表示为

$$G_{Ifocal} = p_{rmsmax}^2\left(\frac{A}{\rho C_p}\right) = p_{rmsmax}^2\left(\frac{S_M}{\rho C_p}\right) \tag{6}$$

式中 p_{rmsmax} 为焦点处最大声压有效值。

三、评析证明 HK 初期 K_{P0} 关系式（2）与 IEC1102

1991 关于 K_{P0} 关系式（1）的一致性，式（1）中的 $S_M = 2\pi F_{HM}^2(1 - \cos\theta_0)$，而 $\theta_0 = \arcsin(a_0/F_{HM})$，代入式（1）得：

$$K_{P0} = \frac{S_M}{F_{HM}\lambda} = \frac{2\pi F_{HM}^2(1 - \cos\theta_0)}{F_{HM}\lambda} = kF_{HM}(1 - \cos\theta_0)$$

即式（2），从而得知球冠形自聚焦 HIFU 焦点处声强增益可表示为

$$K_{I0} = \left(\frac{S_M}{F_{HM}\lambda}\right)^2 = [kF_{HM}(1 - \cos\theta_0)]^2 \qquad k = \frac{2\pi}{\lambda}，\theta_0 = \arcsin\left(\frac{a_0}{F_{HM}}\right) \tag{7}$$

四、举例计算由式（6）与式（7）相应的 G_{Ifocal} 与 K_{I0}，并做比较

1. 设 HIFU 无中孔球冠形自聚焦换能器的工作频率均为 $f = 1\,MHz$，焦距均为 $F_{HM} = F_{pres} = 150\,mm$，变化参量仅取 θ_0，θ_0 从 $0°$—$57.7°$ 可变。

2. 上述 f、F_{HM}（F_{pres}）相同，仅 θ_0 不同的多个 HIFU，按 IEC1102：1991（或 HK 初期）关系式及 GB/T19890—2005 关系式对换能器有效发射面积、焦点声强增益的计算结果见表 1，对应的比较曲线见图 1。从表 1 和图 1 可见：GB 与 IEC（或 HK 初期）给出的球冠形自聚焦超声换能器焦点声压增益或声强增益，只有半会聚角 θ_0 较小时相近，随着 θ_0 增大，两者的差别与差别梯度都增大。

表 1　$f = 1\ \text{MHz} = \text{const}; F_{HM} = F_{\text{pres}} = 150\ \text{mm} = \text{const}$

a_0/mm	1	15	30	45	60	75	90
$\theta_0/(°)$	0.381 97	5.739 17	11.537	17.457 6	23.578 2	30	36.869 9
$d_{F(-3\,\text{dB})} = W_{PB3}/\text{mm}$	115.574	7.692 2	3.826 6	2.528 8	1.872 4	1.471 6	1.197 4
$d_{F(-6\,\text{dB})} = W_{PB6}/\text{mm}$	158.406	10.542 8	5.244 6	3.466	2.566 2	2.017	1.641 2
a/mm	1.003 81	15.082 2	30.318 2	45.877	61.961 5	78.835	96.887 2
a/a_0	1.003 81	1.005 48	1.010 61	1.019 49	1.032 69	1.051 13	1.076 52
S_{M0}/cm^2	0.031 42	7.086 34	28.562 9	65.116 9	118.024	189.402	282.743
$S_{M\text{pres}}/\text{cm}^2$	0.031 66	7.164 38	29.178 5	67.744 2	126.25	210.994	334.472
$K_{I\text{res}}/K_{I0} = S_{M\text{pres}}/S_{M0}$	1.007 63	1.011 01	1.021 55	1.040 35	1.069 7	1.114	1.182 95

a_0/mm	105	112	120	123	125	125.9
$\theta_0/(°)$	44.427	48.302 5	53.130 1	55.084 8	56.442 7	57.069 8
$d_{F(-3\,\text{dB})} = W_{PB3}/\text{mm}$	0.993 6	0.914	0.831	0.801 4	0.782 2	0.773 6
$d_{F(-6\,\text{dB})} = W_{PB6}/\text{mm}$	1.362	1.252 6	1.138 8	1.098 4	1.072	1.060 2
a/mm	116.754	126.937	139.618	144.764	148.324	149.973
a/a_0	1.111 94	1.133 36	1.163 49	1.176 95	1.186 59	1.191 21
S_{M0}/cm^2	404.121	473.315	565.487	604.557	632.255	645.196
$S_{M\text{pres}}/\text{cm}^2$	526.161	660.497	896.922	1 043.47	1 202.95	1 387.14
$K_{I\text{res}}/K_{I0} = S_{M\text{pres}}/S_{M0}$	1.301 99	1.395 47	1.586 11	1.726 01	1.902 63	2.149 95

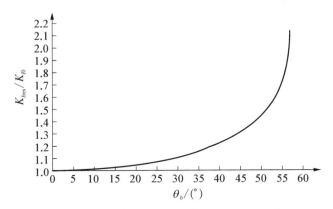

图 1　球冠形自聚焦 HIASFU 的 $K_{I\text{res}}/K_{I0} - \theta_0$ 关系

五、关于 GB/T19890—2005，5.2.1.4 和 5.2.1.5"水听器有效半径的确定"与"水听器敏感元件的尺寸要求"的问题

1. GB/T 19890—2005 关于水听器有效半径的 a 的确定是根据水听器指向性测试测得的 $\theta_{-3\,\text{dB}}$ 和 $\theta_{-6\,\text{dB}}$，已知 f（因而 λ 已知）条件下，从下式求出 a：

$$a = \frac{1}{2k}\left(\frac{1.62}{\sin\theta_{-3\,\text{dB}}} + \frac{2.22}{\sin\theta_{-6\,\text{dB}}}\right) \qquad k = 2\pi/\lambda \qquad (8)$$

2. $ka\sin\theta=1.62$ 时，$2J_1(1.62)/1.62=0.7070=-3.01\ dB\approx-3\ dB$；

$ka\sin\theta=2.22$ 时，$2J_1(1.62)/1.62=0.7070=-3.01\ dB\approx-3\ dB$，故式(8)关于水听器有效半径 a 也可以写成：

$$a=\frac{1}{k}\frac{1.62}{\sin\theta_{-3\ dB}}\ 或\ a=\frac{1}{k}\frac{2.22}{\sin\theta_{-6\ dB}} \tag{9}$$

3. "水听器敏感元件的尺寸，GB/T19890—2005"有下述要求：

(1) "水听器敏感元件的有效半径应当与四分之一波长可比拟或小于四分之一波长"，可表示为

$$a_{eq}\approx\frac{\lambda}{4}\ 或\ a_{eq}<\frac{\lambda}{4} \tag{10}$$

然而，对水听器指向性要求则为："在声工作频率下，在声轴方向上声压 $-6\ dB$ 主波束宽 $\geq$ 70°"，即要求 $2\theta_{-6\ dB}\geq70°$ 或 $\theta_{-6\ dB}\geq35°$。若取 $\theta_{-6\ dB}=35°$，则有

$$a_{eq}=2.22/\left(\frac{2\pi}{\lambda}\sin\theta_{-6\ dB}\right) \tag{11}$$

任意工作频率 f，因而任意 λ 情况，把 $\theta_{-6\ dB}=35°$ 代入式(11)，有

$$a_{eq}=\frac{\lambda}{1.415}\gg\frac{1}{4}\lambda\neq\frac{1}{4}\lambda \tag{12}$$

故"确定条款"与"要求条款"相矛盾。

(2) 要求"之二"：

$$a_{max}=\frac{\lambda_{awf}}{8a_1}(l^2+a_1^2)^{1/2}，即\ a_{max}=\frac{1}{8a_0}(F_{HM}^2+a_0)^{1/2} \tag{12}$$

只有当式(12)中的 l 被看作自聚焦换能器的焦距时，此"要求条款"可以被理解。满足此"要求条款"的水听器指向性指标可满足和优于 GB/T19890—2005 中：5.2.1.3"水听器指向性要求"。表 2 举例计算一组数据供探讨。

表 2 举例计算当 $f=1\ MHz$，$\lambda=1.5\ mm$，$a_0=75\ mm=$const 时，$a_0/F_{HM}-a_{max}$ 关系。表中数据还意味着：水听器敏感面尺寸(最大半径 a_{max})的要求与被测换能器结构参数(如：a_0/F_{HM}，$f=1\ MHz=$const)的相差性数据与式(10)的标准要求似难以互恰。

表 2　当 $f=1\ MHz$，$\lambda=1.5\ mm$，$a_0=75\ mm=$const 时，$a_0/F_{HM}-a_{max}$ 关系

a_0/F_{HM}	0.2	0.3	0.4	0.5	0.6	0.75
$F_{HM}/$ mm	375	250	187.5	150	125	100
$\theta_0/(°)$	11.536 959	17.457 603	23.578 178	20.000 000	36.869 878	48.590 378
$a_{max}/$ mm	0.956 066	0.652 519	0.504 859	0.419 263	0.364 435	0.312 500

4. 说明：最初给出式(12)的参考文献：Beissner K. Maximun hydrophone sige in ultrasonic field measurements[J]. Acustica，1985，59：61-66.

参考文献

［1］牛凤岐，朱承纲，程洋，寿文德.中华人民共和国国家标准，GB/T 20249—2006/IEC 61828：2001.
声学聚焦超声换能器发射场特性的定义与测量方法.

［2］寿文德，夏荣民，黄小唯，等.声学高强度聚焦超声（HIFU）声功率和声场特性的测量：GB/T19890—
2005［S］.北京，2005.

［3］寿文德，夏荣民，黄小唯，朱厚卿，牛凤岐，钱梦骎，王月兵，忙安石，耿晓鸣，李发琪，于晋生.中华人民共
和国国家标准，GB/T 19890——2005.
声学高强度聚焦超声（HIFU）声功率和声场特性的测量.

［4］现代数学编委会.华中科技大学出版社出版：现代数学手册：经典数学卷［M］.武汉：华中科技大学出版
社，1999.

［5］中国矿业学院数学教研室.数学手册［M］.2 版.北京：科学出版社，1980.

第22章 对我国正在实施的国家行业标准 YY0592—2016 高强度聚焦超声 (HIFU)临床系统的回顾与建议

一、YY0592—2016 与 GB/T19890—2005 建设历程简要回顾

1. 我国于 2004 年 5 月 20 日由忙安石、张德俊、寿文德、叶方伟共同起草送审的名为《高强度聚焦超声(HIFU)治疗系统》——High intensity focused ultrasound therapy system 的《中华人民共和国医药行业标准 YYxxxx—200x》中包含八节主文与一节规范性附录 A 和两节资料性附录 B、附录 C。

本标准"范围"包括：HIFU 体外治疗系统的术语、定义、分类、要求、试验方法、检验规则以及标志、包装、运输和存储。此外，明确说明：本标准仅适用于体外聚焦的 0.5—2.0 MHz 频率范围的高强度聚焦超声(HIFU)治疗系统，内容基本合理，标准的格式符合通常行标(国标)科学性规格，即标准文件中列出的所有专业技术要求条款必须在同一标准文件中给出逐条无漏对应的测试方法。显然，这样的科技标准建立过程通常会比较漫长地由同一专家团队在初建标准文件后向业界广泛征求意见，反复研讨最终形成一致意见后撰就。

2. 上述由四位专家研究撰写的《YYxxxx—200x》国家行业标准的确曾经将初建标准文件广泛向业界征求意见，南京海克医疗设备有限公司也不例外，从 2005 年 11 月至 2006 年第一季度多次组织我们去武汉《国家医用超声波仪器质量监督检验中心》(即主持编制国家行标的单位，也即组织由上述四位专家编制 HIFU 的我国行标——国际首个 HIFU 行标的单位，主持单位虽有多位专家参与制定 HIFU 标准，但送审标准文件中并未署名)和对方专家来南京海克医疗设备有限公司进行面对面交流、实验演示研讨。此外，还多次通过远程电话、信件、传真等方法进行更精细、有据可查的深入交流。令人敬佩的是，我们交流建议修改的意见大部分被接受并拟引用于正在定稿中的 YY 国家行标。然而，意想不到的是，过一段时间我们先看到的是名为《声学高强度聚焦超声(HIFU)声功率和声场特性的测量》——中华人民共和国国家标准 GB/T19890—2005，其主要内容均源于《YYxxxx—200x》未做任何修改的内容，其内容历经 16 年至今(2020 年)只字未改。基于期望代表国家科技水平的国家级科技标准应与时俱进，本章将依然再次提一些建议于后。

二、对"代替 YY0592—2005 的 YY0592—2016"的 HIFU 国家行业标准再提部分一般性建议

(1) 建议新建的 HIFU 国家行业标准 YY0592—2016 恢复初建于 2004 年 5 月 20 日送

审的 HIFU 国家行业标准 YYxxxx—200x 的标准格式:把行标文件提出的各项技术要求与对应技术要求测试认定方法(科学、有据、可溯源的测试方法)条款置于同样标准文件中,不宜把"技术要求"与"技术要求测试方法"剥离开并分别由不同的专家团队各自编撰。这样的两份标准文件即使有些许解析性差异,均有可能使相关 HIFU 的企事业单位在采纳、理解两个标准文件时产生无所适从或各取所需之弊。

(2)为了使 HIFU 国家行标能与时俱进并与读者共商应对,本段将对 YY0592—2016 实施稿的具体条款提建议如下。考虑篇幅问题,将只列出原条款与建议条款内容供比对。全文比对可参阅原行业标准[2],期望更全面表达建议的意涵。

(3)具体建议比对条款。

①术语和定义 3—3.1:"将能量聚集在靶组织上,致其凝固性坏死(或瞬间灭活)的治疗系统",建议改为:"将声能聚焦在靶组织上致其消融(或致其细胞灭活)的治疗系统"。

②产品分类 4—4.1.2:"按聚焦换能器的结构,分为单元聚焦和多元聚焦",建议改为"按聚焦换能器结构分为单元聚焦、多元聚焦、自然聚焦和人为聚焦"。

③要求 5.1.1:"声压聚焦面积(焦域横向尺寸)应不大于制造商公布的标称值",建议改为"声压聚焦面积(焦域横向尺寸)相对偏差应不大于制造商公布值的±15%"。说明:理论与实践都证明了焦域面积并非越小越好,"越小越好"的错误概念源于盛极一时的某些发表文章。

④要求 5.1.3:"最大旁瓣级——在声压焦平面上的旁瓣幅度应比主瓣幅度(焦点声压)低 8 dB 以上",此条要求中"低 8 dB 以上"建议改为"低 9 dB 以上"。此建议要求虽优于原要求,但很容易达到。

⑤要求 5.1.4:轴向次极大级——"轴向次极大声压应比焦点声压低 8 dB 以上",建议改为"轴向次极大声压应比焦点声压低 9 dB 以上"。此建议要求虽优于原要求,但很容易达到。

三、YY0592—2016 条款 5.1.5,焦域最大声强——"空间峰值时间平均声强(I_{spta})应不小于 1 000 W/cm²",建议改为:"空间峰值时间平均声强(I_{spta})应不小于 8 000 W/cm²(指工作频率 $f = 1$ MHz 时,$f \neq 1$ MHz 由相应计/剂量学确定)"

1. 条款 5.1.5 的 I_{spta} 是指去气水介质中的焦域最大声强,实际临床时由于超声波通过人体组织向病灶区域聚焦过程的声吸收、散射、反射等到达肿瘤病灶靶的焦点[或约(-6 dB)范围焦域]时,焦域声强将比自由声场(去气水介质中声场)降低许多倍甚至一个量级以上,具体降低量级与多种因素有复杂关系。关系因素包括焦皮距 H_{FS}(焦点与皮肤表面距离)、工作频率 f、HIFU 的结构参数(注:只有 HISFU 型 HIFU,其结构参数才可能精确求取结构参数与声场降低的明确、前瞻性关系)、临床肿瘤病灶组织的性质、临床超声波抵达病灶组织前通道组织的性质(如皮肤、皮肤与肋排、皮下软组织等对不同 f 的吸收、衰减、焦域组织是否产生瞬态空化效应等)有关。

2. 以 $f = 1$ MHz 的 HIASFU 型 HIFU 用于人体子宫肌瘤临床为例,取 $H_{FS} = 10$ cm 即 f、H_{FS} 变量及换能器结构参数 F_{HM}、a_0、a_i 已知时,求取所需的自由声场中的 I_{F0}、$I_{F(-6 dB)}$ 及对应所需的 HIASFU 型 HIFU 所需发射的超声功率 P_{A0} 等计/剂量数据,以供比对 YY"要

求 5.15"并提出相应建议,期望能使我国 HIFU 行业标准能与时俱进地更科学合理地改进这一条核心性技术要求条款,具体撰述于下。

(1) HIASFU 型 HIFU 球台形换能器有关具体参量:

①工作频率 $f = 1\,\text{MHz}$;

②换能器聚焦的焦点与球台形换能器"虚顶点"的距离 $F_{HM} = 15\,\text{cm}$;

③换能器圆形端口半径 $a_0 = 7.5\,\text{cm}$;

④换能器圆形顶端中孔(用于放置 B 超探头或用于置冷却水管和电接线等)半径 $a_i = 3.0\,\text{cm}$。

(2) 根据上述具体参量进一步推导出有关计量学参量:

①换能器圆形端口相对于焦点的半会聚角 θ_0:

$$\theta_0 = \arcsin(a_0/F_{HM}) = \arcsin(7.5/15) = 30°$$

②换能器圆形中孔圆周相对于焦点的半会聚角 θ_i:

$$\theta_i = \arcsin(a_i/F_{HM}) = \arcsin(3.0/15) = 11.536\,959°$$

③HIASFU 型 HIFU 换能器的内表面积即其发射超声波的波阵面面积 S_M:

$$S_M = 2\pi F_{HM}^2(\cos\theta_i - \cos\theta_0) = 160.839\,245\,8\,\text{cm}^2$$

④根据①—③及 HIASFU 独具的 $R_d\text{-}\xi_d\text{-}d$ 理论可进一步建立相应的计量学软件计算并绘制出 HIASFU 焦平面与中心轴向场分布表 1 与表 2 以及对应的数据表与曲线。

(3) 根据 $R_d\text{-}\xi_d\text{-}d$ 理论计算出的数据表与曲线知:$\xi_0 = 34.345\,4\,\text{cm}^{-2}$,$\xi_{-6\,\text{dB}} = 19.145\,410\,97\,\text{cm}^{-2}$,在去气水介质中(自由声场),焦点声强 I'_{F0}、$-6\,\text{dB}$ 焦域声强 $I'_{F(-6\,\text{dB})}$ 与 HIASFU 向去气水介质发射相应超声功率 P'_{A0} 之间的关系如下:

$$I'_{F0} = \xi_0 P'_{A0}, \quad P'_{A0} = I'_{F0}/\xi_0 \tag{1}$$

$$I'_{F(-6\,\text{dB})} = \xi_{-6\,\text{dB}} P'_{A0}, \quad P'_{A0} = I'_{F(-6\,\text{dB})}/\xi_{-6\,\text{dB}} \tag{2}$$

由式(1)、(2)可分别求得自由声场(超声强度无衰减 $A'_{\text{tots}} = 1$)中的 $I'_{F0}\text{-}P'_{A0}$ 和 $I'_{F(-6\,\text{dB})}\text{-}P'_{A0}$ 关系于表 1(注:由于 $A'_{\text{tots}} = 1$,故无须考虑水中 H_{FS} 值)。

表 1 $f = 1\,\text{MHz}, F_{HM} = 15\,\text{cm}, a_0 = 7.5\,\text{cm}, a_i = 3.0\,\text{cm}, I'_{F0}\text{-}P'_{A0}, I'_{F(-6\,\text{dB})}\text{-}P'_{A0}$ 关系

$I'_{F0}/(\text{W}\cdot\text{cm}^{-2})$	1 000	2 000	4 000	8 000	16 000
$I'_{F(-6\,\text{dB})}/(\text{W}\cdot\text{cm}^{-2})$	557.437	1 114.875	2 229.750	4 459.499	8 918.998
P'_{A0}/W	29.116 0	58.232 0	116.464	232.928	465.856

表 1 只给出自由声场中 I'_{F0}、$I'_{F(-6\,\text{dB})}$ 与 HIASFU 所需发射超声功率 P'_{A0} 的对应关系。以下将进一步研究上述 HIASFU 用于妇科子宫肌瘤治疗。当取临床焦皮距 $H_{FS} = 10\,\text{cm}$ 时,要求临床焦斑点距 $\triangle x \approx d_{(-6\,\text{dB})}$,且疗效冗余度 $\approx 5\,\text{dB}$ 时,临床所需的 HIASFU 发射所需的超声功率 P_{A0} 与表 1 对应的 P'_{A0} 对比[见[(4) 的论述]。

(4) 采用上述 HIASFU 型 HIFU 取不同 I_{F0}、对应 $I_{F(-6\,\text{dB})}$ 时,对妇科子宫肌瘤的治疗状况做相应的剂量学判定。多方面实验表明,子宫与子宫肌瘤的声学性质为"非似流体介质"[3],在 HISFU 型 HIFU 采用上述已知计量学参数条件下,根据海克公司多年理论和实验

研究可知:当取 $f = 1\,\text{MHz}$ 时,有:

焦域组织超声吸收系数 $\alpha_a = 0.026\,\text{cm}^{-1}$;

皮层组织超声吸收系数 $\alpha_{as} = 0.085\,8\,\text{cm}^{-1}$;

平均软组织超声衰减系数 $\alpha_{\text{tots}} = 0.104\,\text{cm}^{-1}$。

HIASFU 用于子宫肌瘤临床剂量学关系式如下[4]:

$$\cos\theta_{\text{eq}} = \frac{3}{2}(\tan^2\theta_0 - \tan^2\theta_i) \cdot \left(\frac{1}{\cos^3\theta_0} - \frac{1}{\cos^3\theta_i}\right)^{-1} \tag{3}$$

代入已知参数 θ_0, θ_i,由式(3)得 $\cos\theta_{\text{eq}} = 0.918\,241\,598$。

取焦皮距 $H_{FS} = 10\,\text{cm}$ 时,求取对应的聚焦超声抵达焦点的衰减率 A_{tots}(又称通透率), A_{tots} 与 HIASFU 的参量 α_{tots}、H_{FS}、$\cos\theta_{\text{eq}}$ 的关系为

$$A_{\text{tots}} = \text{e}^{-2a_{\text{tots}}H_{FS}/\cos\theta_{\text{eq}}} = 0.797\,303\,471^{H_{FS}} \tag{4}$$

代入已知参数,当 $H_{FS} = 10\,\text{cm}$ 时,由式(4)得: $A_{\text{tots}} = 0.103\,809\,368$,表明子宫肌瘤临床焦点处的焦皮距为 10 cm 时,焦点声强被衰减约一个量级。

$$I_{F0} = \xi_0 A_{\text{tots}} P_{A0},\ P_{A0} = I_{F0}/(\xi_0 \cdot A_{\text{tots}}) \tag{5}$$

$$I_{F(-6\,\text{dB})} = \xi_{-6\,\text{dB}} A_{\text{tots}} P_{A0},\ P_{A0} = I_{F(-6\,\text{dB})}/(\xi_{-6\,\text{dB}} \cdot A_{\text{tots}}) \tag{6}$$

由式(5)、(6)可分别求得子宫肌瘤临床时焦点、焦域的声强 I_{F0}, $I_{F(-6\,\text{dB})}$ 与所需 P_{A0} 的关系: $I_{F0} - P_{A0}$, $I_{F(-6\,\text{dB})} - P_{A0}$、$P_{A0}/P'_{A0}$ 关系于表 2。

表 2　$I_{F0} - P_{A0}$, $I_{F(-6\,\text{dB})} - P_{A0}$、$P_{A0}/P'_{A0}$

$I_{F0}/(\text{W}\cdot\text{cm}^{-2})$	1 000	2 000	4 000	8 000	16 000
$I_{F(-6\,\text{dB})}/(\text{W}\cdot\text{cm}^{-2})$	557.44	1 114.87	2 229.75	4 459.50	8 910.00
P_{A0}/W	280.48	560.95	1 121.86	2 243.82	4 487.64
P_{A0}/P'_{A0}	9.633	9.633	9.633	9.633	9.633

从表 2 可见:即使 $H_{FS} = 10\,\text{cm}$ 的子宫肌瘤在用具有较优聚焦增益特性的 HIASFU 临床中采用表 2 较低取值 $P_{A0} = 560.95\,\text{W}$ 的发射超声功率时,对应病灶焦点声强 $I_{F0} = 2\,000$ W/cm^2, $-6\,\text{dB}$ 焦域声强仅: $I_{F(-6\,\text{dB})} = 1\,114.87\,\text{W/cm}^2$,所对应的自由声场(去气水中声场)中焦点声强为

$$I'_{F0} = I_{\text{spta}} = 2\,000/A_{\text{tots}} = 2\,000/0.103\,809\,368 = 19\,266.083\,96(\text{W/cm}^2)$$

从此例可见:我国新建行标 YY0592—2016 中 5.1.5 需改写为:"当 $f = 1\,\text{MHz}$, I_{spta} 应不小于 16 000 W/cm^2"。下面试取 $H_{FS} = 10\,\text{cm}$,用 HIASFU 临床剂量学试行研究,期望给出较合适的本条建议。

(5) $H_{FS} = 10\,\text{cm}$、$f = 1\,\text{MHz}$, HIASFU 用于子宫肌瘤临床剂量算例参考第 13 章式(8)(注:由于子宫肌瘤属于非似流体介质, $K_{\text{eq}} = 1$),有

$$\Delta T_{Fd(-6\,\text{dB})} = \xi_{-6\,\text{dB}} A_{\text{tots}} P_{A0} \frac{1 - \text{e}^{-2\alpha_a d_{-6\,\text{dB}}}}{\rho C_p l_{F(-6\,\text{dB})}} \tau(1 - \text{e}^{-t/\tau})\text{Duty}_1 \tag{5}$$

式中

$\xi_{-6\,dB} = 19.145\,411\ \text{cm}^{-2}, d_{-6\,dB} = 0.185\,36\ \text{cm}, \alpha_a = 0.026\ \text{cm}^{-1}, \rho C_p = 4.18\ \text{J} \cdot \text{cm}^{-3} \cdot \text{℃},$
$l_{F(-6\,dB)} = 1.449\,78\ \text{cm}, \tau = 8\ \text{s}, t = t_{\text{itot}} = 3\ \text{s}, \text{Duty} = 1$

注：HK-HIASFU 的 TPS，常取 $t_{\text{itot}} = 2$—$3\ \text{s}, \tau = 8\ \text{s}$。

①取 $P_{A0} = 280.48\ \text{W}$，由式(5)计算 $\Delta T_{Fd(-6\,dB)}$。设肿瘤基础温度 $T_0 = 37\ \text{℃}$，于是得 $\Delta T_{Fd(-6\,dB)} = 2.207\,422\,841\ \text{℃}$，于是 $T_{Fd(-6\,dB)} = \Delta T_{Fd(-6\,dB)} + T_0 = 39.207\,422\,84\ \text{℃}$——无效。

②取 $P_{A0} = 1\,121.86\ \text{W}$，由式(5)计算 $\Delta T_{Fd(-6\,dB)}$，并已取 $T_0 = 37\ \text{℃}$，计算得 $\Delta T_{Fd(-6\,dB)} = 8.829\,219\,153\ \text{℃}$，$T_{Fd(-6\,dB)} = 45.829\,2\ \text{℃}$——无效。

③取 $P_{A0} = 2\,243.82\ \text{W}$，由式(5)计算 $\Delta T_{Fd(-6\,dB)}$，同样取 $T_0 = 37\ \text{℃}$，计算得 $\Delta T_{Fd(-6\,dB)} = 17.659\,225\,32\ \text{℃}$，$T_{Fd(-6\,dB)} = 54.659\,2\ \text{℃}$——无效。

④取 $P_{A0} = 4\,487.64\ \text{W}$，由式(5)计算 $\Delta T_{Fd(-6\,dB)}$，取相同的 $T_0 = 37\ \text{℃}$，计算得 $\Delta T_{Fd(-6\,dB)} = 35.318\,450\,64\ \text{℃}$，$T_{Fd(-6\,dB)} = 72.318\,5\ \text{℃}$——有效。

参看本书第 13 章图 1 可知：本方案临床的无量纲热剂量 $\Omega \approx 5\ \text{dB}$。故结论：临床有效且有冗余，冗余度 $\approx 5\ \text{dB}$。

(6) 从以上方案可见，只有取 $P_{A0} = 4\,487.64\ \text{W}, H_{FS} = 10\ \text{cm}$，子宫肌瘤病灶焦点的声强 $I_{F0} = 16\,000\ \text{W/cm}^2, t_{\text{itot}} = 3\ \text{s}, \tau = 8\ \text{s}$——病灶中等血供，孤点照射的焦域温升可导致焦域临床温度 $T_{Fd(-6\,dB)} = 74.446\,2\ \text{℃}$，从而可获得临床有效且冗余度约 10 dB。但此方案的缺憾有：

①自由声场焦点声强 $I'_{F0} = I_{F0}/A_{\text{tots}} = 16\,000/0.103\,809\,368 = 1.541\,29 \times 10^5\ (\text{W/cm}^2)$，比 YY 标准要求低限 $I'_{F0} = 1\,000\ \text{W/cm}^2$ 高约 154 倍！显然不是标准所期盼的参量。

②病灶焦点声强 $I_{F0} = 16\,000\ \text{W/cm}^2$ 是否会在子宫肌瘤病灶处有可能产生过高的非线性效应乃至产生瞬态空化且较难定量预测效应。

③要求 HIASFU 换能器发射声功率 $P_{A0} = 4\,487.64\ \text{W}$，比通常面市的 HIFU 高多倍乃至一个数量级。

④已知换能器内表面积 $S_M = 404.121\,035\,1\ \text{cm}^2$，故换能器单位面积发射的超声强度高达 $I_{SM} = P_{A0}/S_M = 11.105\ \text{W/cm}^2$，且 $\text{Duty} = 1$，易造成换能器过热、使用寿命缩短、工作稳定性差之弊。

由于上述问题，故实际临床方案与病灶特性选择在同上 HISFU 条件下另启新方案，具体探讨于下。

(7) 另启新方案参数及其他要求：$H_{FS} \leqslant 10\ \text{cm}, t_{\text{itot}} = 6\ \text{s}, \tau = 12\ \text{s}$，取 $\Delta X = 0.1\ \text{cm}, \Delta Y = 0.3\ \text{cm}, \Delta Z = 0.9\ \text{cm}$，每组 2 点照射，即 $N = 2$，从而在 ΔT_{dF} 中有因子 $N^{0.24} = 2^{0.24} = 1.180\,992\,661$（由于仅 $\Delta X < d_{-4\,dB}$，故取 $N^{0.24}$ 且有冗余）；$h_M = F_{HM}(1 - \cos\theta_0) = 2.009\,618\,942\ \text{cm}; \Delta h_M = F_{HM}(\cos\theta_i - \cos\theta_0) = 1.706\,557\,4\ \text{cm}$。

3. 本方案的子宫肌瘤临床逆向剂量计算（暂不考虑骶丛神经安全问题），设置值：$H_{FS} \leqslant 10\ \text{cm}, \Delta X = 0.1\ \text{cm}, \Delta Y = 0.3\ \text{cm}, \Delta Z = 0.9\ \text{cm}$，取一组 2 个焦斑（$N = 2$），一行多组，焦斑移动间歇时间 $t_{\text{ioff}} = 0.6\ \text{s}$，组间停歇时间 t_{stop} 由剂量学要求确定。（注：$\xi_0 = 34.345\,4\ \text{cm}^{-2}, \xi_{\Delta x = 0.1\,\text{cm}} = 28.723\,4\ \text{cm}^{-2}$）

① $A_{\text{tots}} = e^{-2\alpha_{\text{tots}}H_{FS}/\cos\theta_{\text{eq}}} = 0.889\,037\,284^{H_{FS}}\ \text{cm}$[注：$\alpha_{\text{tot}} = 0.054\ \text{cm}^{-1}, \cos\theta_{\text{eq}} = 0.918\,241\,6$]。

② $I_{F0} = \xi_0 A_{tots} P_{A0} = 34.345\,4 A_{tots} P_{A0}$ W/cm^2；I_{F0} 取 5 000 W/cm^2；

②B $P_{A0} = 5\,000/(34.345\,4 A_{tots})$。

③ $t_{eq} = \tau(1 - e^{-t_{itot}/\tau}) = 4.721\,632\,083$ s，t_{itot} 取 6 s，$\tau = 12$ s。

④ $\Delta \tilde{T}_{F\Delta Z} = (1 - e^{-2a_a \cdot \Delta x})/(\rho C_p \cdot \Delta Z) = 1.907\,002\,148 \times 10^{-3}$ ℃ · cm^2 · J^{-1}；$\alpha_a = 0.036$ cm^{-1}。

⑤ $\Delta T_{F\Delta r} = \xi_{\Delta r} A_{tots} P_{A0} N^{0.24} \Delta T_{F\Delta Z} t_{eq} \text{Duty}_1 = 0.054\,775\,585 A_{tots} P_{A0} N^{0.24} t_{eq} \text{Duty}_1$；

⑤B $\text{Duty}_1 = \Delta T_{F\Delta r}/(0.054\,775\,588 A_{tots} P_{A0} N^{0.24} t_{eq})$，

$h_M = F_{HM}(1 - \cos\theta_0) = 2.009\,618\,942$ cm。

⑥ $a_{il} = a_i - \Delta h_M \tan\theta_i = 2.651\,650\,429$ cm，$\Delta h_M = F_{HM}(\cos\theta_i - \cos\theta_0) = 1.706\,557\,4$ cm。

⑦ $S_S = \pi(a_0^2 - a_{il}^2)[H_{FS}/(F_{HM} - h_m)]^2 = 0.916\,297\,857 H_{FS}^2$ cm^2。

⑧ $I_{SP} = P_{A0}/S_S$。

⑨ $\Delta T_{SS(test)} = 2\alpha_{as} I_{SP} (\beta_s h_s)^2 K_S^{-1} \text{Duty}_{tot(test)} = 1.372\,8 I_{SP} \text{Duty}_{tot(test)}$，

$\alpha_{as} = 0.085\,8$ cm^{-1}，$\beta_6 h_S = 0.2$ cm，$K_S = 0.005$ W · cm^{-2} · ℃$^{-1}$；

⑨B $\text{Duty}_{tot(test)} = \Delta T_{SS(test)}/1.372\,8 I_{SP} = 3/(1.372\,8 I_{SP})$。

⑩ $\text{Duty}_{tot(end)} = (Nt_{itot}\text{Duty}_1)/[Nt_{itot} + (N-1)t_{ioff} + t_{stop}]$；

⑩B $t_{stop(test)} = (Nt_{itot}\text{Duty}_1/\text{Duty}_{tot(test)}) - Nt_{itot} - (N-1)t_{ioff}$，$t_{ioff} = 0.6$ s。

⑪ $\Delta T_{SS(end)} = 1.372\,8 I_{SP} \text{Duty}_{tot(end)}$，$\text{Duty}_{tot(end)} = \Delta T_{SS(end)}/(1.372\,8 I_{SP})$。

⑫ $\Delta T_{SN} = \dfrac{2\alpha_{as}}{\rho C_p}[\cdots] = 0.041\,052\,631\{(Nt_{itot}\text{Duty}_1)^2/[Nt_{itot}\text{Duty}_1 + (N-1)t_{ioff}]\}I_{SP}$。

⑬ $V_v = 60N(\Delta x \Delta y \Delta z)/[Nt_{itot} + (N-1)t_{ioff} + t_{stop}]$。

⑭ $Q_{SS} = (\Delta T_{F\Delta r/\Delta TSS})(V_v/1)$。

⑮ $Q_{SN} = (\Delta T_{F\Delta r}/\Delta T_{SN})(V_v/1)$。

4. HIASFU-SR150，$f = 1$ MHz，$F_{HM} = 15$ cm，$a_0 = 7.5$ cm，$a_i = 3$ cm，用于子宫肌瘤临床，在不同 H_{FS}(cm) 时，依照本章三、3.所给的"临床逆向剂量计算关系式：①—⑮"，计算不同 H_{FS} 各自首行的剂量结果评述于后，见表 3。

表 3　$f = 1$ MHz，$F_{HM} = 15$ cm，$a_0 = 7.5$ cm，$a_i = 3$ cm 的 HIASFU-SR150 用于子宫肌瘤临床数据

H_{FS}/ cm	10	9	8	7	6
A_{tots}	0.308 460 633	0.346 960 289	0.390 265 172	0.438 975 034	0.493 764 483
P_{A0}/W	472	420	373	332	295
$I_{F0}/(\text{W} \cdot \text{cm}^{-2})$	5 000.464 208	5 004.925 762	4 999.622 413	5 005.488 68	5 002.768 909
$I_{F\Delta X}/(\text{W} \cdot \text{cm}^2)$	4 181.938 005	4 185.669 249	4 181.234 005	4 186.115 646	4 183.865 451
t_{itot}/ s	6.0	6.0	6.0	6.0	6.0
t_{eq}/ s	4.721 632 083	4.721 632 083	4.721 632 083	4.721 632 083	4.721 632 083
$N^{0.24} = 2^{0.24}$	1.180 992 661	1.180 992 661	1.180 992 661	1.180 992 661	1.180 992 661
Duty_1	0.86	0.86	0.86	0.86	0.86
$\Delta T_{F\Delta X}$/ ℃	38.244 286 41	38.278 409 05	38.237 848 25	38.282 716 43	38.261 913 12
T_0/ ℃	37	37	37	37	37

$T_{F\Delta X}/℃$	75.244 286 41	75.278 409 05	75.237 848 25	75.282 716 43	75.261 913 12
S_S/cm^2	91.629 785 7	74.220 126 42	58.643 108 48	44.898 595	32.986 722 85
$I_{SP}/(W·cm^{-2})$	5.151 163 417	5.658 842 423	6.360 508 671	7.395 534 816	8.942 992 043
$\Delta T_{SS(test)}/℃$	3.0	3.0	3.0	3.0	3.0
$Duty_{tot(test)}$	0.424 371 1	0.386 176 981	0.343 575 458	0.295 534 816	0.244 360 575
$t_{stop(end)}/s$	12.0	12.0	12.0	12.0	12.0
$Duty_{tot(end)}$	0.419 512 195	0.387 969 924	0.342 857 142	0.294 857 142	0.242 253 521
$\Delta T_{SS(end)}/℃$	2.966 587 678	3.013 928 407	2.993 727 846	2.993 120 877	2.974 131 817
$\Delta T_{F\Delta X}/\Delta T_{SS(end)}$	12.891 675 74	12.700 503 76	12.772 653 43	12.790 234 0	12.864 901 58
$\Delta T_{SN}/℃$	2.062 448 342	2.265 715 379	2.546 651 989	2.960 622 836	3.580 639 482
$\Delta T_{F\Delta X}/\Delta T_{SN}$	18.543 148 76	16.894 623 84	15.014 948 42	12.930 629 32	10.685 776 47
$V_v/(cm^3·min^{-1})$	0.131 707 317	0.121 804 511	0.107 641 196	0.092 571 428	0.076 056 338
Q_{SS}	1.697 928 024	1.546 978 653	1.374 863 692	1.184 010 233	0.978 457 303
Q_{SN}	2.442 268 372	2.057 841 395	1.616 227 005	1.197 006 821	0.818 139 164
Ω/dB	≈12	≈12	≈12	≈12	≈12
简评	有效;冗余12 dB $Q_{SN}>Q_{SS}$ V_V、Q_{SS}、Q_{SN} 均太低	有效;冗余12 dB $Q_{SN}>Q_{SS}$ V_V、Q_{SS}、Q_{SN} 均太低	有效;冗余12 dB $Q_{SN}>Q_{SS}$ V_V、Q_{SS}、Q_{SN} 均太低	有效;冗余12 dB $Q_{SN}>Q_{SS}$ V_V、Q_{SS}、Q_{SN} 均太低	有效;冗余12 dB $Q_{SN}<Q_{SS}$ V_V、Q_{SS}、Q_{SN} 均太低
自由声场中 $I_{spta}=(I_{F0}/A_{tots})/$ $(W·cm^{-2})$	$I_{spta}=\dfrac{5\,000.464}{0.308\,460\,6}\approx 16\,211$	$I_{spta}=\dfrac{5\,004.925\,762}{0.346\,960\,289}\approx 14\,425$	$I_{spta}=\dfrac{4\,999.622\,412}{0.390\,265\,172}\approx 12\,811$	$I_{spta}=\dfrac{5\,005.488\,68}{0.438\,975\,034}\approx 11\,403$	$I_{spta}=\dfrac{5\,002.768\,909}{0.493\,764\,483}\approx 10\,134$

以上临床举例表明需取 $I_{spta}\approx 16\,211\ W/cm^2$ 时，用 HIASFU 优秀聚特性且 TPS 参数选用了一定冗余度方可用于子宫肌瘤无/微创临床。当然，如 HIASFU 只期望子宫肌瘤无/微创治疗深度 H_{FS} 不深于 6 cm，则自由声场焦点最大声强 $I_{spta}\approx 10^4\ W/cm^2$，仍须高于 YY0592—2016,要求低限大 10 倍。

参考文献

［1］牛凤岐,朱承纲,程洋.高强度聚焦超声（HIFU）标准化的迄今历程与展望[J].中国医疗器械信息,2006,12(2):6-9.

［2］蒋时霖,叶方伟,王国英,等.高强度聚焦超声（HIFU）治疗系统:中华人民共和国医药行业标准,YY0592—2016[S].北京:国家食品药品监督管理总局,2016.

［3］杜功焕,朱哲民,龚秀芬.声学基础[M].2 版.南京:南京大学出版社,2003.

［4］赖启基,赖宁磊,刘可凡,等.高强度聚焦超声的肿瘤临床理念与简约有效剂量:关于无骨障皮下软组织[J].世界医疗器械,2014,20(7):68-72.

第 23 章　获国际发明专利的 HIASFU 换能器 "复合金属背衬"鲁棒性研究

一、高强度有源自聚焦超声(HIASFU)换能器复合背衬结构

（1）1 atm 空气的声阻抗率 $Z_{\text{Air}} \approx 452.6\ \text{kg} \cdot \text{m}^{-2} \cdot \text{s}^{-1}$，PZT-8 的声阻抗率 $Z_{\text{PZT}} \approx 3.5 \times 10^7\ \text{kg} \cdot \text{m}^{-2} \cdot \text{s}^{-1}$，可见 PZT-8 如采用空气背衬时，则换能器背向发射声波在 PZT/Air 界面处的反射系数为 $\varGamma = \dfrac{Z_{\text{Air}} - Z_{\text{PZT}}}{Z_{\text{Air}} + Z_{\text{PZT}}} = \dfrac{452.6 - 3.5 \times 10^7}{452.6 + 3.5 \times 10^7} = \dfrac{-34\,999\,574.7}{35\,000\,452.6} \approx -0.999\,974\,137 \approx -1$，表明 PZT-8 超声换能片采用空气背衬时，其背向声发射将被全反射并同相叠加于正面发射的波阵面上，较之换能器背面采用全吸收背衬情形，其正面发射声压（或振速幅度）将为全吸收背衬情形的 $\sqrt{2}$ 倍，即正向波阵面发射声强将为全吸收背衬情形的 2 倍。

（2）任何高强度聚焦超声换能器的声场分布测试、声功率测试以及实际临床应用，都必需把换能器浸没于去气水介质中。由于 HIASFU 所采用的是有源自聚焦超声换能器，故发射表面即波阵面，即使客观上去气水的声阻抗率 Z_{H2O} 与超声换能片的声阻抗率 Z_{PZT} 相差甚远，然而从基本原理可知它们之间不可能产生界面反射，但却不可避免存在两个问题：第一，由于去气水的非绝缘性将使换能片电极间"漏电"，虽然，此问题可用绝缘弹性粘接材料粘贴于换能片侧面来解决；但难以解决的第二个问题是换能片背面也将无反射地发射出无用超声波，使有用声场利用率降低至一半左右，与背衬采用吸声材料无异。

（3）基于以上考虑，HIASFU 发明并实际采用了一种全新的获得国际发明专利知识产权保护的换能器复合背衬的结构，不仅可完全克服各种传统换能器背衬所有缺憾，大幅提高实际可用的电、声转换效率，同时还改善了因工作频率的不确定度或背衬材料厚度加工尺寸的不确定度，导致有用电、声转换效率不确定度的鲁棒性。

（4）具有"复合金属背衬"的有源自聚焦（Active Self-focused）超声换能器结构示意图于图 1。图中：（1）为 PZT-8 超声换能片；（2）为薄电极层；（3）为全 1 atm 空气层的双层结构"复合金属背衬"；（4）为被"复合金属背衬"密封于其等厚缝隙中的空气层，"复合金属背衬"的内球面形金属层的厚度 h_{in} 应满足 $h_{\text{in}} = n(\lambda/2)$，$n$ 为整数（通常取 $n=1$），λ 为换能器工作频率 f 所对应的"背衬金属"中声波波长；（5）为换能器冷却水管与接线通道。

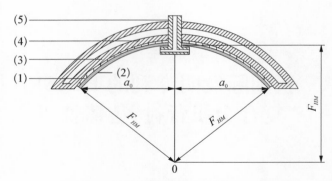

图 1　HIASFU 换能器复合背衬结构示意

二、HIASFU 换能器"复合金属背衬"提高电/声转换效率及鲁棒性论述

1. 背衬的"超声变幅杆群"概念与性质

有关等截面(截面为平面)变幅杆在满足长度尺寸远大于横截面尺寸条件下的变幅比 A 有关参数的关系可表示为

$$A = \frac{1}{\left[1 + \left(\frac{Z_R^2}{Z_a^2} - 1\right) \cdot \sin^2(kL)\right]^{1/2}} \tag{1}$$

式中：Z_R 为变幅杆负载的特性阻抗率；Z_a 为变幅杆材料的特性阻抗率；$k = 2\pi f/c = 2\pi/\lambda$ 称为变幅杆材料中纵波的圆波数，其中 f 为变幅杆中纵向振动频率，c 为变幅杆中纵波声速，λ 为变幅杆中传递的超声波波长；L 为变幅杆的长度。

必须进一步说明的是，式(1)成立还应满足以下必要条件：

$$L \gg b; b < \lambda/2 \tag{2}$$

式中 b 为变幅杆横截面的横向尺寸。

根据上述说明，如直接把式(1)用于 HIASFU 换能器背衬特性研究是不适当的，因为背衬结构显然不满足式(2)所表征的必要条件。这是因为球台形金属背衬的厚度 L 在工作频率 $f = 0.4$—1.6 MHz 的适用范围，背衬材料内纵向传递波长均在数毫米至十数毫米范围，而实际换能器背衬横向尺寸往往为百毫米级，显然无法满足式(2)中 $L \gg b$ 与 $b < \lambda/2$ 的必要条件，因而也无法利用式(1)研究背衬结构频率鲁棒性或波长鲁棒性问题。

然而，如果我们把 HIASFU 换能器的金属背衬沿其表面做无穷多、均匀、小区域理论上的分割，则我们将不难理解每一小区域结构都可充分满足式(1)和式(2)，每个小区域的横截面均水平且所有小区域横截面的法线均在换能器的焦点处相交。不难理解：无穷多、无穷小变幅杆依照式(1)求得的变幅比 A 与相关参数的关系可用来精确描述换能器背衬的变幅比及其与相关参数的关系。

2. HIASFU 换能器背衬变幅比 A 鲁棒性的量化关系

令式(1)中的 $Z_R/Z_a = x$，且已知 $k = 2\pi/\lambda$，则式(1)可写成式(3)形式：

$$A = \frac{1}{[1 + (x^2 - 1) \cdot \sin^2(2\pi L/\lambda)]^{1/2}} \tag{3}$$

（1）$x =$ const，$L =$ const 条件下，A-λ 关系（因而 A-f 关系）

设背衬材料为硬铝、背衬背面"负载"材料为 1 atm 干燥空气。在室温条件下 $Z_a = Z_{Al} \approx 1.75 \times 10^6$ kg·m^{-2}·s^{-1}；$Z_R = Z_{Air} \approx 4.526 \times 10^2$ kg·m^{-2}·s^{-1}。于是有 $x = Z_R/Z_a = 2.586\,285\,714 \times 10^{-4}$，$1 - x^2 = 0.999\,999\,933 \approx 1 =$ const。于是式（3）可简化为

$$A = \frac{1}{[1 - \sin^2(2\pi L/\lambda)]^{1/2}} \tag{4}$$

为获得 $A = 1$ 的理想效果，根据式（4）可知须满足以下条件：

$$L = \frac{1}{2}n\lambda；n = 1 \text{ 时，} L = \frac{1}{2}\lambda \tag{5}$$

显然，当 n 整数值不太大时均可得 $A \approx 1$。当然，以上论述是假定尺度 L 为 $\lambda/2$ 整数倍，所采用的金属材料中 $f \leqslant 1.6$ MHz 超声波往返能耗可以忽略为前提。实践已证明这一前提是合理存在的。

然而式（5）的理想条件在实践中却往往难以精确和重复性满足，这里取决于两个因素：L 值在加工中的精度和重复度；λ 值在建设 Rf 源工作频率的准确度和重复度。这两个因素在总体特性上的控制难度均较高，因而根据本章理念由式（1）—（5）研究背衬的"L 特性"和"f（或 λ）特性"是必要的且有助于理解获国际发明专利 HIASFU 换能器的特色与优势。

（2）假设 L 不变，只因为 f（因而 λ）的不确定性使 A 随之改变的规律

表 1：当设计频率 $f = f_0 = 1$ MHz 时，则 $\lambda_{Al} = 6.482$ mm，取 $n = 1$，则 $L_{Al} = \dfrac{\lambda}{2} = 3.241$ mm，无论 L 或 f 的不确定，均可使 $L_{Al} \neq \dfrac{1}{2}\lambda_{Al}$。表 1 中 $L = L_{Al} = \dfrac{\lambda}{2} = 3.241$ mm 不变，只研究当 f 偏离标称值 1 MHz，从而 λ_{Al} 偏离标称值时 A 的变化规律。

表 1　A 随 f 变化的规律

f/MHz	0.850	0.875	0.900	0.925	0.950	0.975	1
λ_{Al}/ mm	5.509 7	5.671 75	5.833 8	5.995 85	6.157 9	6.319 95	6.482
$\sin^2(2\pi L_{Al}/\lambda)$	0.277 130 822	0.188 255 099	0.116 977 78	0.063 492 943	0.027 091 379	0.006 474 868 68	0
A	1.176 170 1	1.109 916 264	1.064 177 772	1.033 342 931	1.103 827 283	1.003 253 241	1

f/MHz	1.025	1.050	1.075	1.100	1.125	1.150
λ_{Al}/ mm	6.644 05	6.806 1	6.968 15	7.130 2	7.292 25	7.454 3
$\sin^2(2\pi L_{Al}/\lambda)$	0.005 859 788 1	0.022 213 597	0.047 275 881	0.079 373 233	0.116 977 778	0.158 723 428
A	1.002 942 834	1.112 953 33	1.024 510 515	1.042 217 116	1.064 177 772	1.090 261 315

表 2：当 $f = 1$ MHz $=$ const，则 $\lambda_{Al} = 6.482$ mm $=$ const，假定 $L_{Al} = \dfrac{n}{2}\lambda$（以 Al 作全金属背衬为例），仍旧令 $n = 1$，即 $L_{Al} = \lambda/2 = 3.24$ mm 有微小变化，变化包括加工偏差、大功率工作温升导致 L_{Al} 变化等因素导致 A 的变化规律。

表2 A 随 L_{Al} 变化的规律

λ_{Al}/mm	6.482	6.482	6.482	6.482	6.482	6.482	6.482
L_{Al}/mm	3.121	3.141	3.161	3.181	3.201	3.221	3.241
$\sin^2(2\pi L_{Al}/\lambda)$	0.013 469 286	0.009 366 580 1	0.006 001 377 59	0.003 378 737 52	0.001 502 202 206	$3.757\,918\times10^{-4}$	0
A	1.006 803 45	1.004 716 449	1.003 014 263	1.001 693 662	1.000 752 149	1.000 187 95	1

λ_{Al}/mm	6.482	6.482	6.482	6.482	6.482	6.482
L_{Al}/mm	3.261	3.281	3.301	3.321	3.341	3.361
$\sin^2(2\pi L_{Al}/\lambda)$	$3.757\,918\times10^{-4}$	0.001 502 602 206	0.003 378 737 52	0.006 001 377 569	0.009 366 580 1	0.013 469 286
A	1.000 187 949	1.007 521 49	1.001 693 662	1.003 014 263	1.004 716 449	1.006 803 45

注:对 HIASFU 而言,如能因数字化 RF 源可使 $\Delta f \leqslant \pm 10$ Hz,$\Delta f/f \leqslant 10^{-5}$,故实际上表1的 f 改变范围不应发生,更关键的是调节好 f,使对应的 $L_{Al}=\lambda/2$ 且 f 应符合总体设计的优化值,并使 RF 源于换能器网络优化匹配。在此条件下加工铝质等厚(L_{Al}),使其 $=\lambda_{Al}/2$。即使 L_{Al} 实际加工结果 $\Delta L_{Al}=\pm0.12$ mm $=\pm12$(丝)(精密加工很容易达到),A 的相对偏差 $=\Delta A/A \approx \pm 0.68\% = \pm 6.8\%_0$,对 P_{A0} 的影响很小,但要求 f 在标称优化值,这样才能充分发挥 HIASFU 的本质性优势,包括使 HIASFU 换能器实际有效发射的超声功率(P_{A0})倍增。表2的对应曲线见图2。

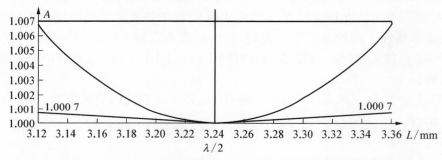

图2 $f=f_0=$ const,铝背衬厚度 L 改变对变幅比 A 的影响(鲁棒性之一)

由表2计算数据绘制的图2曲线可见,HIASFU 发明专利:L 偏离 $\lambda/2 \approx \pm 4\%$ 时,A 的相对偏差仅约 0.67%;当 L 偏离 $\lambda/2 \approx \pm 1.5\%$ 时,A 的相对偏差仅约 0.1%,表明结构的鲁棒性极佳,L 偏离 $\lambda/2$ 最大可能的原因是背衬材料声速的不确定性。另外,作为金属背衬负载的 PZT 超声换能片的多种制造工艺因素也将使金属背衬的变幅比 A 值改变,从而显示"复合背衬"的"鲁棒性"的重要意义。

(3)实际上 HIASFU 的 RF 源可达到 $\Delta f/f_0 \approx 10^{-4}$ 乃至 $\Delta f/f_0 \approx 10^{-5}$,但考虑 RF 源用于激励换能器时因制造换能器的换能片谐振频率与 RF 源不易精确匹配等综合因素,在理论上均可归于 $\Delta f/f_0$ 的相对偏差扩大至 $\Delta f/f_0 \approx 10^{-2}$ 量级为例。在 $f=1$ MHz 情况下进行例举计算于表3,以验证铝 — 空气复合背衬的鲁棒性于表3和图3。

表3 $f=f_0\pm\Delta f=1$ MHz 范围的 f-A 关系

f/MHz	0.990	0.992	0.994	0.996	0.998	1
λ_{Al}/mm	6.547 474 747	6.534 274 194	6.521 126 761	6.508 032 129	6.494 989 98	6.482
$\sin^2(2\pi L_{Al}/\lambda)$	$9.866\,357\,9\times10^{-4}$	$6.315\,216\,97\times10^{-4}$	$3.552\,636\,797\times10^{-4}$	$1.579\,053\,584\times10^{-4}$	$3.947\,789\,81\times10^{-5}$	0
A	1.004 936 83	1.000 315 91	1.000 177 679	1.000 078 962	1.000 019 74	1

续　表

f/MHz	1.002	1.004	1.006	1.008	1.010
λ_{Al}/mm	6.469 061 876	6.456 175 299	6.443 339 96	6.430 555 556	6.417 821 782
$\sin^2(2\pi L_{Al}/\lambda)$	$3.947\ 789\ 809\times10^{-5}$	$1.579\ 053\ 584\times10^{-4}$	$3.552\ 636\ 797\times10^{-4}$	$6.315\ 216\ 97\times10^{-4}$	0.042 498 219
A	1.000 019 74	1.000 078 962	1.000 177 679	1.000 315 19	1.004 936 83

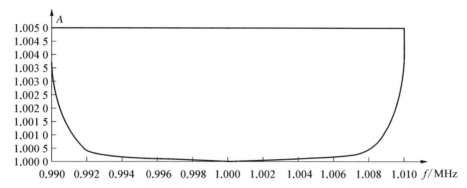

图 3　铝背衬结构不变,由多种原因导致适用频率 f 不确定对背衬变幅比 A 改变的鲁棒性曲线

　　由表 3 计算数据绘制的图 3 曲线可见,HIASFU 发明专利:当实际工作频率 f 偏离理论标称值 f_0 的相对偏差 $\pm\Delta f/f_0 = \pm 0.05 = \pm 5\%$ 时,A 的相对偏差仅约 $0.000\ 5 = 0.05\%$ 时,显示复合背衬对工作频率 f 不确定性影响的鲁棒性也极佳,从而再次显示"复合背衬"的"鲁棒性"全面性的重要意义。

<h1 align="center">参考文献</h1>

［1］袁易全.近代超声原理与应用［M］.南京:南京大学出版社,1996.

［2］袁易全.超声换能器［M］.南京:南京大学出版社,1992.

第 24 章 对 GB/T19890—2005《声学高强度聚焦超声声功率和声场特性的测量》国家标准的进一步理解与建议

一、说明

由于在第 21 章中已对 GB/T19890—2005 国标的部分内容提出过建议和意见,故本章建议和意见将不包含第 21 章的内容。另外,由于标准条款较多,不同条款有不同程度的重要性,故本章建议条款也将较多,其重要性也各不相同。但为了尽量不疏漏,本章将按 GB/T19890—2005 条款的顺序提出建议与理由,不按其重要程度分先后,特此说明。

二、建议修改条款内容(按 GB/T19890—2005 序号分别建议)

3.7 原文:"在自由场条件下,声压焦平面上 $-6\,dB$ 声束面积内声功率的空间平均值,即 $I_{sal}=W_{-6\,dB}/A_{-6\,dB}$",建议改为"在自由场条件下,声压焦平面上 $-6\,dB$ 声束面积内单位面积声功率的空间平均值,即 $I_{sal}=W_{-6\,dB}/A_{-6\,dB}$"。修改理由:若不加"单位面积"四字,将会有概念问题,无"单位面积"四字,则声强定义的量纲就不对。

3.15 原文:"超声聚焦换能器的有效面积 A"——"预测的理想球面聚焦换能器焦平面上声压分布与实际球面聚焦超声换能器焦平面上观察到的声压分布近似等效时,该理想球面聚焦超声换能器的辐射表面积",此条款可以近似理解,但建议稍做修改:"理想的球台形有源自聚焦换能器有效面积 A 可表示为 $A=2\pi F_{HM}^2(\cos\theta_i-\cos\theta_0)$,球冠形有源自聚焦换能器有效面积表示为 $A=2\pi F_{HM}^2(1-\cos\theta_0)$,其中 F_{HM} 为换能器焦距;θ_0 为换能器大口径的半会聚角;θ_i 为换能器中孔径半会聚角;用水听器检测换能器焦平面的声压分布可近似求得上述换能器的有效辐射面积"。理由:这样描述应更易理解。

4.总则。原文:"鉴于声源形式的多样性,本标准给出了若干典型声源的声功率与吸收靶所受法向辐射力的关系式,以供估计测量不确定度时使用",建议改为"本标准给出了典型声源的声功率与吸收靶所受的垂直于水平面的去气水中超声辐射力"。理由有二:其一,除自聚焦(含球冠形与球台形)换能器外,其他若干典型声源(见后)均无法根据所测得的辐射力求取其声源的声功率;其二,"法向辐射力"可能会被误认为此"力"的方向可以"不与地球重力平行",实际上只要我们在地球的任何地方做声辐射力与声功率关系实验时,必会受地球重力的影响。上述建议同样适用于 5.3.1 相应的"吸收靶所受的法向辐射力",应改为"吸收靶所受的与重力平行的辐射力"。

6.2 声功率的计算。原文在 6.2.1 式(6)和 6.2.2 式(7)用于计算被测球冠形和球台形换能器 HIFU 发射声功率 P 的关系式中都有 $e^{2\alpha d}$ 这一因子并指："α 为水的声衰减系数,单位为奈培每厘米(Np/cm);d 为换能器表面中心与靶的距离,$d=0.7F_{pre}$,单位为 cm",这是指球冠形换能器 HIFU 的声功率测试计算关系。对于球台形 HIFU,原文对 d 的描述为:"d 为换能器的等效曲面中心至吸收靶的距离,单位为厘米"。据此我们可讨论于下:因子 $e^{2\alpha d}$ 中 α 在原文中指明是水的声衰减系数,无论(Np/cm)数值多少,但量正值,d 也是正值,从而必有 $e^{2\alpha d}>1$,可以理解引入因子 $e^{2\alpha d}$ 并要求 $d=0.7F_{pre}$ 的意义是,为了弥补聚焦超声从换能器发射面(波振面)至吸收靶之间一定距离因水介质对超声的衰减而产生测量 P 的系统偏差之意。实际上由于去气水介质中的 α 值很低,加以测试无须按本标准要求 $d=0.7F_{pre}$ 的距离,因为采用的是群锥形吸收靶(如 5.3.1 中图 1、图 2),十数年实践表明其反射系数 Γ 可轻易低于 -30 dB(见本书第 4 章),实验表明 $\Gamma \leqslant -36$ dB,即小于等于 2.44×10^{-4},从而无须担心因对 $e^{2\alpha d}$ 弥补适度性的影响。从基本概念出发,理论上弥补因子应取 $e^{-2\alpha d/\cos\theta_{eq}}$,式中 $\cos\theta_{eq}$ 与换能器结构的关系式见第 8 章式(3)重写于下:

$$\cos\theta_{eq} = \frac{3}{2}(\tan^2\theta_0 - \tan^2\theta_i)\left(\frac{1}{\cos^3\theta_0} - \frac{1}{\cos^3\theta_i}\right)^{-1}$$

必须说明:在去气水介质中,用于临床的通常 HIASFU 型 HIFU 的结构参量均将使 $e^{2\alpha d}$ 和 $e^{-2\alpha d/\cos\theta_{eq}}$ 之值很接近于 1,故加此修正因子无实际意义;何况因子 $e^{2\alpha d}$ 存在的基本概念问题将令人产生不适当的误解,故建议 GB 中删除所有的 $e^{2\alpha d}$。

关于 6.2.3:"由活塞换能器阵元构成的聚焦阵的声功率计算"一节,建议在 GB 中删除。理由:此类换能器即使可通过理论计算其发射的声功率值,但由于此类换能器所产生的栅瓣幅度高且在焦平面上所占有的面积大,从而使围绕主瓣的栅瓣具有高风险又无用的大"聚能比"不适用于肿瘤临床,建议 GB 取消本节内容。

需要进一步说明的是,即使"活塞换能器阵"采用"自聚焦换能器阵"——被称为"双重自聚焦换能器",也同样存在高风险又无用的大"聚能比",即使可对其发射超声功率进行理论计算并与实测结果比对,栅瓣"聚能比"也比"活塞换能器阵"低些,但仍不适合用于安全/有效的肿瘤临床。

参考文献

[1] 牛凤岐,朱承纲,程洋,等.声学聚焦超声换能器发射场特性的定义与测试方法:GB/T 20249—2006/IEC61828[S].北京,2006.

[2] 冯若.超声手册[M].南京:南京大学出版社,1999:254-273.

第 25 章　IEC61828 与 HK-HIASFU 有关焦域声强增益论述比对及换能器结构参数对焦域声强增益的影响

一、本书在第 21 章虽已举例比对了 HIASFU 在工作频率 f、超声焦距 F_{HM} 固定不变（$f=1\,\text{MHz}=\text{const}$，$F_{HM}=150\,\text{mm}=\text{const}$）条件下，球冠形 HIASFU 的焦点声强增益与有源自聚焦超声换能器外口径半会聚角 θ_0 相关的三种理论计算结果，也已表明 HK-HIASFU 初期关系式计算结果与 IEC 计算结果完全一致，但都与 GB/T19898—2005 所提供的关系式计算结果有所差别且随着换能器会聚角 θ_0 的增大而增大，从而不适合大会聚角（大 θ_0）优秀聚焦特性的 HIASFU 设计。

为进一步研究 HIASFU 在换能器结构参数不同对焦域声强增益 $K_{(x\,\text{dB})}$ 的定量关系，本章将详述于下。

二、HK-HIASFU 声强增益计算关系式与 IEC61828 关系式复述于下。

1. 设 HK-HIASFU 各参数如下：$f=1\,\text{MHz}=\text{const}$，$F_{HM}=15.0\,\text{cm}=\text{const}$；$a_i=0=\text{const}$；取不同 a_0 因而有不同的 θ_0，有用参数计算关系式于下：

$$\theta_0=\arcsin(a_0/F_{HM})；\theta_i=\arcsin(a_i/F_{HM})=0 \tag{1}$$

$$S_M=2\pi F_{HM}^2(\cos\theta_i-\cos\theta_0)=2\pi F_{HM}^2(1-\cos\theta_0) \tag{2}$$

去气水介质中的超声波长 λ 与超声频率 f、声速 C_0 有关，已知在室温下水中声速 $C_0=1.483\times10^5\,\text{cm}\cdot\text{s}^{-1}$，$f=1\,\text{MHz}=1\times10^6\,\text{s}^{-1}$，由于 $\lambda=C_0/f$，于是得：

$$\lambda=C_0/f\approx0.148\,3\,\text{cm} \tag{3}$$

2. HK-HIASFU 声强增益 $K_{I(x\,\text{dB})}$ 计算关系式：

$$K_{I(x\,\text{dB})}=\xi_{(x\,\text{dB})}S_M \tag{4}$$

3. IEC61828 声强增益 $G_{I(0\,\text{dB})}$ 计算关系式［只有"焦点"声强增益 $G_{I(0\,\text{dB})}$］：

$$G_{I(0\,\text{dB})}=[S_M/\lambda F_{HM}]^2 \tag{5}$$

三、根据已设置参数与式（4）、（5）分别计算 $K_{I(x\,\text{dB})}$、$G_{I(0\,\text{dB})}$ 于表 1 并做比对。

表 1　K,G 的计算数据

a_0/ cm	θ_0/(°)	S_M/ cm²	$\xi_{0\,dB}$/cm⁻²	$K_{I(0\,dB)}$	$G_{I(0\,dB)}$	$\xi_{-6\,dB}$/cm⁻²	$K_{I(-6\,dB)}$	$G_{I(0\,dB)}/K_{I(0\,dB)}$
3.0	11.536 959 03	28.562 876 3	5.916 59	168.994 8	164.869 02	3.276 1	93.574 84	0.975 6
4.5	17.457 603 12	65.116 919 75	13.325 3	867.702 5	856.885 7	7.378 3	480.452 2	0.987 5
6.0	23.578 178 48	118.023 941 7	24.108 0	2 845.321 2	2 814.980 6	13.349 3	1 575.537 0	0.989 1
7.5	30	189.402 123 2	39.675 3	7 514.586 1	7 249.446 8	21.968 2	4 160.823 7	0.964 7
9.0	36.869 897 65	282.743 338 8	58.410 8	16 515.264 6	16 155.482 9	32.342 9	9 144.739 5	0.978 2
10.5	44.427 004	404.121 035 2	86.220 6	34 843.558 1	33 003.355 2	48.084 9	19 432.119 6	0.947 2
11.2	48.302 453 4	473.314 635	102.445	48 488.717 8	45 272.559 3	56.739 9	26 855.825	0.933 7
12.0	53.130 102 36	565.486 677 6	120.701	68 254.807 5	64 621.931 6	66.856 3	37 806.347	0.946 8
12.5	56.442 690 24	632.255 388 4	136.114	86 058.809 9	80 783.051 2	75.396 4	47 669.780	0.938 7
13.0	60.073 565 13	708.430 892 6	154.063	109 142.889	101 421.531	85.347 4	60 462.735	0.929 3

表 1 数据均较准确：$K_{I(0\,dB)}/K_{I(-6\,dB)} \approx 1.806$ 的有源自聚焦声场增益规律。

四、球冠形 HIASFU（$a_i = 0$，即 $\theta_i = 0°$）工作频率 f、声焦距 F_{HM} 均相同仅大口面半径 a_0 不同（因而 a_0/F_{HM}、θ_0 不同），对 HIASFU 声场增益 $K_{I(0\,dB)}$ 的具体影响见图 1 曲线。

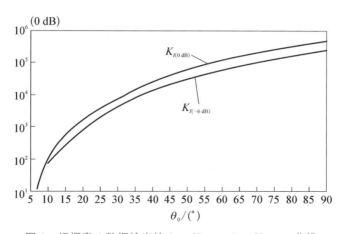

图 1　根据表 1 数据给出的 $\theta_0 - K_{I(0\,dB)}$、$\theta_0 - K_{I(-6\,dB)}$ 曲线

第 26 章　高强度聚焦超声用于胰腺癌临床的文献摘释

一、高强度聚焦超声(HIFU)治疗胰腺癌疼痛疾患综述性文献摘释之一

1. 软组织恶性肿瘤之一：胰腺癌(消化系统恶性肿瘤之一)，有文献称其发病率占恶性肿瘤 $1\%—2\%$，且有逐年升高趋势。胰腺癌早期无明显症状，超过 80% 的患者确诊时已属中晚期，无法行根治性手术切除。

2. 大多数胰腺癌患者因腹部或腰背部疼痛就诊，晚期胰腺癌患者中有 $60\%—80\%$ 以顽固性腹痛为首要症状。长期疼痛使部分患者对癌痛的恐惧甚至超过对死亡的恐惧。因此，减轻疼痛的姑息性治疗常为中晚期胰腺癌患者的主要治疗方法。

3. 目前减轻胰腺癌疼痛的临床方法虽有多种，但效果不佳，疼痛无减轻，生活质量亦无明显改善。近年来，HIFU 作为一种新型非侵入性局部消融技术，具有诸多优点，已成为治疗中晚期胰腺癌的重要手段之一，HIFU 治疗后大多数胰腺癌患者能有效缓解疼痛，全身状况明显改善。

4. 胰腺癌侵袭、转移能力强，尤其是神经性侵袭高于其他肿瘤。目前大多数学者认为引起疼痛的主要原因有神经源性与梗阻源性，且以神经源性为主，表现为胰腺内、外神经周围的癌细胞浸润。

5. 导致胰腺癌疼痛主要原因有：①胰腺癌对周围神经的直接浸润；②胰腺周围神经炎或纤维化；③胰腺的肿物或炎症导致包膜张力增加，刺激感觉神经纤维；④胰头肿块或炎症导致胰管内压力增高。

6. 我国学者率先将 HIFU 用于胰腺癌治疗，十数年的临床研究证实 HIFU 治疗后大多数患者疼痛能有效缓解，生活质量明显改善。

7. 相关学者认为：由于胰腺癌具有高度的噬神经性，疼痛的发生与肿瘤压迫、侵及周围的腹腔和腹膜后神经丛有关。HIFU 治疗使肿瘤体积缩小、肿瘤负荷减少，减轻其对后方神经丛的压迫和浸润。HIFU 消融还可使受累的胰周神经丛或腹腔神经节及其分支破坏变性，阻断痛觉神经冲动传入，进而达到止痛目的。

8. 有研究显示，胰腺癌患者经 HIFU 治疗后，$CD4^+$ 淋巴细胞百分率和 $CD4^+/CD8^+$ 淋巴细胞比值升高，提示患者免疫功能增强，使机体免疫处于正向调节状态，也可减轻疼痛。

9. 胰腺解剖：胰(Pancreas)是仅次于肝的大消化腺，由外分泌和内分泌部组成。胰的外分泌部即腺细胞，能分泌胰液，内含多种消化酶，有分解消化蛋白质、脂肪和糖的作用。内分泌部即胰岛，散在于胰实质内，以胰尾居多，主要分泌胰岛素，参与调节糖代谢。

10. 胰横居腹后壁,平对第 1—2 腰椎体的前方,属腹膜外位器官,前面右部分被腹膜遮盖。胰腺解剖位置较深,被十二指肠环绕,周围有腹主动脉、肠系膜上动脉、下腔静脉、肠系膜上静脉等重要血管,多种方法治疗风险较大,但 HIFU 治疗不会造成肿瘤的血行播散,HIFU 能量不会对直径大于 0.2 mm 的血管产生影响,是理想无创局疗方式。

11. 作者张水军、宋天亮、吴阳等以题为:"高强度聚焦超声治疗中晚期胰腺癌"论文发表于《中华普通外科杂志》[2014,29(9):681 - 683]。论文中提到:"HIFU 消融了 3—7 d 后患者疼痛可有效缓解,缓解率高达 70%以上";

作者李薇、刘凌翔、汪云超等以题为"高强度聚焦超声刀治疗晚期胰腺癌疼痛患者 208 例临床观察"论文发表于《南京医科大学学报自然科学版》[2012(12):1707 - 1710]。论文中提到:"治疗后患者疼痛缓解率达 77.4%"。

作者贾林、谢飚以"高强度聚焦超声治疗胰腺疼痛的荟萃分析"为题的论文发表在《中华胰腺病杂志》[2008,8(1):13 - 15]。论文中提到:"对国内已发表文献进行 Mcta 分析显示,HIFU 治疗胰腺癌的疼痛总缓解率为 31.3%—100%,中位缓解率 80%,疼痛消失率 10.8%—88.9%,中位消失率 28.0%"。

Wiong L L, Hwang J H, Huang X B 等在题为"Earty elinical experience using high elinical intensity focussed ultrasound for palliation of inoperable pamcreatic cancer"[2009,10(2):123 - 129]论文中说道:"在采用 HIFU 治疗 40 例晚期胰腺癌的研究中显示,患者治疗后疼痛缓解率达 87.5%,中位疼痛缓解期约 10 周,未出现与治疗相关的严重并发症,显示 HIFU 能有效缓解胰腺癌疼痛"。

12. 由于胰腺周围重要的组织和脏器较多,导致单纯的 HIFU 治疗为安全起见只能实行部分肿瘤消融,从而导致肿瘤消融不彻底,被肿瘤侵犯的神经损毁不全,进而影响胰腺癌疼痛的治疗效果。目前越来越多学者提出多学科综合治疗(Muluple Disciplinasy Team,MDT)理念,为胰腺癌疼痛治疗开创新的思路。国内外多个研究证实,以 HIFU 治疗为基础,联合放疗、化疗、介入治疗能起到协同和增效作用,提高疗效同时不增加不良反应。

13. 然而,HIFU 治疗胰腺癌疼痛的临床应用目前仍处于初级阶段,仍有部分问题亟待解决。如靶区无创温度监控,超声热剂量学如何与其他治疗手段合理联合应用等。只有当这些关键性问题得到解决,HIFU 在胰腺癌疼痛治疗方面才会有一个更为广阔的应用前景。

以上内容摘自:《中华肝脏外科手术学电子杂志》2016 年 10 月第 5 卷第 5 期,文章为综述性的,文章题为"高强度聚焦超声在治疗胰腺癌疼痛中的应用"。本文综述内容较全面客观,尤其在最后指出 HIFU 治疗胰腺癌疼痛亟待解决的问题和明确认为:HIFU 治疗胰腺癌疼痛目前仍处于初级阶段,有待"相关技术的进步与临床的不断研究",使该临床领域有一个更为广阔的应用前景。

二、另一综述性文章名为"高强度聚焦超声治疗胰腺癌有效性和安全性的系统评价"(2014 年 6 月 1 日发表于《中国循证医学杂志》)的主要结论归纳如下:

1. HIFU 联合放、化疗治疗胰腺的有效性优于其他疗法,且不良反应较低。

2. 统计分析采用 RevMan5.0 软件制作 Meta 分析。采用 CRADEpro3.2.2 软件评价 Meta 分析结局指标的证据质量。二分类变量采用相对危险度(RR)作为疗效分析统计量,并计算其 95％可信区间（CJ）。采用 χ^2 检验对各研究结果进行异质性检验，当 $P > 0.10$、$I^2 \leqslant 50\%$ 时，采用固定效应模型进行 Meta 分析；反之，则采用随机效应模型进行 Meta 分析。纳入研究结果若存在明显临床和统计学异质性时，仅采用描述性分析（注：应采用出现"粗差"状况的 t 分布检验给出定量描述，这样的定量描述应比"描述性分析"产生更确切、更可信的结论）。

3. 有效性与安全性指标的合理性和判断（本文"讨论"之一）。

（1）本研究纳入的有效性指标有三：①生存率，②总有效率，③临床受益率，但无远期随访内容。结果：生存率指标最低，总有效率指标最好，只有 8 个研究（8/17，47.1％）按评价标准报告临床受益率。

（2）本研究称："目前，国内大多数医生尚不具备设计实施高质量 RCT 的方法学基础，尚需在周密顶层设计、统筹规划下，经统一培训合格后，再开展高质量大样本、有远期随访结果的多中心 RCT，并采用严格的临床疗效评价标准报告结果"。

（3）本研究还称："安全性的报告较有效性差（14/23，60.9％）。仅 3 个研究达21.4％""按 WHO 不良反应分级标准 0—Ⅳ级分级标准的指标包括白细胞减少、血小板减少、血红蛋白减少、消化道反应、肝肾功能损害及恶心呕吐六个指标。有研究提示该六个指标多数因由放、化疗产生，与 HIFU 联用后，发生Ⅲ—Ⅳ级严重不良反应较少。可能因 HIFU 产生的高温靶区内肿瘤组织局部微血管和毛血管被破坏，抑制放疗对正常组织所造成的亚致死损伤，减轻放疗损伤"。

4. 本文还指出："研究设计、过程实施的影响"强调"实施前伦理与方法把关，全程质检，提高临床研究质量和检验效能"。

5. 本文在最后综述中称："综上所述，HIFU 联合放、化疗治疗胰腺癌的 6 个月和 12 个月生存率，总有效率和临床受益率均高于单独三维适形放疗、吉西他滨＋顺铂、吉西他滨＋5 氟尿嘧啶"。HIFU 组的不良反应发生率与对照组相当，但 0—Ⅳ级不良反应，合并效应趋向有利于 HIFU 组，提示 HIFU 可减轻放、化疗导致的不良反应。本研究纳入文献的证据质量较低，可能在一定程度上影响结果的可靠性。目前，尚需规范和统一胰腺癌的诊断及判效标准，提高临床研究设计和实施质量，为 HIFU 的临床应用产生高质量证据。

三、第三篇综述性文章名为"癌性疼痛治疗现状"（2004 年 11 月发表于 Infect Inflamm Rep Vol.5 No.4 2004）

1. "估计约 70％的晚期癌症患者有剧烈疼痛（注：本文非专指胰腺癌疼痛），疼痛给患者带来肉体和精神巨大的痛苦"。

2. "近年来国际上推出了规范化疼痛治疗（Good Pain Management，CPM），主要目标是：持续有效地缓解疼痛；避免或减少止痛药物的不良反应；最大限度减轻疼痛及治疗给病人带来的心理及精神负担；最大限度地提高癌症疼痛病人的生活质量"。

3. 本文详细介绍了"癌痛的药物治疗"，包括"三阶梯治疗""麻醉治疗""化疗""骨转移性疼痛的（药物）治疗"。

4. "心理干预"："……心理因素始终伴随着疼痛的全过程""有专家将心理治疗引入临床，收到良好效果，平均清醒时间延长，生活质量明显改善，生存时间延长"。

5. "放疗、伽马刀"治疗：本文指出"放疗因其止痛作用起效快而持久，能提高生活质量"，又指出："放射治疗恶性肿瘤骨转移中位生存期较长者应选择整骨放疗"。

6. "超声聚焦刀"："高能聚焦超声（HIFU）（应译为"高强度聚焦超声"）是利用超声波在其聚焦的过程中形成一个 70—100 ℃ 的高温治疗点杀灭肿瘤。HIFU 在治疗腹部、盆腔恶性肿瘤的过程中止痛效果显著……可消除肿瘤浸润引起的癌性疼痛。但对于肿瘤及腹腔空腔脏器引起的疼痛，HIFU 止痛效果欠佳，可使用解痉剂治疗"。

7. "细胞移植"："将细胞移植入脊髓蛛网膜下腔，可以持续恒定地稀放镇痛物质，起到生物镇痛泵的作用。目前临床主要困难是移植后发生的免疫排斥反应。有报道经海藻钠—多聚赖氨酸—海藻酸钠微囊化处理的牛嗜络细胞可以抗免疫排斥，达到长期止痛效果。在动物实验和临床上都获得满意效果"。

8. "辅助治疗"：本文指"低能量 He-Ne 激光血管照射（ILIB）将低能量激光导入血液系统，直接照射血液，产生广泛的生物效应。……可提高机体免疫功能及控制癌性疼痛"。本文另指毫米波治疗（波长 1—10 mm）也属"辅助性治疗"，详见原文，此处不赘。

9. "结语"："……征服癌症依然任重道远"（详见原文，此处不赘）。

四、国内有关医院及医学专家实际使用 HIFU 对癌症疼痛临床效果摘评

1. 为简要起见，我们选择数份由国内知名医院与专家撰写的有关论文进行初步摘评，以期窥斑见豹目的。

2. 题为"高强度聚焦超声消融胰腺癌安全性及疗效研究"，2007 年发表于《中国超声医学》杂志第 23 卷第 1 期。作者：汪伟、唐杰、叶慧义、白玲、周洁敏。作者所在单位：北京市解放军总医院超声科；解放军 307 医院功检科。

（1）研究方法："应用 JC 型 HIFU（重庆海扶技术有限公司生产）肿瘤治疗系统治疗不能手术切除的胰腺癌，通过治疗前后的增强影像评估肿瘤的消融体积，探讨其与超声治疗参数之间的关系"。具体研究方法："患者取俯卧位，在治疗头与腹部之间加放适当的充有脱气水的水囊，挤压在上腹部，治疗中通过留置胃管间断注入脱气水（速度约 50 ml/30 min），改善声通道，清晰显示胰腺肿瘤。超声治疗头主要参数为：超声频率 0.8 MHz，焦距 130—150 mm，采用连续直线或点扫描治疗，焦点扫描范围限制在肿瘤内，距离影像可见的肿瘤边界 1 cm 以上，声功率的选用遵循试探性原则，由低剂量逐渐升高，监测焦点区二维超声影像变化，当焦点区回声显著增强或产生强回声团时的声功率设定为该患者治疗的最大功率时，如未出现上述超声影像变化，则最大声功率限制在不超过既往治疗胰腺肿瘤用过的最大声功率的 10%"。

（2）HIFU 治疗后的处理及评估："记录有无胃肠损伤、胰腺炎等副反应；治疗后 1—4（周）复查增强 MRI 或增强 CT 评估消融范围，计算消融体积占肿瘤体积的百分比，统计消融比率与超声治疗剂量指标的相关性"。

（3）"比较不同超声治疗剂量下的消融疗效差异，探讨安全合理的超声治疗剂量。采用统计软件为 SPSS11.5，计量资料选用 t 检验，P 值小于 0.05 为差别的显著性界限"。

（4）"结果：20 例患者中 17 例接受 1 次 HIFU 治疗，3 例接受 2 次 HIFU 治疗，治疗中选用的最大声功率从 50 W 至 440 W 不等，超声辐照治疗时间平均 3 754±2 173（s）。HIFU 治疗后有 4 例患者未能获得影像评估，16 例获得影像评估的患者中，13 例治疗后出现肯定的影像学消融坏死区，2 例治疗后未见明确坏死区，但肿瘤较治疗前显著缩小，1 例患者治疗

前后增强 MRI 无明显变化。15 例患者 HIFU 治疗前有明显的腹痛或腰背痛,HIFU 治疗后 4 例疼痛完全缓解,8 例疼痛显著减轻($>50\%$),3 例止痛效果不明显,总的有效止痛率达 80%(12/15)"。

(5)"讨论:一些影像上未见明确消融疗效的患者,治疗后疼痛症状也得到显著缓解,提示超声治疗损伤神经丛所需的剂量低于消融胰腺肿瘤所需剂量""当提高声功率改善消融效率时,伴随的治疗风险必然加大""HIFU 治疗中保证胰腺肿瘤周围胃肠道安全是可能的,有研究表明 HIFU 焦点的热效应不易对直径大于 2 mm 的血管造成损伤,解释为较粗血管内血流的冷却效应使血管壁不升温受损,这也成为对包绕临近大血管的晚期胰腺癌实施消融治疗的依据之一""本组 1 例采用高声功率消融的患者发生了继发的肠系膜上动脉闭塞,原因可能是包绕在动脉周围的肿瘤消融坏死后收缩对血管的压迫作用以及高声功率超声辐照产生空化效应,损伤血管内膜,诱发血管痉挛及血栓形成,提示应用高声功率 HIFU 消融胰肿瘤时,在靶区选择上,对大血管的回避仍然是重要的"。

五、题为"聚焦超声治疗软组织疼痛"(2012 年 12 月发表于《中医进修学院学报》Vol.33 No.2)

研究对象:所有 118 例慢性软组织损伤患者均来源于解放军总医院康复医学科门诊,时间为 2009 年 3 月至 2011 年 12 月。

治疗方法:采用阿是超声波治疗仪(重庆海扶技术有限公司),超声波输出频率为 0.8 MHz,输出模式为连续正弦波＋脉冲波。治疗能量(应指声强)分 4 挡:Ⅰ 挡为 0.3 W/cm²,Ⅱ 挡为 0.7 W/cm²,Ⅲ 挡为 1.0 W/cm²,Ⅳ 挡为 1.4 W/cm²,根据治疗深度选择超声探头大小。

仪器:有大、小两个治疗枪,小治疗枪治疗深度 20—30 mm,大治疗枪治疗深度 50—70 mm。

评价方法:治疗前后视觉模拟评分(VAS)评价疗效,部分患者治疗前后进行软组织超声检查。

阿是超声治疗仪的最大输出功率为 10 W,频率为 0.8 MHz,临床的初步观察显示该治疗仪治疗软组织疼痛有较好的疗效。但在治疗方法、治疗剂量及临床疗效方面还需要严密的科学研究。

六、题为"高强度聚焦超声治疗对缓解胰腺癌疼痛疗效观察"(2014 年 3 月发表于《肝胆胰外科杂志》,第 26 卷第 2 期)

目的:观察经 HIFU 术后胰腺癌疼痛患者的疼痛缓解情况,评价 HIFU 消融治疗对缓解胰腺癌疼痛的安全性和有效性。

方法:选取 2011 年 3 月至 2013 年 3 月共收治的中晚期胰腺癌患者 60 例,取术前和术后第 1、7、15、30 天为时间节点,对患者 HIFU 术前、术后进行疼痛前后评分,然后用统计学方法分析 HIFU 术前术后各指标的变化有无差异。采用重庆海扶公司研制的 JC－200 型高强度超声肿瘤治疗设备。设备主要参数:频率 0.8 MHz,治疗声功率 250—350 W,治疗时间 25.0—58.3 min,术前常规口服缓泻剂,术区皮肤脱气脱脂,术中治疗区皮肤浸泡在循环脱气水中,术后给予术区冰袋冷敷预防皮肤烧伤。

结果:疗效评价:血浆 PGEA、CGRP 与术前比较,术后第一天 PGEA、CGRP 的浓度上升($P<0.05$),术后第 7 天、15 天、30 天下降($P<0.05$)。疼痛评分的变化分析:60 例中晚期胰腺癌患者经 HIFU 术后,疼痛消失 18 例(18/60,30%),减轻 39 例(39/60,65%),疼痛无明显变化 2 例(2/60,3%),疼痛加重 1 例(1/60,2%),疼痛缓解有效率达 95%,与术前相比术后 VAS 评分下降,患者疼痛症状获得缓解($P<0.05$)。

讨论:HIFU 消融是一种姑息性的减瘤治疗方法,能有效缓解疼痛症状、改善患者生活质量,同时能增强放、化疗效应,还能增强患者免疫力、延缓胰腺肿瘤进展速度,延长患者生存时间。

七、题为"高强度聚焦超声治疗不能手术胰腺癌的 1 年生存分析:中国和保加利亚的多中心临床研究"(2015 年发表于《重庆医科大学学报》第 40 卷第 3 期)

目的:通过多中心临床研究分析 HIFU 治疗不能手术胰腺癌的 1 年生存情况。

方法:2013 年 1 月到 2014 年 1 月,中国和保加利亚的不能手术的胰腺癌患者 32 例,男/女=20/12,年龄 41—81 岁,胰腺癌病灶最大径 20—60 mm,远处转移/无转移患者 18/14例。接受 HIFU 或化疗。记录术后并发症,疼痛变化和生存情况。使用 Kaplan-Meier 法计算总生存率和中位生存时间,比较化疗与否、是否发生远处转移的患者生存率有无差异。

结论:中国和保加利亚的不能手术胰腺癌患者均能安全完成 HIFU 治疗,1 年生存率和中位生存时间优于其他非手术治疗手段。辅助化疗能增加生存效益,远处转移是预后不良因素。

设备条件:JC 型 HIFU 系统由重庆海扶医疗科技股份有限公司生产。技术参数:治疗频率为 0.85 MHz,最大治疗深度为 135 mm,最大治疗声功率为 400 W,点扫描。

八、题为:"不同声功率聚焦超声治疗中晚期胰腺癌近期疼痛评价及生存分析"(2019 年 4 月发表于《中国超声医疗杂志》第 35 卷第 4 期)

目的:探讨不同声功率聚焦超声治疗中晚期胰腺癌近期疼痛疗效及生存时间。

方法:57 例经 HIFU 治疗的胰腺癌患者,依据声功率分成低剂量组($\leqslant$90 W)、中剂量组(91.2—106.8 W)、高剂量组($\geqslant$108 W),比较治疗前及治疗后 1 个月功能状态评分(KPS)、疼痛数字评分(NRS)的变化,对比分析三组生存时间的差异,以及与疼痛缓解的关系。

结果:(1) 治疗后全组 KPS 评分未见提高($P\approx0.077$),NPS 评分较前下降($P=0.000$);(2)中、高剂量组疼痛缓解较低剂量组显著($P=0.016$、0.027),中剂量组缓解疼痛非劣效于高剂量组($P=0.507$);(3) 三组中位生存期分别为 2.5、3.4、7.33 个月,高剂量组较中、低剂量组有显著的生存获益($P=0.019$、0.037),但中剂量组较低剂量组无生存获益优势($P=0.521$)。

仪器概要:采用上海爱申医疗科技股份有限公司生产的 HI-FUNIT9000 系列聚焦超声肿瘤治疗系统。选择 1、5、6 号换能器(应指 1、5、6 号换能片,该换能器共有 6 个换能片,现只取 3 片)。按照点—线—面—体的辐照方式对肿瘤施行三维立体适形辐照(该机器即使6 个换能片全用,也将有栅瓣出现,现只选用了 3 个换能片,栅瓣将更大,聚焦特性将更差)。

结论:HIFU 治疗中晚期胰腺癌安全可行,在治疗时间一致的情况下,中、高剂量声功率(可能指中、高声功率下的剂量)可明显延长患者生存时间。

第 27 章 南京海克医疗设备有限公司《HIASFU 原型样机技术要求》HKSFU-1D 型 高强度有源自聚焦超声治疗系统

一、产品型号/规格及其划分说明

1.1 产品型号

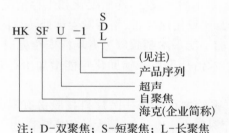

注：D-双聚焦；S-短聚焦；L-长聚焦

1.2 产品分类

1.2.1 HKSFU－1D 型高强度有源自聚焦超声治疗系统(以下简称 HIASFU 治疗系统)的超声输出波形分为连续波和脉冲调制波

1.2.2 换能器结构为有源自聚焦型(自然聚焦已知型)

1.2.3 根据对防电击的类型和防电击的程度，HIASFU 治疗系统属Ⅰ类 B 型应用部分

1.2.4 HIASFU 治疗系统外壳防护等级属 IPX0

1.3 HIASFU 治疗系统的主要组成

1.3.1 主机(治疗头；动态热平衡声耦合装置；射频功率发生器；有源自聚焦超声换能器；移位、测位、定位装置；图像监测装置；机架等)

1.3.2 控制装置(控制台)

1.3.3 患者承载装置(治疗床)

1.3.4 水温可控的除气水处理装置

1.3.5 工程控制软件与临床病种特性紧密交集的治疗计划系统(TPS)软件

二、性能指标

2.1 HIASFU 治疗系统的工作条件

除非在随机文件中另有允许环境条件的说明，本技术要求适用于安装、使用在下列

环境：

2.1.1 环境条件

（1）环境温度 10—30 ℃；

（2）相对湿度 30％—75％；

（3）大气压力 700—1 060 hPa。

2.1.2 供电电源

（1）相数：3 相，4 线；

（2）电压：380 V±20 V；

（3）频率：50 Hz±1 Hz；

（4）容量：≥8 kVA；

（5）内阻：≤1 Ω。

2.1.3 自来水供水条件

自来水供水压力应不低于 0.2 MPa。

2.2 性能指标

2.2.1 声场特性

条款	检验项目			技术要求	单位
声场特性 2.2.1	声焦距 允许偏差：标称值±15% 2.2.1.1	短焦 SR150		150×(1±15%)	mm
		长焦 SR180		180×(1±15%)	
	焦域尺寸 允许偏差： 标称值±10% 2.2.1.2	焦域横 向尺寸 X、Y	短焦 R150	−3 dB	1.80×(1±25%)	mm
				−6 dB	2.50×(1±25%)	
			长焦 R180	−3 dB	1.80×(1±25%)	
				−6 dB	2.50×(1±25%)	
		焦域纵 向尺寸 Z	短焦 SR150	−3 dB	11.00×(1±25%)	
				−6 dB	15.00×(1±25%)	
			长焦 SR180	−3 dB	11.00×(1±25%)	
				−6 dB	15.00×(1±25%)	
	最大旁瓣级 2.2.1.3	短焦 SR150	X	≤−9	dB
			Y		
		长焦 SR180	X		
			Y		
	轴向次极大值 2.2.1.4	短焦 SR150		≤−9	dB
		长焦 SR180			
	焦域内时间平均声强的空 间平均值 I_{SAL} 2.2.1.5	短焦 SR150	−3 dB 区域	≥13 000	W/cm²
			−6 dB 区域	≥10 000	
		长焦 SR180	−3 dB 区域	≥22 000	W/cm²
			−6 dB 区域	≥16 000	

说明：短焦是 SR150 换能器；长焦是 SR180 换能器。

2.2.1.1 声焦距 F_{pres}

自聚焦换能器声焦距标称值长焦为 180 mm，短焦为 150 mm。实际声焦距与标称声焦距的偏差应不超过标称值的 ±15%。

2.2.1.2 焦域尺寸

焦域横向尺寸标称值长、短焦 −3 dB 均为 1.8 mm×(1±25%)，−6 dB 均为 2.5 mm×(1±25%)；焦域纵向尺寸标称值长、短焦 −3 dB 均为 11 mm×(1±25%)，−6 dB 均为 15 mm×(1±25%)。

2.2.1.3 最大旁瓣级

最大旁瓣声压幅度应比焦点声压幅度低 9 dB 以上。

2.2.1.4 轴向次极大值

轴向次极大声压值应比焦点声压低 9 dB 以上。

2.2.1.5 焦域内时间平均声强的空间平均值 I_{SAL}

最大声功率条件下，焦域内时间平均声强的空间平均值 I_{SAL} 的最大值：长焦（$f=0.73$ MHz）：在焦域峰值声强的 −3 dB 区域应不低于 22 000 W/cm²，在焦域峰值声强的 −6 dB 区域应不低于 16 000 W/cm²；短焦（$f=0.69$ MHz）：在焦域峰值声强的 −3 dB 区域应不低于 13 000 W/cm²，在焦域峰值声强 −6 dB 区域应不低于 10 000 W/cm²。

2.2.1.6 焦点、焦域声强增益要求

焦点声强增益：$K_{I(0\ dB)} = \xi_0\ S_M\ f^{-2} = 1.5 \times 10^4 \times (1 \pm 15\%)$；

焦平面 −6 dB 焦域声强增益：$K_{I(-6\ dB)} = \xi_{(-6\ dB)}\ S_M\ f^{-2} = 8.4 \times 10^3 \times (1 \pm 15\%)$。

注：$K_{I(0\ dB)}$、$K_{I(-6\ dB)}$ 无量纲，表述与 f 相关的焦域声强增益。

2.2.2 超声工作频率

超声工作频率范围为 0.4—1.6 MHz，实际工作频率最大偏差应不超过标称值的 ±15%。

2.2.3 超声功率控制

超声功率应可控，可控的最小值与最大值之比应不大于 20%；

设备最大输出功率为 1 800 W×(1±25%)。

2.2.4 测位装置

采用 B 超作为测位装置。

2.2.4.1 该 B 超的主要技术性能：图像分辨力（侧向分辨力和轴向分辨力）、几何位置精度（横向和纵向）、盲区应达到 YY/T 0162.1—2009 中 B 挡的相应规定。

2.2.4.2 探测深度符合下表要求。

探头标称频率/MHz	探头类型	侧向分辨力/mm	轴向分辨力/mm	盲区/mm	最大探测深度/mm	几何位置精度	
						横向	纵向
3.5	$R \geqslant 60$ mm 凸阵	≤2(深度≤60)	≤1 (深度≤60)	≤5	≥180	≤5%	

2.2.5 定位装置

治疗头坐标（X_Z, Y_Z, Z_Z）与治疗床坐标（X_C, Y_C, Z_C）符号的意义见附录 F 中的图 F1。

2.2.5.1 直线运动的数字显示

直线运动的数字显示应以毫米为单位，处于下列位置时，读数最小；

换能器和患者承载装置(治疗床)处于最低端;

距离主机立柱最远端;

面对主机立柱左方最远端。

2.2.5.2　治疗头三维运动(X_z, Y_z, Z_z)的轴向移动范围及累积偏差

治疗头平面(X_z, Y_z)移动范围不小于 150 mm×150 mm[(±75 mm×(±75 mm)];全程移动累积偏差应不大于 ±2 mm。

沿声束轴(Z_z)的移动范围应不小于 100 mm;全程移动累积偏差应不大于 ±2 mm。

2.2.5.3　治疗床床面三维运动(X_C, Y_C, Z_C)的轴向移动范围

床面的 X_C 轴向移动范围应不小于 600 mm;

床面的 Y_C 轴向移动范围应不小于 300 mm;

床面(不包括床垫)距治疗头下端面应不小于 150 mm,升降范围应不小于 300 mm。

2.2.5.4　定位精度

由 B 超引导的目标标记与实际焦点的位置偏差应不大于 2 mm。

标称移动距离与实际移动距离的偏差应不大于 1 mm。

2.2.6　患者承载装置(治疗床)的刚性及床面制动阻力

治疗床的床面在 160 kg 均匀载荷下,床面形变应不大于 2.5 mm;

从 40 kg 均匀载荷开始逐级递增,每增加 40 kg,床面形变应不大于 0.5 mm;

治疗床面的制动阻力应不低于 100 N。

2.2.7　外观和结构

2.2.7.1　外观应整齐、色泽均匀,无伤痕、划痕等缺陷;

2.2.7.2　控制和调节机构应灵活可靠,紧固部位无松动;

2.2.7.3　橡胶、塑料件应无起泡、开裂、变形现象;

2.2.7.4　水槽、水囊及介质水连接管路应无渗漏现象。

2.2.8　指示仪表

指针式电压表、电流表的精度应不低于 2.5 级;以毫米为单位的长度显示,分辨力应不差于 0.1 mm;以摄氏度为单位的温度显示,分辨力应不差于 0.1 ℃。

2.2.9　水处理装置

2.2.9.1　介质水的温度应在 22—38 ℃范围内。

2.2.9.2　介质水氧溶量应不超过 4 mg/L。

2.2.10　治疗效果的实时评估

系统应具有每次超声治疗前后用于评估治疗效果(即产生组织凝固性坏死)的参考信息,包括治疗前信息和治疗后信息。

2.2.11　针对每一个换能器,在出厂随机文件中应公布下列参数

(1)最大输出声功率;

(2)声工作频率;

(3)声焦距;

(4)焦域横向尺寸,焦域纵向尺寸;

(5)最大输出声功率条件下的焦域最大声强及偏差;

(6)最大旁瓣级及其相对于焦域的位置;

（7）轴向次极大值及其相对于焦域的位置。

2.3 电气安全要求

本产品电气安全应符合 GB 9706.1—2007《医用电气设备第 1 部分：安全通用要求》、YY 0709—2009《医用电气设备第 1—8 部分：安全通用要求并列标准：通用要求，医用电气设备和医用电气系统中报警系统的测试和指南》、GB9706.15—2008《医用电气设备第 1 部分：通用安全要求并列标准：医用电气系统安全要求》的要求。

2.4 电磁兼容要求

应符合 YY0505—2012 的相关要求。

2.5 环境试验要求

HKSFU 治疗系统的环境试验应按 GB/T 14710—2009 中使用条件 3.1.a 规定的方法及程序执行。

根据 YY0592—2016 的规定，本设备整体环境试验不可行，因此工作条件下的气候环境试验和机械环境试验可以不进行，只对关键部件进行贮存试验，试验后组装，再检查整机工作是否正常。

环境试验要求规定

试验要求				检测项目	
试验项目	试验条件	持续时间/h	恢复时间/h	中间检测	最后检测
低温贮存	−20 ℃	4	4	—	2.2.2 2.2.3
高温贮存	55 ℃	4	4	—	
湿热贮存	40 ℃ 93％±3%	48	24	—	

注：最后检测项目 2.2.3 中只测其最大声功率。

2.6 治疗效果评估功能
2.7 制造商应公布的信息

三、检验方法

3.1 检验环境

3.1.1 环境条件
同 2.1.1。

3.1.2 电源条件
同 2.1.2。

3.1.3 供水条件
同 2.1.3。

3.2 性能指标检验

3.2.1 声场特性检验

3.2.1.1 声焦距检验

应在换能器发射声功率不大于 200 W 条件下进行；试验结果是声压相对值，故试验用的水听器可以不经标定。

水听器的声束轴应与换能器声束轴共轴，并与 Z 轴平行。精细调节水听器和换能器的相对位置,水听器敏感面接收的最大声压位置即为声焦点。

用示波器测得敏感面在焦点处的水听器接收脉冲滞后于发射脉冲的时间并减去水听器导声杆的传导时间,然后乘以水中声速,即为声焦距 $F_{pres}(F_{HM})$。

不同温度下的水中声速

水温/℃	21	22	23	24	25	26	27	28	29
声速/(m·s⁻¹)	1 485.7	1 488.62	1 491.49	1 494.28	1 497.00	1 499.64	1 502.20	1 504.69	1 507.10
水温/℃	30	31	32	33	34	35	36	37	38
声速/(m·s⁻¹)	1 509.4	1 511.7	1 513.9	1 516.0	1 518.1	1 520.1	1 522.0	1 523.9	1 525.8

注:上表数据来源于"超声手册"。

3.2.1.2　焦域尺寸检验

移动换能器,分别沿 X、Y、Z 三轴方向扫描,根据查扫的各点相对声压幅度,计算各相对于声焦点声压幅度的比值,获取声场特性曲线。

焦平面上查扫的边界应足够大,使查扫边界之外任何部分的信号电平至少低于峰值信号 26 dB。

将测得的各点声压绘制成 $-3\,dB$ 和 $-6\,dB$ 等声压线,按式(1)计算声压聚焦面积的平均直径 D,即焦域横向尺寸。

$$D = 0.5(d_X + d_Y) \tag{1}$$

式中:d_X 为 X 轴方向上测得的 $-3\,dB$ 宽度或 $-6\,dB$ 宽度;d_Y 为 Y 轴方向上测得的 $-3\,dB$ 宽度或 $-6\,dB$ 宽度。

如果 X 方向与 Y 方向的宽度偏差小于 10%,则认为焦域横截面基本是对称圆,其平均直径为 D。

如果 X 方向与 Y 方向的宽度偏差大于 10%,则应取横截面最大尺寸,建立新的坐标系 $X'Y'$(图 1),其平均直径按式(1)估算。

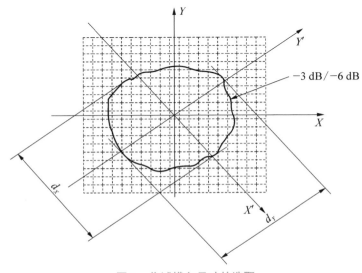

图 1　焦域横向尺寸的选取

沿声焦点的声束轴向两侧查找,焦点声压-3 dB/-6 dB 的最远端点之间距离,即焦域纵向尺寸。

3.2.1.3　最大旁瓣级检验

将 3.2.1.1 和 3.2.1.2 测试结果绘制出 X、Y(或 X'、Y')方向声压分布曲线,确定声场旁瓣位置,计算最大旁瓣级。

3.2.1.4　轴向次极大值检验

将 3.2.1.1 和 3.2.1.2 测试结果绘制出 Z 方向声压分布曲线,确定轴向次极大值位置,计算轴向次极大值。

3.2.1.5　焦域内时间平均声强的空间平均值 I_{SAL} 检验

按附录 C 方法测试,测算出超声总功率(实测 5 次取平均值),再按附录 D 的方法通过焦域横截面声压分布图(应至少测量至比焦点声压低 26 dB 以上处),计算-3 dB/-6 dB 宽度上的声压平方积分占全部声压平方积分的比例,然后用此比例计算出-3 dB/-6 dB 聚焦横截面上的超声功率,最后计算出对应于-3 dB/-6 dB 宽度空间范围内的焦域声强 I_{SAL},即焦域内时间平均声强的空间平均值。

3.2.1.6　焦点、焦域声强增益检验

根据焦平面声场测试数据,以及换能器结构参数、工作频率,由本公司设计的 R_d-ξ_d-d 关系软件可以从以下关系式求出相应换能器的焦域声强增益。

$$K_{I(0\ dB)} = \xi_0 S_M K_{I(-XdB)} = \xi_{-X_{dB}} S_M$$

式中:S_M 为换能器有效发射面积;$\xi_{-X\ dB}$ 为焦平面上$-X$ dB 宽度范围内的声强增益系数;$K_{I(-X\ dB)}$ 为焦平面上$-X$ dB 宽度范围内的空间平均时间平均声强增益。

3.2.2　超声工作频率检验

以频率计检测工作频率;频率不稳定度按每小时检测一次进行考核,求其相对标准偏差。

3.2.3　超声功率控制检验

实际操作,测出超声输出辐射力的最小值和最大值,根据附录 C 二、超声功率的计算中所列公式计算超声功率,并据此计算控制比例。

3.2.4　测位装置检验

查看 B 超图像监测诊视系统生产厂提供的产品合格证书。

3.2.5　定位装置检验

3.2.5.1　直线运动的数字显示检验

检查治疗头和治疗床处于 2.2.5.1 所指位置时读数是否最小。

3.2.5.2　治疗头三维运动(X_z,Y_z,Z_z)移动范围及累积误差检验用通用量具检验。

3.2.5.3　治疗床床面三维运动(X_c,Y_c,Z_c)的轴向移动范围检验用通用量具检验。

3.2.5.4　X、Y 定位精度检验

按 YY0592—2016 中 6.8.2 方法进行。

注:测定反射体采用 B 超图像;测定熔点的移动距离取 15 mm;测定的偏差值取与期望值的平均绝对偏差。

应使用被测设备的三维定位系统、测位装置来进行,步骤如下:

(1) 将厚约 3 mm 的有机玻璃板固定在声压焦平面上,该板中心有十字标记,在标记中心放置一个能被 B 超探测到的反射体。

(2) 操作三维定位系统将反射体的图像与定位标记重合,设定此时治疗头的坐标值: $X_z = Y_z = 0$,此时可将反射体移出。

(3) 分别沿 X、Y 轴向移动治疗头,依次在下列各点 $(-15,0)$、$(15,0)$、$(0,-15)$、$(0,15)$ 以合适的声功率打出最小可见熔点。

(4) 取出有机玻璃板以通用量具测量 $(-15,0)$、$(15,0)$、$(0,-15)$、$(0,15)$ 四个熔点中心与标记中心的距离,计算其平均绝对偏差。

(5) 以通用量具测量同一轴向相邻两熔点中心之间距,计算该间距和标称间距的平均绝对偏差。

3.2.5.5　Z 轴定位精度的检验

检验步骤如下:

(1) 取长、宽、厚为 50 mm、50 mm、3 mm 方形薄有机玻璃板多块;

(2) 将三块有机玻璃板分次做 Z 轴不同高度的定位精度检验;

(3) 每次取一块有机玻璃板置于声场中,尽可能使换能器声束轴与有机玻璃板平面垂直,在有机玻璃板中心放置一个可被 B 超探测到的尽量小的反射体标记物;

(4) 操作定位装置,使反射体标记物与 B 超定位标记重合后取出反射体标记物;

(5) 以合适的声功率打出有机玻璃板最小可见熔点;

(6) 由于三块有机玻璃板在定位精度检验前可精确设定放置不同已知的高度[例如: $(30,0)$,$(-30,0)$],从而可精确判定 Z 轴的定位精度;

(7) Z 轴定位精度的平均绝对偏差应 $\leqslant \pm 5$ mm。

3.2.6　患者承载装置(治疗床)的刚性及床面制动阻力试验

(1) 在患者承载装置床面均匀载荷 40 kg,以 40 kg 分级,逐级递增到 160 kg,在床面中心部位放置千分表测量每级载荷下床面高度的形变量。

(2) 弹簧测力计测试制动阻力。

3.2.7　外观检查

用目测观察和操作来检查应符合要求。

3.2.8　指示仪表检查

由目测检验。

3.2.9　介质水温度和氧溶量检验

(1) 介质水温度检验

用通用量具温度计检验。

(2) 介质水氧溶量试验

用溶氧测试仪检验。

3.3　电气安全要求检验

按 GB 9706.1—2007、YY 0709—2009、GB9706.15—2008 要求的方法进行试验,结果应符合 2.3 的要求。

3.4　电磁兼容要求检验

按 YY 0505—2012 要求的方法进行试验,结果应符合 2.5 的要求。

3.5 环境试验要求检验

按 2.5 试验要求进行,试验后整机工作应正常。

3.6 声功率及声场特性测试仪器和设备

参见附录 B。

四、术语和定义

GB/T 3947、GB/T 16540、GB/T 19890 确立的以及下列术语和定义适用于本技术要求。

4.1 高强度有源自聚焦超声治疗系统(High Intensity Active Self-focused Ultrasound Therapy System)

由径向极化的球冠形或球台形电声变换元件直接作为超声辐射器,辐射器表面即波阵面的高强度自聚焦超声源,发出的超声通过传声媒质后,以人体正常组织可接受的声强透过患者体表及体内声通道正常组织,将超声能量聚焦在肿瘤的靶组织上,致其变性达到目标的治疗系统,简称 HIASFU 治疗系统。

4.2 脉冲声压(Pulse Sound Pressure)

声场中特定点上瞬时声压平方的时间积分与脉冲持续时间的比值的平方根。符号:p_{SPP};单位:帕,Pa。

4.3 脉冲声压平方积分(Pulse-Sound Pressure-Squared Integral)

声场中特定点瞬时声压的平方在整个声脉冲波形内的时间积分。单位:帕二次方秒,$Pa^2 \cdot s$。

4.4 声强(Sound Intensity)

声场中某点处,与声传播方向垂直的单位面积上在单位时间内通过的声能称为瞬时声强。在稳态声场中,声强为瞬时声强在一定时间内的平均值。符号:I;单位:瓦每平方米,W/m^2。

4.5 空间峰值声强(Spatial Peak Intensity)

声场中或某一指定平面上的时间平均声强的最大值。符号:I_{sp},I_{spta};单位:W/cm^2。

4.6 时间平均声强(Temporal Average Intensity)

声场中特定瞬间声强的时间平均值。除非有特殊规定,取平均的时间(瞬间)为声重复周期的整数倍。符号:I_{ta};单位:W/cm^2。

4.7 空间平均、时间平均声强(Spatial-Average Temporal-Average Intensity)

在声场中某一指定面上的空间平均、时间平均声强。符号:I_{sata};单位:W/cm^2。

4.8 声束轴(Sound Beam Axis)

通过两个平面各自的脉冲声压平方积分的形心(或声束中心点)的连接直线。第一个平面处于声焦平面所在的位置(即包含最大脉冲声压平方积分的平面),或处于夫琅禾费(Fraunhofer)聚焦区中包含单一主瓣的平面;第二个平面处于尽量远离第一个平面并与之平行的实际可测位置,同时带有与用于第一个平面相同的两条正交扫描线(X 轴和 Y 轴)。

注:此定义适用于聚焦换能器,而 GB/T 16540—1996 的 3.6 中声束准直轴的定义更适用于非聚焦换能器。

4.9　声压焦点(Pressure Focus)

整个声场中最大脉冲声压平方积分所在的位置。

注:在连续波条件下,为声场中声压最大有效值(空间峰值时间平均声强)所在的位置。

4.10　声压焦平面(Pressure Focal Surface)

包含声压焦点并垂直于声束轴的平面。

4.11　声压焦域(Pressure Focal Region)

包含声压焦点且比声压峰值(0 dB)低 3 dB/6 dB/9 dB(或称−3 dB/−6 dB/−9 dB)的界面所围成的空间体。

4.12　声压聚焦面积(Pressure Focal Area)

在声压焦平面上,围绕声压焦点且在声压峰值(0 dB)−3 dB/−6 dB/−9 dB 的界线所围成的面积。单位:平方毫米,mm^2。

4.13　焦域横向尺寸(Transverse Size of Focal Region)

在声压焦平面上,X 轴和 Y 轴上各自穿过上述规定声压值焦域的两端点之间的距离。单位:毫米,mm。

4.14　焦域纵向尺寸(Longitudinal Size of Focal Region)

在声束轴线上,纵向穿过比焦点声压低 3 dB/6 dB/9 dB(或称−3 dB/−6 dB/−9 dB)轴向焦域的两端点之间的距离。单位:毫米,mm。

4.15　主瓣(Main Lobe)

声压焦平面的声压分布中,包含脉冲声压平方积分最大值的波瓣。

4.16　旁瓣(Side Lobe)

声压焦平面上的声压分布中,除了主瓣以外的所有波瓣。

4.17　最大旁瓣级(Maximum Side Lobe Level)

用分贝表示的旁瓣声压最大值与主瓣声压最大值的比值。单位:分贝,dB。

4.18　轴向次极大值(Axial Secondary Maximum Level)

用分贝表示的轴向次极大声压与声轴声压最大值的比值。单位:分贝,dB。

4.19　测位装置(Localization Device)

用于确定靶组织空间位置并在治疗过程中进行监控的医学影像设备及相关装置。

4.20　目标位置(Target Location)

以某种定位标记向操作者提供的靶组织预定位置。

4.21　定位装置(Positioning Device)

通过调节患者体位或超声源空间位置,将靶组织与目标位置相重合的装置。

4.22　治疗头(Treatment Head)

由换能器和将超声作用于患者病灶的相关部件构成的组件。

4.23　声焦距(Pressure Focal Length)

换能器有效辐射面至声压焦点的距离。一般可用敏感面在声压焦点处水听器接收到的声压信号与聚焦换能器发射信号之间的声程差来表示。符号:F_{pres};单位:毫米,mm。

4.24　电磁兼容性(Electromagnetic Compatibility,EMC)

设备或系统在其电磁环境中能正常工作且不对该环境中任何事物构成不能承受的电磁

骚扰的能力。

五、检验规则

5.1 HKSFU 治疗系统由本公司质量检验部门进行检验,合格后附合格证方可出厂

5.2 检验分出厂检验和型式检验两类

5.2.1 出厂检验

(1)逐台检验;

(2)检验项目按下表的规定进行,检验中如主要性能有一项不合格,或一般性能有两项不合格,该台产品不得出厂。

出厂检验、型式检验项目

检验项目分类	主要性能	一般性能
出厂检验项目	2.2.1.1 2.2.1.2 2.2.1.3 2.2.1.4 2.2.1.5	2.2.2 2.2.3 2.2.7 2.2.6 2.2.8
型式检验增加项目	2.3	2.2.9

5.2.2 型式检验

(1)下列情况之一应进行型式检验:

①新产品投产;

②设计工艺或材料有重大改变可能引起安全或技术性能改变;

③产品长期停产后再恢复生产;

④国家监督管理部门提出要求。

(2)型式检验的数量为一台,检验样品应从出厂检验合格的批中随机抽取。

(3)型式检验项目按上表的规定进行,检验中主要性能有一项不合格,或一般性能有两项不合格,该台产品应重新整理。经重新整理后若仍不合格,则判该台型式检验不合格。

六、标志、包装、运输、贮存

6.1 产品标志

产品在适当的明显位置应有下列内容的标志:

(1)制造厂名;

(2)产品及装置名称、型号、分类;

(3)使用电源的电压、频率、功耗;

(4)出厂编号、出厂日期。

6.2 包装标志

包装上应有下列标志:

(1)制造厂名称和厂址;

(2)产品名称、型号、数量;

(3)质量、体积(长×宽×高);

(4)产品批准文号;

(5)"易碎物品""向上""怕湿""怕热"等字样或标志,标志图形应符合 YY0466—2003 的有关规定,箱上的字样和标志应保证不因为历时较久而模糊不清。

6.3　随机文件

产品出厂时,包装箱内应包括下列随机文件:

(1) 装箱单、随机备件、配件清单;

(2) 合格证、保修单;

(3) 使用说明书,应包含临床剂量设置与超声发射功率、焦平面与声轴方向声场特性计量学事项。

6.4　运输

由合同规定,但应避免雨雪淋溅和机械碰撞。

6.5　贮存

产品存放的仓库应干燥、通风良好,环境温度-5—$+40$ ℃,相对湿度小于 80%,室内应避免强烈日光及其他会引起腐蚀的气体。

附录 A

规范性引用文件

下列文件中的条款通过本技术要求的引用而成为本技术要求的条款。凡是注日期的引用文件，其随后所有的修改单（不包括勘误的内容）或修订版均不适用于本技术要求；凡是不注日期的引用文件，其最新版本适用于本技术要求。

GB 4208—2008	外壳防护等级（IP 代码）
GB9706.1—2007	医用电气设备 第 1 部分：安全通用要求
GB/T 5013.1—2008	额定电压 450/750 V 及以下橡皮绝缘电缆 第 1 部分：一般要求
GB/T 191—2008	包装储运图示标志
GB/T 3947—1996	声学名词术语
GB/T 14710—2009	医用电气环境要求及试验方法
GB/T16540—1996	声学在 0.5—15 MHz 频率范围内的超声场特性及测量 水听器法
GB/T19890—2005	声学 高强度聚焦超声（HIFU）声功率和声场特性的测量
GB/T20249—2006	声学 聚焦超声换能器发射场特性的定义与测量方法
YY0592—2016	高强度聚焦超声（HIFU）治疗系统
YY0505—2012	医用电气设备 第 1—2 部分：安全通用要求 并列标准：电磁兼容 要求和试验
YY/T 0466.1—2016	医用器械用于医疗器械标签、标记和提供信息的符号 第 1 部分：通用要求
YY0076—1992	金属制件的镀层分类技术条件
YY/T 0162.1—2009	医用超声设备档次系列 第 1 部分：B 型超声诊断设备

新增：

GB/T 25000.51—2016	系统与软件工程 系统与软件质量要求和评价（SQuaRE）第 51 部分：就绪可用软件产品（RUSP）的质量要求和测试细则
GB 9706.15—2007	医用电气设备 第一部分：安全通用要求 并列标准：医用电气系统安全要求
GB 9706.9—2008	医用电气设备 第 2—37 部分：超声诊断和监护设备安全专用要求
GB 10152—2009	B 型超声诊断设备
YY0709—2009	医用电气设备 第 1—8 部分：安全通用要求 并列标准：通用要求 医用电气设备和医用电气系统中报警系统的测试和指南

附录 B(资料性附录)

测量系统的要求

一、辐射力天平系统的要求

1.1　靶的要求

采用吸收靶,要求吸收靶的声压反射系数≤5%(即回波衰减≤−26 dB),声压透射系数≤10%。靶面积对应的最小尺寸应大于所截取平面内−26 dB声束宽度的1.5倍。

1.2　靶的支撑(或悬吊)要求

靶的支撑(或悬吊)要有足够的稳定性,测试时靶体水平位移应足够小(理论上靶体水平位移造成的测试系统偏差应≤1%)。应保持靶面垂直于声束轴。

1.3　测力系统

测力系统采用电子天平,测量精密度为 10^{-3} N(0.1 克力)。

二、用于相对声场分布测量的水听器要求

2.1　水听器敏感元件的尺寸要求

水听器敏感元件的表面半径应≤0.6 mm。

2.2　水听器的线性度

水听器的声压非线性度失真应不超过10%。

2.3　水听器的指向性

在声工作频率下,相对于声轴方向上声压−6 dB的主波束宽≥70°。

2.4　水听器的灵敏度

水听器电缆末端的自由场电压灵敏度不低于 10 nV/Pa。

三、测量水槽的要求

3.1　用于测量聚焦声束功率的水槽系统

如图 B1 所示,用电子杠杆天平测得吸收靶(靶面朝上)所受的重力方向的水中超声辐射力 F。应用附录 C 的公式(C1),计算出聚焦换能器的超声辐射总功率 P_{A0}。

3.2　用于测量聚焦声场分布的水槽系统

如图 B2 所示,采用水听器脉冲接收法。在显示器能够清晰分辨主信号和回波信号的条件下,测量声压焦点沿 X、Y、Z 三方向的相对声压幅度分布。

四、对介质水水质和除气的要求

4.1　水质的要求

要求采用经过净水处理的自来水。

4.2　水温要求

根据水槽中的水温,确定水中声速,在整个测量过程,水槽中的水温变化应不大于±3 ℃。如水温变化超过±3 ℃,应对水中声速做必要修正,以减小测量误差。

4.3 除气要求

水槽中的水必须经过除气处理,溶氧量应符合 2.2.9.2 的要求。

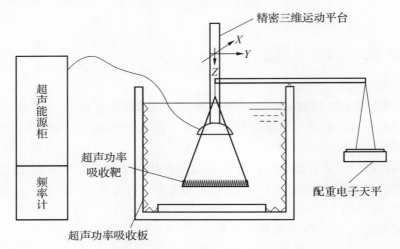

图 B1 辐射力声功率天平测量系统

注:当 HIFU 发射脉冲宽度足够小、脉冲时距足够宽时,测量水槽内壁可无须设置吸收板。

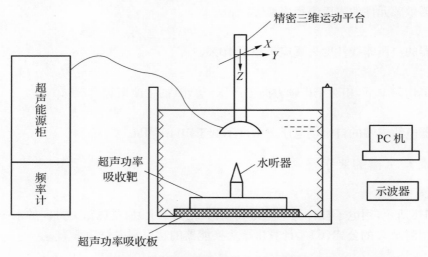

图 B2 用于相对聚焦声场分布的测量系统

注:当 HIFU 发射脉冲宽度足够小、脉冲时距足够宽时,测量水槽内壁可无须设置吸收板。

附录 C（资料性附录）

声功率测量方法

一、超声辐射力的测量

测量超声辐射力采用图 B1 所示装置，超声源声束轴应与重垂线平行。为了避免非线性和声流等对辐射力测量的影响，吸收靶的轴向位置应设置在偏离声焦点靠近声源处。吸收靶应垂直于声束轴，靶心对准声束轴，与换能器或换能器的表面中心的距离不大于 0.7 倍声焦距为宜。测量前吸收靶应浸泡在脱气水中 30 min 以上，仪器预热 15 min 以上。

为减少热漂移的影响，应测量施加超声时与中断超声时天平示值的短时（2—4 s）稳定值，两者之差即为吸收靶所受的法向辐射力 F 与重力加速度 g 的比值 m，单位 kg。

注：当采用杠杆机构时，电子天平测得的力应通过校准力臂比，换算成实际的吸收靶所受的力。

测量中应随时观察吸收靶和换能器表面，及时清除表面出现的小气泡。

二、超声功率的计算（忽略去气介质水的声衰减影响）

声源为中心开圆孔的球台形聚焦单元换能器的声功率计算

$$P_{A0} = \frac{2Fc}{\cos\theta_0 + \cos\theta_i} \tag{C1}$$

式中：P_{A0} 为声功率，单位为 W；c 为水的声速，单位为 m/s；F 为吸收靶所受的重力方向辐射力，单位为 N。$\theta_0 = \arcsin(a_0/F_{HM})$，$\theta_0$ 为球台形聚焦换能器的外孔径半会聚角，单位为度。$\theta_i = \arcsin(a_i/F_{HM})$，$\theta_i$ 为球台形聚焦换能器的中心内孔径半会聚角，单位为度。其中：a_0 为换能器外孔半径，a_i 为换能器内孔半径；F_{HM} 为换能器声焦距。

若声源为无中心孔的球冠形聚焦单元换能器，式（C1）也适用，只是此时 $\cos\theta_i = 1$。

附录 D(资料性附录)

根据焦平面声场测试数据,计算比焦点声压低
3 dB/6 dB 等声压线所围成面积 S_F 上的空间平均、时间平均声强 I_{sata}

未经校准的水听器可在中、低功率条件下做相对声场测试。所有测试数据均归一于焦点声压(声强)。根据测试声场结果的轴不对称程度(焦域横向尺寸 D_x、D_y 值的相对偏差不大于 10% 或大于 10%)及数据,分别由式(D1)—(D4)求得对应的比焦点声压低 3 dB 或低 6 dB 等压线所围面积 S_F 内的归一化 $\tilde{I}_{\text{sata}}$:

$$\tilde{I}_{\text{sata}} = \left(2\pi \int_{S_F} \tilde{I}_r r \,\mathrm{d}r \right) / S_F \tag{D1}$$

$$\tilde{I}_{\text{sata}} = \frac{\tilde{I}_{\text{sata}(-x)} + \tilde{I}_{\text{sata}(+x)} + \tilde{I}_{\text{sata}(-y)} + \tilde{I}_{\text{sata}(+y)}}{4} \tag{D2}$$

$$\tilde{I}_{\text{sata}} = \frac{\sum_{i=1}^{8} \tilde{I}_{\text{sata}i}}{8} \tag{D3}$$

$$\tilde{I}_{\text{sata}} = \frac{\sum_{i=1}^{16} \tilde{I}_{\text{sata}i}}{16} \tag{D4}$$

于是焦平面上 S_F 内的相对归一化声功率为

$$P_{AF} = \tilde{I}_{\text{sata}} \cdot S_F \tag{D5}$$

水听器在焦平面上任一方向的扫描范围应保证扫描范围以外的相对声压(声强)均比焦点相对声压(声强)低 26 dB 以上。这样,对任一方向全扫描范围做拟圆积分,需要时做 n 个方向拟圆积分之和再除以 n。n 可取 2、4、8 等,视声场测试结果的轴不对称程度而定。于是换能器发射的归一化声功率为

$$\tilde{P} = \frac{\sum_{i=1}^{n} \left(2\pi \int_{S_{MA}} \tilde{I}_r \cdot r \,\mathrm{d}r \right)}{n} \tag{D6}$$

式中:r 为焦平面上相对于声轴的径向坐标。$\tilde{I}_r$ 为在坐标 r 的圆上换能器发射的在焦平面上的相对归一化声强,由于拟圆化处理,故声强仅为 r 的函数。D_x 与 D_y 值相对偏差不大于 10% 时,取 $n=4$;D_x 与 D_y 值相对偏差大于 10% 但不大于 20% 时,取 $n=8$;D_x 与 D_y 值相对偏差大于 20% 时,取 $n=16$。

根据已测算得的 $\tilde{P}_{AF}$、$\tilde{P}$、S_F,则聚能比:

$$R_a = \tilde{P}_{AF} / \tilde{P} = \tilde{I}_F S_F / \tilde{P} \tag{D7}$$

并令:

$$\zeta_F = R_a / S_F \tag{D8}$$

由(D7)、(D8)得：

$$\widetilde{I}_F = \zeta_F \widetilde{P} \tag{D9}$$

归一化反演后有：

$$I_F = \zeta_F P \tag{D10}$$

式中：P 为自聚焦换能器实际发射的声功率；I_F 为焦域面积 S_F 内的实际 I_{sata}。

由吸收靶测出的声辐射压(力)并根据聚焦换能器结构参数及声焦距，可测出声源为中心开圆孔的球台形聚焦换能器声功率。用附录 C 中式(C1)求得 P，最后根据已知的 $\zeta_F P$ 由式(D10)求得 I_F。

附录 E(资料性附录)

附录 D 公式的数学依据

一、附录 D 中公式(D1)的依据

(1) 重积分的几何意义:"$V = \int\limits_S f(x,y)\,d\sigma\ [f(x,y) \geqslant 0]$,表示以 D 为底、曲面 $z = f(x, y)$ 为顶的曲顶柱体体积"。式中:$d\sigma$ 表示面积元素,D 表示平面域。

如果曲顶柱体是圆对称的,用极坐标来表示"曲顶柱体体积"的上述积分可表达成:

$$V = \int\limits_S f(r)\,2\pi r\,dr \tag{E1}$$

这是因为平面域 S 是圆平面,故被积函数 $f(x, y)$ 仅为圆半径 r 的函数,可表示为 $f(r)$。同理,面积元素 d 应由 $2dr$ 表示,于是式(E1)成立。

(2) 联系球冠形或球台形自聚焦超声换能器焦平面上的声场分布也是圆对称的,即声强 I 仅为 r 的函数,可表示为 $I(r)$ 或 (I_r)。对 $r = 0$ 归一化的声强 $\tilde{I}$ 也仅为 r 的函数,故也可表示为 $I(r)$(或 I_r),代入式(E1),则有

$$\widetilde{P}_S = 2\pi \int\limits_S \tilde{I}_r r\,dr \tag{E2}$$

式中 $\widetilde{P}_S$ 为焦平面域 S 上的声强归一化声功率。可见,在 S 上归一化的空间平均、时间平均声强可表示为

$$\tilde{I}_{\text{sata}} = \left[2\pi \int\limits_S \tilde{I}_r r\,dr \right] / S \tag{E3}$$

如果所取的 S 是声场主瓣比焦点声强低任何分贝(通常只关心低 3 dB 或低 6 dB)等压线所围的面积 S_F,则式(E3)自然成为

$$I_{\text{sata}} = \left[2\pi \int\limits_{S_F} I_r r\,dr \right] / S_F \tag{E4}$$

式(E4)即为附录 D 中的式(D1)。

二、附录 D 中公式(D2)及其后续公式的根据

根据经典数学的重积分可加性:若 S 分划为 S_1、S_2、$\cdots$、S_n,则

$$\int\limits_S f\,d\sigma = \sum_{i=1}^{n} \int\limits_{S_i} f\,d\sigma$$

实际的聚焦换能器焦平面声场的分布不可能是严格的圆对称。但根据企业标准稿(或 YY 标准)规定,当焦平面上两垂直方向 (x, y) 声焦域实测结果,焦域尺寸相对偏差小于(或

不大于)10％,则认为横截面基本上是对称圆(或圆形对称的)。焦域面积以 S_F 表示。

联系实际,即使满足标准规定的基本圆对称要求,但 $-x$ 和 $+x$、$-y$ 和 $+y$ 的声场分布形态的偏差有时相当明显。故应分别求取 $-x$、$+x$、$-y$、$+y$ 做拟圆积分,分别求得 $-x$、$+x$、$-y$、$+y$ 所代表的拟圆焦域一半面积上的 $\tilde{I}$,分别以 $\tilde{I}_{\text{sata}(-x)}$、$\tilde{I}_{\text{sata}(+x)}$、$\tilde{I}_{\text{sata}(-y)}$、$\tilde{I}_{\text{sata}(+y)}$ 表示。于是基本圆形对称焦域内的 $\tilde{I}_{\text{sata}}$ 根据重积分的可加性可表示为

$$\tilde{I}_{\text{sata}} = \frac{\tilde{I}_{\text{sata}(-x)} + \tilde{I}_{\text{sata}(+x)} + \tilde{I}_{\text{sata}(-y)} + \tilde{I}_{\text{sata}(+y)}}{4} \tag{E5}$$

式(E5)即附录 D 中的式(D2)。

附录 D 中的 d_x、d_y 值相对偏差大于 10％时,建议多测一对或两对互相垂直的轴上的声强分布,并根据其偏差程度来决定多测一对还是两对,分别由附录 D 的式(D3)或式(D4)做数据处理。这样测试和数据处理方法将大大提高非对称声场分布时,焦域声强测试的准确度。显然:

$$\tilde{P}_{AF} = \tilde{I}_{\text{sata}} S_F \tag{E6}$$

即附录 D 中的式(D5)代表了归一化声强下,焦域 S_F 内的归一化声功率。

同理,附录 D 中的式(D6)自然代表了(按接纳我们建议后定稿的国家行业标准规定两垂直方向的声强应测至比焦点声强低 26 dB 以上)被测超声换能器发射的归一化声功率:

$$\tilde{P} = \frac{\sum_{i=1}^{n} \left(2\pi \int_{S_{MA}} \tilde{I}_r r \, dr \right)}{n} \tag{E7}$$

式中:S_{MA} 代表焦平面上"全扫描"范围内的平面域面积;n 值在附录 D 中规定了根据 d_x、d_y 相对偏差的大小来确定;式(D7)—(D10)是以上公式的自然延伸。

所有积分的结果是根据实测数据经三次多项式插值由计算机进行精确数值计算而得。

附录 F（资料性附录）

HIASFU 治疗系统坐标示意图

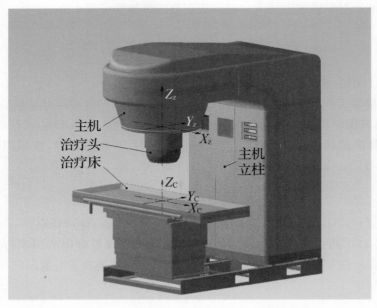

图 F1　HIASFU 治疗系统坐标示意图

第28章 HKSFU-1D 临床与瞬态空化效应的作用

一、HKSFU－1D 大功率自聚焦超声换能器原理示意及焦平面场分布特性

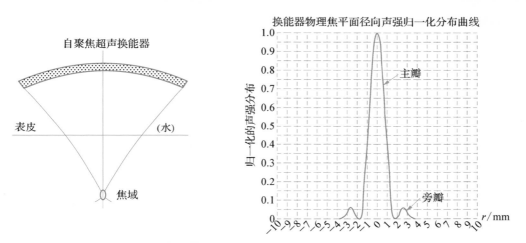

图1 大功率自聚焦超声换能器原理示意及焦平面场分布

二、HKSFU－1D 产生空化效应用于临床的原理

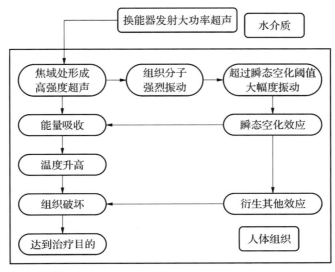

图2 HKSFU－1D 产生空化效应用于临床的原理

三、瞬态空化及其效应的基本概念

（1）超声瞬态空化的发生及其效应是高强超声在液体介质中特有而复杂非线性的声学现象。瞬态空化过程常伴随着许多"神奇"效应。自20世纪90年代以来，由于人们对许多"神奇"效应的深入探讨，推动了国际上声光、声化学、超声医学乃至原子核微聚变（Micro Fussion）反应与声空化效应关系的研究热潮。

（2）当足够强的超声波在液体介质中产生，人们发现在声压幅值远低于液体分子理论键合力（理想液体强度）时，副压相声压即可"拉断"实际液体的分子键，使液体形成微小空腔——空化气泡。若干周波后当空化气泡体积成长至一定尺寸，接踵而来声波的正压相（压缩相）声压使空化气泡急速闭合而崩塌。恰能使液体在副压相产生空化气泡并使其在正压相被压缩崩塌的声压值称为该液体的"超声瞬态空化阈值"。这一过程如图3所示。

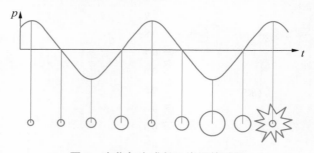

图3　空化气泡成长至崩塌的过程

（3）超声瞬态空化阈值的针对性实验研究。

超声瞬态空化是一个十分复杂又十分重要的前沿课题，也是具有许多重要应用前景、十分有吸引力的课题。我们感兴趣的当然不是液体（如纯净水等）的超声瞬态空化阈值等基础性问题，而是生物组织的超声瞬态空化阈值。这方面的研究虽多，但显然众说纷纭，莫衷一是，有些结论更显模糊，几无参考价值。为此，我们专门做了有针对性和实用性的研究。研究的理论基础是人体中多种器官组织的声学特性可视作"似流体介质"。许多基础性研究得出的结论有普适性，普适于动物与人类。动物与人体中的许多组织类似于液体，可发生超声瞬态空化效应。图4是 HKSFU-1D 在猪离体精肉组织中瞬态超声空化阈值及空化增强热

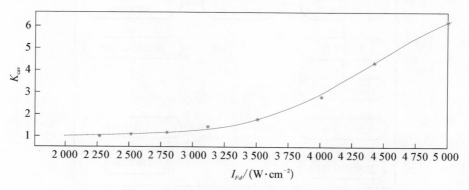

图4　HKSFU-1D 的 I_{Fd}-K_{cav} 的关系曲线

效应的实验结果。图中横坐标为组织内焦域声强 I_{Fd}，纵坐标为对应 I_{Fd} 值时，瞬态空化对焦域温升 ΔT_{Fd} 增强效应的倍数 K_{cav}。由图 4 曲线可见，为使 ΔT_{Fd} 的空化增强倍数 K_{cav} 显著大于 1（例如 ≥ 3），则焦域声强 I_{Fd} 应大于 4 000 W/cm²。瞬态空化并无明确尖锐的"阈值"，但可以看出在现有实验条件下，焦域声强低于 3 000 W/cm² 时，瞬态空化效应的作用可忽略不计。HKSFU-1D 在肝癌患者的临床治疗中充分表明了上述实验结果的可信度与实用性。

四、关于 HIFU 临床理念的争论与现状

（1）十数年来有关 HIFU 临床理念的分歧主要集中在临床剂量要不要利用超声瞬态空化效应问题。虽然，从纯粹的生物医学层面看，包含瞬态空化效应在内的临床剂量将带来很多好处已为学界所共识：①由于瞬态空化焦域组织的特性有利于提高病灶的超声吸收系数，从而使病灶在相同超声能量密度照射下，较之无空化效应的温升成倍提高，即瞬态空化效应使靶区在相同给能条件下获得数倍于无瞬态空化效应靶区的吸收剂量；②先于热效应，空化的机械效应将直接破坏癌细胞；③空化声化学效应——产生靶区高浓度的·OH、·H 等具有细胞毒作用的自由基杀灭癌细胞；④瞬态空化效应可导致靶区组织细胞生物膜结构和功能改变，细胞膜通透性增加，从而使瘤/宿主的优势得以改善，可激发机体免疫系统的抗肿瘤效应。这些都是主张利用瞬态空化效应的正向理由。

（2）不主张（或反对）利用瞬态空化效应的反向理由是：瞬态空化不易控制，从而使临床剂量的不确定度增大，不利于控制临床的安全性，从有利于安全的观点考虑，宁可采用低效率的"纯热剂量"理念，而避免产生瞬态空化。于是采取降低焦域声强度，从而使临床时间大幅增加至无法接受的程度（1 个靶点需 HIFU 发射数十秒乃至百秒的治疗超声）。

（3）由于是否利用瞬态空化效应临床理念的正、反向双方都阐述了各自的理由，表面上看正方的理由更多、更科学，然而，反方的"剂量不确定度"和"不利于安全性"这两点理由几乎可以"两票否定"正方诸多科学论述，这正是反向方的理念成为我国 HIFU 临床延续 20 年主流理念的原因，尽管中国科协和中国生物医学工程学会在《科学发展报告》中曾把"空化效应对形成凝固性坏死的贡献"作为"HIFU 技术亟待突破"的问题之一来提出。若要突破这一问题，则必需正视并深入研究正反双方所提出的看法，特别是反方所指出的理由。为此，我们进行了数以千计的动物（猪）离、活体试验，并上升为理论，做出了比较全面的论证且总结于《HKSFU-1D 型高强度聚焦超声治疗系统技术报告摘要》中。我们研究的结论有 5 点：①不利用瞬态空化效应的 HIFU"纯热剂量"理念，将使临床的有效性与安全性协调空间狭小，"治疗增益比"低，在许多情况下临床的安全性与有效性之间是对抗的。应特别指出，这样的临床理念是不可能使 HIFU 用于无创治疗肋下肝、肾等病灶。②相反，适当利用瞬态空化效应，建立科学的治疗计划系统（TPS）软件，可以使临床剂量的有效性和安全性之间有很宽的协调空间，即有很高的"治疗增益比"，使临床既有效又安全。③由于数倍的空化增强加以 I_{Fd} 数倍至十数倍于通常 HIFU，从而使靶点的超声发射时间只需要零点几秒至 1—2 秒，这不仅使治疗速度成数量级地提高，更由于靶点治疗时间很短，使富血供与乏血供组织的差异性影响"有效热剂量"值的因素降至最低，从而解决了《科学发展报告》中提出的需"突破解决个体间、不同组织间与 HIFU 作用的差异"问题。④瞬态空化效应的利用，使HKSFU-1D 无创地透过肋骨聚焦于肝、肾病灶，实现了《科学发展报告》要求"适应证拓展"

的突破要求。⑤由于瞬态空化形成的"综合热剂量"使 HKSFU‑1D 治疗过的靶区组织对声波具有高反射特性,从而有利于用通常 B 超做临床效果的实时检测。总之,我们经过长期研究与临床实践,已对担忧瞬态空化负面作用的反方给出了可解除担忧的实证,同时对正方所指出的许多正向理由给出部分证实。

（4）由于子宫肌质不属于"似流体介质",故超声空化增强因子 K_{cav} 较小,子宫肌瘤的治疗接近"纯热效应"机制。提高治疗速度、弱化病灶富血供和乏血供差异性的影响、扩大有效性与安全性协调空间提高治疗增益比的方法也只应从两方面着手:①采用自聚焦大功率超声换能器并令其最大发射声功率大于通常 HIFU,加以其优越的聚焦特性,可使 HISFU‑1D 在无空化增强情况下焦点靶区的超声发射时间在小于 3 s 时可使靶区温度升至约 100 ℃,其有效冗余量很大,对富、乏血供肌瘤的差异性不敏感。②由于仍可在短时间使焦域温度升至约 100 ℃,因而通常 B 超即可顺利用于临床实时检测判断疗效,无须如美国与以色列合作研制生产的专用于子宫肌瘤临床的 ExAblate 2000 型 HIFU 所需用的昂贵复杂的磁共振引导测温技术。

（5）美国 Michigan 大学的 Tim Hall 和 Charles Cain,2005 年就开始研究一种低占空比极高声强的纯瞬态空化效应理念用于肿瘤临床的机理。随后研发出用于经皮超声外科 (Ultrasound Surger)的被他们定名为"低成本紧凑型 512 道超声治疗系统"装置。显然,这里声称的"低成本"是相对于美、以产品 ExAblate 2000 而言的,据了解 ExAblate 2000 整机售价为 \$ 500 万。

五、对国外两型 HIFU 的评述

（1）MR guided Focused Ultrasound-ExAblate 2000 型,为了使测温时间尽量缩短,这样不仅使整机价格昂贵,而且即使采用了最高磁场强度的 MR,但测温时间仍需十余秒,再加上每焦点所需的治疗超声发射时间,每点治疗时间约需 20 s,虽比国内 HIFU 所需治疗时间短,但仍远长于 HKSFU‑1D;其性价比也不比国内 HIFU 占优势,更无法与 HKSFU‑1D 相比。对于 ExAblate 2000,美国 FDA 采取了异乎寻常的对大型医疗器械快速批产程序并用极为张扬的白皮书(White Paper)形式予以公布。在该审批文件中声称:"我们对此设备进行了快速审查,这是由于它能够为子宫肌瘤的治疗提供显著的益处"。

（2）512 Channel Therapeutic Ultrasound Systewn-Ultrasound Surgery 的实验结果也充分证明了瞬态空化效应的可控性,其主要特点是不再利用 HIFU 的热效应,而是利用纯空化效应摧毁肿瘤组织而达到临床效果,从其离体试验针对的是肝脏组织,故可预计其未来产品也将期望用于无创治疗肋下肝癌。目前原文的报道表明:①瞬态空化在靶区可留下高回声区,便于通常 B 超做实时疗后检测以判断疗效。②由于很低的热效应,有望可用于肋下肝癌的无创外科式治疗,但治疗速度低;512 道晶片的同相位声发射控制将带来很大技术难度和无谓的复杂性。这一方案的装置用于实验研究尚可,但作为未来产品,上述的两个缺憾将难以接受。③即使将来能开发成产品,其成本虽可比 ExAblate 2000 的低,但仍将远高于 HKSFU‑1D。④不适用于如子宫质地的良、恶性肿瘤——肌瘤、子宫癌、盆腔癌等这类弱空化效应组织病灶的治疗,从而限制了此方案的应用。

第 29 章　ExAblate 2000 MRI 引导测温 HIFU 安全问题有关报道摘要

一、ExAblate 2000 临床安全问题报道

1. 单个纤维瘤最大照射区域不得超过 50％,成为禁令。

2. 瞄准某块纤维瘤时,确保目标区的任何部分均在子宫浆膜 1.5 cm 的范围之外。

3. 如果骶骨或其他骨质机构处于声束路径的远源场,应确保其离焦点中心距离大于 4 cm。

4. 骶骨神经处于声束路径远源场时,使用下列的一个或多个技术,将神经受热或受损的风险降至最小。

（1）调整倾斜度,增加声束路径的入射角(与骶骨之间)。

（2）更改超声处理方式(采用滚动和横向移动;向前移动;选择短的焦斑长度;删除焦斑),这样的话,神经不会处于远源场。

（3）选择较高的超声处理频率。

5. 如果患者的骶骨神经处于远源场,患者神经有刺激感,应立即更改治疗计划。

6. 两周内不得进行两次以上的治疗。

7. 已怀孕或者将来想怀孕的女性患者,不得使用 ExAblate 治疗。使用本方法对怀孕的患者进行治疗,会给母体和胎儿带来危险。

8. 换能器界面(凝胶垫和水)必须与患者的腹部充分接触,不得出现间隙,从而可避免皮肤烧伤。为避免可能出现的烧伤,整个治疗期间应对显示结果(皮肤褶皱、起泡或凝胶垫和皮肤的接触状态)实施监测。

开始治疗时,应对换能器进行精确地校正对齐,可以准确地瞄准组织,避免伤害非目标组织。

空化和反射会对非目标组织带来伤害。因此,在整个治疗期间应对这两种情形进行持续的监测。

治疗期间如未能监测到 MR 热量图,可能导致非目标组织意外加热,这样会引起永久性的伤痕。如果无法获得 MR 测温数据,应取消(放弃)本次治疗。

9. 在每次治疗前若无法评估,从近源场处的皮肤与通过远源场范围的超声束路径,可能导致能量释放至沿着声束路径的任何其他地方关键结构上,从而引起疼痛感或造成沿路损伤。在进行第一次治疗前及整个治疗期间,均应能对声束路径实施评估,从而避免:

（1）腹部上的疤痕或皮肤上的不规则的地方,引起疼痛或皮肤烧伤。

（2）处于子宫前方的声束路径的肠循环系统受热，达到热损伤的程度。

（3）距离子宫浆膜表面接近 1.5 cm 处的超声处理导致子宫肌壁或者邻近的肠受损。

（4）骨质，如骶骨，会不同程度地吸收热量从而导致邻近的结构受损，在声束远源场，距骨质结构 4 cm 的范围内，不得进行超声处理。声束相对于骶骨入射角应尽可能高，最佳角度不得低于 30°。

（5）处于远源场的神经（如骶骨神经），也能从邻近的骨质或脂肪中吸收热量从而导致神经受损。如果骶骨神经处于远源场，需要一次或多次超声处理，则应改变换能器倾斜角或增加声束相对于骶骨的入射角。保证神经不在远源场内。如果骶骨神经处于远源场，患者抱怨有刺激感，则应改变治疗计划，更改超声处理的位置或取消这次超声处理。

每两次超声处理之间的冷却时间不够，可能导致热量积累，从而对目标组织以外的正常组织造成损伤。冷却时间不应减少至默认值 90 秒以下。但特殊限制的情况除外。

10. 不良事件（Adverse Events）

ExAblate 系统已对 192 名患子宫纤维瘤的病人进行非随机的临床试验评估，并通过已剖腹子宫切除手术作为对照组进行了对比和总结。某些患者在某个给定时间内，会出现一种以上的不良事件。对于 ExAblate（多于 10% 的患者），报道高频率的不良事件为腹部疼痛、其他部位疼痛、痉挛、呕吐和位置性的背部疼痛，见表 1。

表 1 对于 ExAblate 的不良事件反应

疼痛不适		妇科疾病		泌尿系统		肠胃系统		全身性症状		皮肤系统	
症状	数量	症状	数量	症状	数量	症状	数量	症状	数量	症状	数量
腹部疼痛	42	阴道分泌物不正常	10	尿道疼痛	9	作呕、呕吐	14	疲劳	8	皮肤烧伤	5
其他部位疼痛	14	月经出血过度	2	膀胱症状	6	痢疾	4	不适	7	皮肤发红	4
背部位置性疼痛	11	月经出血	1	尿频增加	6	便秘	3	发烧	2	水肿	4
腹部压痛	10	腹部痉挛	5	尿道感染	4	肠胃气胀	1			皮肤有刺激感	2
腿部疼痛	8	阴道有分泌物	1			肠道扩张	1			变硬	1
腹部痉挛	4					肠道症状	2			疤痕	1
不适	2										

11. 关键的临床研究中，ExAblate 患者不良事件的发生率：

（1）腹部疼痛 42 例；（2）其他部位疼痛 14 例；（3）背部位置性疼痛 11 例；（4）腹部压痛 10 例；（5）腿部疼痛 8 例；（6）腹部痉挛 4 例；（7）不适 2 例。

12. 妇科疾病：

（1）阴道分泌物不正常 10 例；（2）月经出血过度 2 例；（3）月经出血 1 例；（4）腹部痉挛 5 例；（5）阴道有分泌物 1 例。

13. 泌尿系统：

（1）尿道疼痛 9 例；（2）膀胱症状 6 例；（3）尿频增加 6 例；（4）尿道感染 4 例。

14. 肠胃系统：

(1) 作呕、呕吐 14 例；(2) 痢疾 4 例；(3) 便秘 3 例；(4) 肠胃气胀 1 例；(5) 肠道扩张 1 例；(6) 肠道症状 2 例。

15. 全身性症状：

(1) 疲劳 8 例；(2) 不适 7 例；(3) 发烧 2 例。

16. 皮肤系统：

(1) 皮肤烧伤 5 例；(2) 皮肤发红 4 例；(3) 水肿 4 例；(4) 皮肤有刺激感 2 例；(5) 变硬 1 例；(6) 疤痕 1 例。

17. 其他(未观察到的)不良事件：

(1) 大出血；(2) 肺动脉栓塞(PE)；(3) 妊娠并发症；(4) 子宫外部器官受损；(5) 败血症；(6) 并发症导致严重受伤或死亡。

18. 术后会出现什么症状：

ExAblate 治疗，耗时 3—4 小时，术后可能会感觉小腹出现某种程度疼痛、痉挛和作呕症状，如果出现下列并发症(Complication)，请立即向医师咨询。

- 低血压或头晕；
- 腹部疼痛、痉挛；
- 作呕；
- 发烧；
- 对造影剂和药物过敏；
- 皮肤损伤、发烧或起泡；
- 持续数日的背部或腿部疼痛；
- 腹部皮肤出现溃疡性烧伤；
- 持续较长时间或永久性的背部或腿部疼痛或神经受损导致的衰弱；
- 呼吸短促；
- 尿道出现灼热或紧迫感症状。

19. 热成像软件利用 MR 图像计算热量图，然后将该图作为叠加图显示在解剖图像上。这样既能以时间/温度图形的形式提供定量($\pm 10 ℃$)反馈，还可作为颜色图提供定性反馈，帮助医生管理整个医疗过程。该软件还可通过计算显示哪些区域的热剂量超过了导致坏死所需的理论上的热剂量。

20. 总共观察到 271 个不良事件。这些事件绝大部分(214)发生在手术后的前 10 天，占 79%。而 21%(57)发生在 10 天之后，其中只有 5 个(总事件的 1.8%)被举报为严重事件。神经科的检查显示坐骨神经受损，接下来的几个月内其情况逐渐好转，并在手术后的第 11 个月恢复至初始状态并可正常活动，疼痛感消失。

二、关于 MRI 引导测温 HIFU 安全性有关报道摘要

欧盟最近提出 MRI 新的安全标准，初期包括静磁场 2 T。目前大多用于检查人体的为 1—1.5 T 以至于 3 T。此外，使用 7 T 的全身扫描仪的情况越来越普遍。尤其重要的是高梯度磁场。然而，美国国家辐射防护委员会评估与 MRI 相关的安全性研究建议：2 T 是瞬时的全身暴露的上限，四肢暴露的上限被限制为 5 次；200 mT(0.2 T)为工作人员持续接触的限

值。这些限制主要是针对工作人员和患者反映有眩晕、恶心、金属味和幻视等而提出的建议，而不是根据已知的生物物理机制给出的。这方面的研究正在多方面的继续中，期望能逐步给出有理论依据、更确切的结论。然而，这是一个综合性的大课题，预计需较长时间和投入较大人力来研究。

参考文献

[1] BASSEN H, SCHAEFER D J, ZAREMBA L, et al. Exposure of medical personnel to electromagnetic fields from open magnetic resonance imaging systen[J]. Health Phys, 2005, 89:684-689.

[2] ANDRIOLA-SILVA A K, SILVA E L, EGITO E S T, et al. Safety concerns related to magnetic field exposure[J]. Radiat Environ Biophys, 2006, 45:245-252.

[3] DE VOCHT F, STEVENS T, VAN WENDEL-DE-JOODE B, et al. Acute neurobehavioural effects of exposure to static mangnetic fields:Analyses of exposure-response relations[J]. J Magn Res Imag, 2006, 23:291-297.

第 30 章　HIFU 离体试验演示与临床之差别

HIFU 用于肿瘤临床的研究已成为国际新近热点,国际学术交流、会议文集、专著与论文发表不计其数。但能对实际临床做有意义安全/有效比对的离体演示试验的报道却几乎阙如,究其缘由可能有以下难点:

1. 虽然与人体组织具有相近超声学作用特性的新鲜猪离体组织不难获得,但如要获得演示试验与临床安全/有效对比有意义的结果,必须精心制作此类离体试验样本。合格的此类样本必须具备与人体组织有相近而均匀的"声学似流体介质"性质。尤其用于模拟"透过肋骨"无/微创治疗肝癌的演示试验时更为考究。

2. 为达到上述要求,必须获得无凝固性血液散布其中的原始样本,在此基础上还须令样本在高真空条件下使生理盐水均匀渗透其中,真空渗透时间 7—8 小时。如果原始材料中有局部凝固性血区,则即使十数小时的真空渗透也无法获得均匀的"声学似流体介质",这样将严重影响试验结果,使试验失败或重复性极差。

3. 在实验现场宰杀试验活猪并保证放血快速而干净,放血完即刻取新鲜样本置于已准备好的真空环境条件的脱气生理盐水缸中 7—8 小时,这样才能获得与人体相近的"声学似流体介质",但成本很高。

4. 特性相近的"声学似流体介质"样本是可控地、可重复地、量化地应用"瞬态空化增强效应"所不可或缺的条件,也是可与实际临床做科学比对必须具备的条件。

5. 即使上述条件具备,但与临床过程还有一个重要差别:临床实际条件是体内靶区的初始温度 $T_0 \approx 37\ ℃$,而在临床过程可使人体皮肤及与皮肤紧靠的肋骨温度比 T_0 低 15—20 ℃,活体临床的这一温差对临床的安全/有效极为有利。而离体试验演示是不可能有这一有利条件的,这也是离体试验的固有难点。

6. 临床治疗靶区温度 T_F 只需达到 71 ℃、持续 1 s,其等效热剂量已约为 $T_F = 43\ ℃$ 持续 7 万小时,理论与实验都已证明无论是正常细胞或肿瘤细胞均可完全被杀灭(临床 CR),也即表明,在实际临床时只需令靶区温升 $\Delta T_F = 70 - 37 = 33(℃)$,持续 1 s 即可达到 CR 目的。然而,在离体演示中如也取 $T_F = 70\ ℃$,持续 1 s,则试验照射后解剖必看不清有明显的"热损伤"区,更无法用照片显示试验效果。为获得肉眼显著可判断的"直观显示"效果,离体试验常取 $T_F > 110—130\ ℃$,即 ΔT_F 要求比临床 ΔT_F 高 2—3 倍以上,如果没有优异的 HIFU 聚焦特性和精准的剂量学、传热学、方法学的密切配合,有临床参考意义的离体试验演示是不可能做到的,这也是海克公司历经千计离体、活猪试验,经过以千计的不成功、半成功、不可重复的成功直至可重复的成功试验的艰难过程才取得的成果,这也有赖于优秀的 HK-HIFU 聚焦及高功率、高效率特性以及我们坚持的"厘清路线、知难而进、坚持不懈、注意细节"的钻研精神使然。综上,我们也应能理解至今国际上仍然暂无 HIFU 能无/微创实际临床的现实。

第 31 章　有关 HIFU 的信息资料摘评

一、肿瘤疾患的流行病学概要

1. 人体的肿瘤疾患有良性、恶性之分。

2. 恶性肿瘤又称癌症,是严重威胁人类生命与健康的重大疾病。

3. 美国癌症协会公布:2007 年全球死于癌症的为 760 万人,其中发展中国家 470 万人,发达国家为 290 万人。同年,全球新发癌病例为 1 210 万人,其中发展中国家 670 万人,发达国家 540 万人。

4. 据不完整统计,2007 年前我国年癌症发病人数约 200 万人,而死于癌症的人数为 140 万人,癌症的死亡率约 70%。2013 年 4 月 15 日,CCTV - 4 发布,我国年新发病例已增至 350 万人/年。

5. 全球经年等待治疗的癌症患者约 3 000 万人,我国约 600 万人。

6. 数十年来的统计表明,癌症发病人数以年约 4% 增长,据此预计到 2020 年的年新发病人数可达 2 000 万人。肝癌有"癌中之王""中国的癌症"之称,我国肝癌发病率为全球的 53.9%。

7. 以成年女性子宫肌瘤为代表的人体良性肿瘤为例表明,良性肿瘤也是危害人类身心健康的重大疾病。较之恶性肿瘤,良性肿瘤病患者的面更广、量更大。例如成年女性中约有 1/3 的人患有子宫肌瘤病患,不同国家和地区的发病率有很大差别,从 20%—70% 不等。全球女性子宫肌瘤患者数以亿计,被称为"妇科第一瘤"。

二、两种典型良、恶性肿瘤的性质及其临床现状

1. 子宫肌瘤:患者有 25%—30% 会出现多种症状及不孕不育困境,严重影响女性身心健康。传统临床多采取手术治疗,包括病灶适形切除或全子宫摘除。由于传统临床的高创性质,常使医、患双方多有犹豫从而贻误病情,增大疾病的危害性。

2. 肝癌:初期多无症状,发现时多已处中、晚期,晚期肝癌患者的中位生存期统计在 2 个月至 3—5 个月不等,传统手术被称为"血流成河""九死一生",放疗对肝癌的临床不敏感,故肝癌成为"高危难治"的"癌中之王"。"早发现、早确诊、早治疗"的"三早"原则是延长肝癌患者生存期及生存质量的关键。

三、HIFU 的本质及发展现状概述

1. HIFU 的本质是最新型无/微创外科性物理治疗技术。

2. 发展 HIFU 技术路线是其可持续发展乃至成败的关键。

3. HIFU 技术的发展及临床应用研究已成"世界热点"。国际许多著名大学(华盛顿、哈佛、牛津)及国际医疗器械顶级公司(GE、PHILIPS 等)近十几年来都倾力进入 HIFU 研究开发领域,并因此诞生了国际治疗超声学会(International Society for Therapeutic Ultrasound)。而我国以重庆医科大学为背景成立了海扶医疗器械有限公司,率先发展了"JC 型 HIFU"并被 SFDA 批准率先形成产品正式用于多种良、恶性肿瘤的临床。我国还有多家大学或大型国有企业纷纷成立了开发 HIFU 的企业并开展国际合作和上市。但均因技术路线上的问题,未能充分体现 HIFU 技术的本质,从而影响其应有的发展规模和应用范围。

四、超声治疗应用前景及市值预测参考

1. Nature Review Drun Discovery 于 2005 年对超声治疗的广泛应用进行了综述:"该领域可以产生多个系列、上百种产品,市场前景十分巨大。预测该领域潜在市场价值可达数千亿美元,而其带动的医疗服务市场可达上万亿美元"。

2. Nature Review 发表以上综述结论之时,HIFU 治疗及其试用范围尚未在国际上形成共识。虽然我国 SFDA 早于 2000 年前后审批国内有关单位 HIFU 可用于以恶性肿瘤(癌症)为主的十数种肿瘤治疗,但美国 FDA 与欧洲则迟于 2004 年前后批准他们的 HIFU 用于一种良性肿瘤(子宫肌瘤)的治疗,而我国在很长一段时间认为 HIFU 不适于良性肿瘤,特别提到不适用于子宫肌瘤治疗。可见,Nature Review 的综述并未包含 HIFU 这一现已成为热点的大型医疗器械。

3. 子宫肌瘤的 HIFU 治疗已成全球热点,并被公认为只有因某些原因无法实施 HIFU 治疗时,才无奈应用手术治疗。HIFU 用于治疗子宫肌瘤潜在市场的预值:全球人口至 2020 年预估约有 80 亿,其中女性约 40 亿人。设届时人的平均寿命约 75 岁,可能患子宫肌瘤的女性年龄段在 30—50 岁,区间龄 20 岁。设区间龄女性患子宫肌瘤者占总区间龄人数的 25%(近年来关于子宫肌瘤流行病学调查表明,区间龄女性中患子宫肌瘤发病率 25%—70%,不同地区不等)。据此可以估算,至 2020 年全球患子宫肌瘤的女性患者约可达 3.3 亿人。若需 HIFU 治疗的占总人数的 1/3,即届时经年有待 HIFU 治疗子宫肌瘤的人数约有 1.1 亿。

4. 美国的 ExAbrate 2000 型 HIFU 和 PHILIPS 的 MRgFU 型 HIFU,采用的是以色列 InSightec 相控阵聚焦超声换能器,用于治疗子宫肌瘤患者时平均每天只能治疗 1 人。ExAbrate 2000 型 HIFU 在美国发布的白皮书(White Paper)中还声称其治疗速度要比"采用单阵元聚焦超声换能器"的 HIFU 快。这样的 HIFU 若能做到除机器维护需占一定时间外,每年可实际运行 300 天,于是每台这样的 HIFU 年平均治疗子宫肌瘤患者数约 300 人,全球用于治疗子宫肌瘤的、这样的 HIFU 需求量应约 36.7 万台。这样的 HIFU 售价为 500 万美元,于是可估得这样的 HIFU 只用于治疗子宫肌瘤的潜在市场价值约可达 1.8 万亿美元,超过了 Nature Review 对整个治疗超声市场价值的预测。

5. 南京海克医疗设备有限公司的 HIASFU 型 HIFU,用于治疗子宫肌瘤的速度数倍于前述 HIFU,假定售价只约前者的 1/2(即 $250 万元≈¥1 500 万元),则引用前述流行病学的估算,HKSFU 型 HIFU 的市值也应有约 2 千亿美元≈1.2 万亿人民币。加以 HIASFU-

HIFU 还可以用于多种恶性肿瘤的独有特性,其总市值估计可达数万亿人民币,其带动的医疗服务市场值也将更大。

6. 中国医药保健品进出口商会医疗器械部主任蔡天智先生在《世界医疗器械》第 18 卷,第 3 期,2012 年 4 月发表了一篇为"医疗器械对外贸易可圈可点——2011 年我国医疗器械对外贸易分析"文章摘评:

(1) 医疗器械进、出口均有较大增幅,进出口总额达到 265.98 亿美元,同比增长 54.43%;

(2) 出口额为 157.11 亿美元,同比增长 53.62%,进口额为 108.87 亿美元,同比增长 55.62%,贸易顺差 48.24 亿美元,同比增长 49.29%;

(评:从贸易额增长与贸易顺差情况看,的确是"可圈可点")

(3) 从具体产品看,2011 年,我国医疗器械出口以中低端产品为主,这些产品技术含量和附加值低,竞争力不强,市场易饱和、开拓有限;

(4) 进口产品的技术含量和附加值都比较高,国产同类产品仍存在一定差距。

7. 科讯网频接触:2012 年我国医疗器械市场增长情况预期分析。

(1) 预计未来几年我国医疗器械行业复合增长率将维持在 20%—30%;

(2) 全球医疗器械规模已占据全球医药市场总规模的 42%。

附录　相关发明专利证书

1. 准自焦高强度大功率超声换能器发明专利(中国)

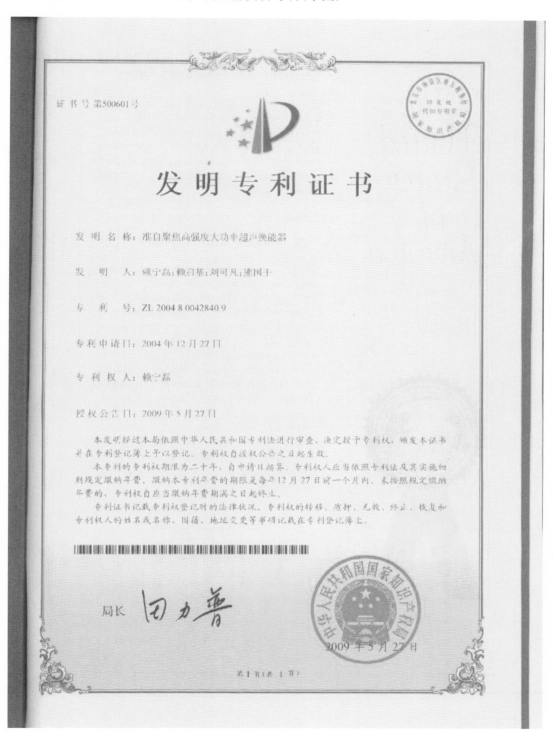

2. 准自焦高强度大功率超声换能器发明专利(美国)

The Director of the United States Patent and Trademark Office

Has received an application for a patent for a new and useful invention. The title and description of the invention are enclosed. The requirements of law have been complied with, and it has been determined that a patent on the invention shall be granted under the law.

Therefore, this

United States Patent

Grants to the person(s) having title to this patent the right to exclude others from making, using, offering for sale, or selling the invention throughout the United States of America or importing the invention into the United States of America, and if the invention is a process, of the right to exclude others from using, offering for sale or selling throughout the United States of America, or importing into the United States of America, products made by that process, for the term set forth in 35 U.S.C. 154(a)(2) or (c)(1), subject to the payment of maintenance fees as provided by 35 U.S.C. 41(b). See the Maintenance Fee Notice on the inside of the cover.

David J. Kappos

Director of the United States Patent and Trademark Office

US007602672B2

(12) **United States Patent**
Lai et al.

(10) Patent No.: **US 7,602,672 B2**
(45) Date of Patent: **Oct. 13, 2009**

(54) **QUASI-SELF FOCUSING HIGH INTENSITY AND LARGE POWER ULTRASONIC TRANSDUCER**

(75) Inventors: **Ninglei Lai**, Room 1504, Building No. 4, Yangguang Square, Longjiang Community, Nanjing City (CN) 210000; **Qiji Lai**, Nanjing (CN); **Kefan Liu**, Nanjing (CN); **Guogan Xiong**, Nanjing (CN)

(73) Assignee: **Ninglei Lai**, Nanjing (CN)

(*) Notice: Subject to any disclaimer, the term of this patent is extended or adjusted under 35 U.S.C. 154(b) by 175 days.

(21) Appl. No.: **11/722,858**

(22) PCT Filed: **Dec. 27, 2004**

(86) PCT No.: **PCT/CN2004/001527**

§ 371 (c)(1),
(2), (4) Date: **Jun. 26, 2007**

(87) PCT Pub. No.: **WO2006/069467**

PCT Pub. Date: **Jul. 6, 2006**

(65) **Prior Publication Data**

US 2008/0112582 A1 May 15, 2008

(51) **Int. Cl.**
H04B 1/02 (2006.01)

(52) **U.S. Cl.** **367/138**

(58) **Field of Classification Search** 367/138
See application file for complete search history.

(56) **References Cited**

U.S. PATENT DOCUMENTS

5,101,133 A	3/1992	Schafer	
5,743,862 A *	4/1998	Izumi	601/2
6,506,171 B1	1/2003	Vitek et al.	
2004/0201326 A1 *	10/2004	Yokoi et al.	310/348

FOREIGN PATENT DOCUMENTS

CN	2370887 Y	3/2000
CN	1265929	9/2000
CN	1416922	5/2003
CN	1456128	11/2003
CN	1470299	1/2004
CN	2608035 Y	3/2004
WO	WO03/070105 A1	8/2003

OTHER PUBLICATIONS

Donald Ricketts, "Model for Piezoelectric Polymer Flexural Plate Hydrophone", Oct 1981, Acoustic Society of America pp. 929-935.*

* cited by examiner

Primary Examiner—Thomas H Tarcza
Assistant Examiner—Luke D Ratcliffe
(74) *Attorney, Agent, or Firm*—Schwabe, Williamson & Wyatt, P.C.

(57) **ABSTRACT**

A quasi-self focusing high strength large power ultrasonic transducer including a backing and a plurality of piezo-electric crystal sheets is disclosed. The backing has a double layer structure with an air cavity between the layers. At least four piezoelectric crystal sheets of the plurality of piezo-electric crystal sheets are adhered on an inside focusing face of the backing with a protective layer covering the surface of the sheets.

9 Claims, 1 Drawing Sheet

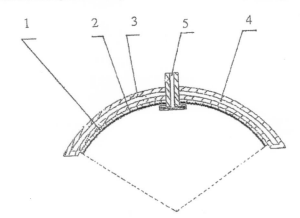

3. 准自焦高强度大功率超声换能器发明专利(日本)

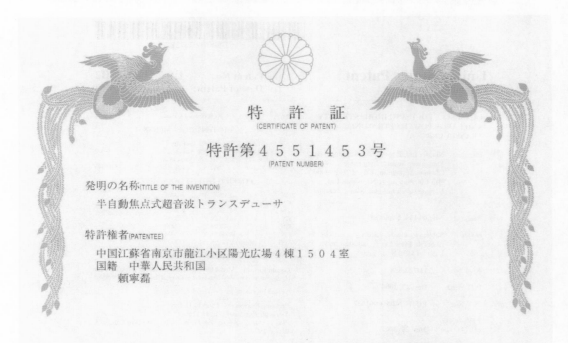

特　許　証
(CERTIFICATE OF PATENT)

特許第４５５１４５３号
(PATENT NUMBER)

発明の名称(TITLE OF THE INVENTION)

半自動焦点式超音波トランスデューサ

特許権者(PATENTEE)

中国江蘇省南京市龍江小区陽光広場４棟１５０４室
国籍　中華人民共和国
　　　頼寧磊

発明者(INVENTOR)

頼寧磊

頼啓基

劉可凡

その他別紙記載

出願番号(APPLICATION NUMBER)　　特願２００７－５４５８１２

出願年月日(FILING DATE)　　平成１６年１２月２７日(December 27.2004)

この発明は、特許するものと確定し、特許原簿に登録されたことを証する。
(THIS IS TO CERTIFY THAT THE PATENT IS REGISTERED ON THE REGISTER OF THE JAPAN PATENT OFFICE.)

平成２２年　７月１６日(July 16.2010)

特許庁長官(COMMISSIONER, JAPAN PATENT OFFICE)

細野　哲弘

特 許 証
(CERTIFICATE OF PATENT)

（続葉　1）

特許第４５５１４５３号(PATENT NUMBER)
特願２００７－５４５８１２ (APPLICATION NUMBER)

発明者(INVENTOR)

熊国干

［以下余白］

4. 准自焦高强度大功率超声换能器发明专利(欧洲)

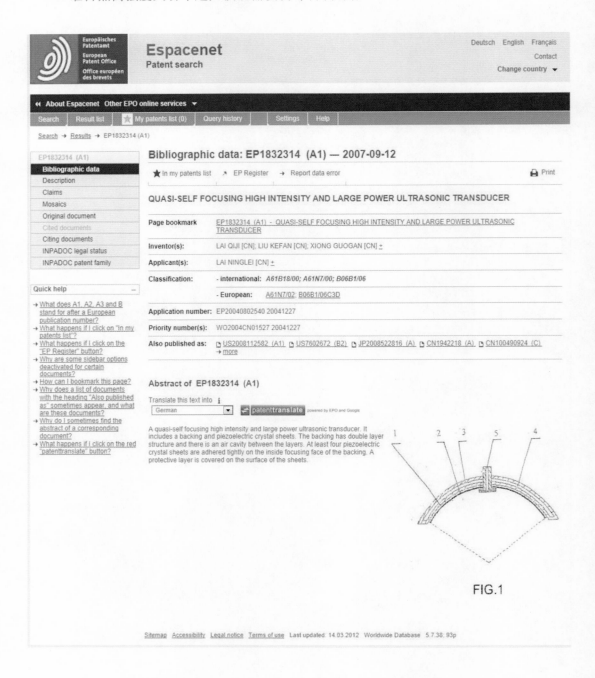

FIG.1

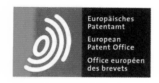

URKUNDE	CERTIFICATE	CERTIFICAT
Europäisches Patent	European patent	Brevet européen
Es wird hiermit bescheinigt, dass für die in der Patentschrift beschriebene Erfindung ein europäisches Patent für die in der Patentschrift bezeichneten Vertragsstaaten erteilt worden ist.	It is hereby certified that a European patent has been granted in respect of the invention described in the patent specification for the Contracting States designated in the specification.	Il est certifié qu'un brevet européen a été délivré pour l'invention décrite dans le fascicule de brevet, pour les Etats contractants désignés dans le fascicule de brevet.

Europäisches Patent Nr.
European patent No.   2503308
Brevet européen n°

Patentinhaber
Proprietor(s) of the patent
Titulaire(s) du brevet

Nanjing Haike Medical Equipment Co. Ltd
3-102, No. 12 Dinghuaimen
Guloou
Nanjing, Jiangsu 210013/CN

António Campinos

António Campinos
Präsident des Europäischen Patentamts
President of the European Patent Office
Président de l'Office européen des brevets

EPA/EPO/OEB 2031 07.18

München, den
Munich,   13.05.20
Munich, le

5. 宽焦距高强度聚焦超声治疗头发明专利(中国)

证书号 第943815号

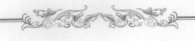

发明专利证书

发 明 名 称：宽焦距高强度聚焦超声治疗头

发　明　人：赖启基;刘可凡;赖宁磊;俞苏安;钱可汉;陈家军

专　利　号：ZL 2010 1 0115003.1

专利申请日：2010 年 02 月 26 日

专 利 权 人：南京海克医疗设备有限公司

授权公告日：2012 年 05 月 09 日

　　本发明经过本局依照中华人民共和国专利法进行审查，决定授予专利权，颁发本证书并在专利登记簿上予以登记。专利权自授权公告之日起生效。

　　本专利的专利权期限为二十年，自申请日起算。专利权人应当依照专利法及其实施细则规定缴纳年费。本专利的年费应当在每年 02 月 26 日前缴纳。未按照规定缴纳年费的，专利权自应当缴纳年费期满之日起终止。

　　专利证书记载专利权登记时的法律状况。专利权的转移、质押、无效、终止、恢复和专利权人的姓名或名称、国籍、地址变更等事项记载在专利登记簿上。

局长

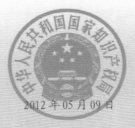

2012 年 05 月 09 日

第 1 页　(共 1 页)

6. 测量高强度聚焦超声功率的吸收靶发明专利(中国)

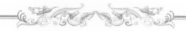

证书号第867342号

发 明 专 利 证 书

发 明 名 称：测量高强度聚焦超声功率的吸收靶

发 明 人：赖启基;赖宁磊;熊国土;刘可凡

专 利 号：ZL 2010 1 0115001.2

专利申请日：2010 年 02 月 26 日

专 利 权 人：南京海克医疗设备有限公司

授权公告日：2011 年 11 月 23 日

　　本发明经过本局依照中华人民共和国专利法进行审查，决定授予专利权，颁发本证书并在专利登记簿上予以登记。专利权自授权公告之日起生效。

　　本专利的专利权期限为二十年，自申请日起算。专利权人应当依照专利法及其实施细则规定缴纳年费。本专利的年费应当在每年 02 月 26 日前缴纳。未按照规定缴纳年费的，专利权自应当缴纳年费期满之日起终止。

　　专利证书记载专利权登记时的法律状况。专利权的转移、质押、无效、终止、恢复和专利权人的姓名或名称、国籍、地址变更等事项记载在专利登记簿上。

局长　田力普

2011 年 11 月 23 日

第 1 页 (共 1 页)

7. 测量高强度聚焦超声功率的吸收靶发明专利（美国）

The Director of the United States Patent and Trademark Office

Has received an application for a patent for a new and useful invention. The title and description of the invention are enclosed. The requirements of law have been complied with, and it has been determined that a patent on the invention shall be granted under the law.

Therefore, this

United States Patent

Grants to the person(s) having title to this patent the right to exclude others from making, using, offering for sale, or selling the invention throughout the United States of America or importing the invention into the United States of America, and if the invention is a process, of the right to exclude others from using, offering for sale or selling throughout the United States of America, or importing into the United States of America, products made by that process, for the term set forth in 35 U.S.C. 154(a)(2) or (c)(1), subject to the payment of maintenance fees as provided by 35 U.S.C. 41(b). See the Maintenance Fee Notice on the inside of the cover.

Michelle K. Lee

Deputy Director of the United States Patent and Trademark Office

US008863577B2

(12) **United States Patent**　　(10) **Patent No.:** **US 8,863,577 B2**
Lai et al.　　　　　　　　　　　　(45) **Date of Patent:** **Oct. 21, 2014**

(54) **ABSORPTION TARGET FOR MEASURING POWER OF HIGH-INTENSITY FOCUSED ULTRASOUND**

(75) Inventors: **Qiji Lai**, Jiangsu (CN); **Ninglei Lai**, Jiangsu (CN); **Guogan Xiong**, Jiangsu (CN); **Kefan Liu**, Jiangsu (CN)

(73) Assignee: **Nanjing Haike Medical Equipment Co., Ltd.**, Jiangsu (CN)

(*) Notice: Subject to any disclaimer, the term of this patent is extended or adjusted under 35 U.S.C. 154(b) by 348 days.

(21) Appl. No.: 13/508,510

(22) PCT Filed: **Jan. 30, 2011**

(86) PCT No.: **PCT/CN2011/070816**
§ 371 (c)(1),
(2), (4) Date: **May 7, 2012**

(87) PCT Pub. No.: **WO2011/103780**
PCT Pub. Date: **Sep. 1, 2011**

(65) **Prior Publication Data**
US 2012/0222486 A1　Sep. 6, 2012

(30) **Foreign Application Priority Data**

Feb. 26, 2010　(CN) 2010 1 0115001

(51) **Int. Cl.**
G01H 3/10 (2006.01)
G01H 17/00 (2006.01)
A61N 7/02 (2006.01)

(52) **U.S. Cl.**
CPC . *G01H 17/00* (2013.01); *A61N 7/02* (2013.01)
USPC 73/649

(58) **Field of Classification Search**
USPC 73/649, 1.83, 646
See application file for complete search history.

(56) **References Cited**

U.S. PATENT DOCUMENTS

2,874,794	A		2/1959	Kiernan	
3,915,017	A	*	10/1975	Robinson	73/646
4,181,004	A	*	1/1980	Dominy et al.	73/1.83
4,625,542	A	*	12/1986	Nelson	73/1.83
6,264,607	B1	*	7/2001	Goll et al.	600/437
6,488,639	B1	*	12/2002	Ribault et al.	601/2

FOREIGN PATENT DOCUMENTS

CN	1057107	A	12/1991
CN	2394209	Y	8/2000
CN	2653506	Y	11/2004
DE	198 36 727	A1	2/2000

* cited by examiner

Primary Examiner — J M Saint Surin
(74) *Attorney, Agent, or Firm* — Christensen Fonder P.A.

(57) **ABSTRACT**

An absorption target for measuring power of high-intensity focused ultrasound, comprising a container and a cone target cluster. The cone target cluster includes basic units with the same geometrical shape. The upper part of each basic unit is a pyramid, and the lower part of each basic unit is a prismatic base. The vertexes of respective side surfaces of the pyramid converge at a perpendicular bisector of the prismatic base to form a cone vertex and the cross sections of the pyramid and the base are squares, regular triangles or regular hexagons. The bases of the basic units are seamlessly and tightly arrayed at the bottom in the container. Sound waves of an incident cone target cluster to escape into space outside the cone target cluster only in case of at least two reflections or scatterings. Open micropores are densely distributed inside the basic units of the cone target cluster.

4 Claims, 2 Drawing Sheets

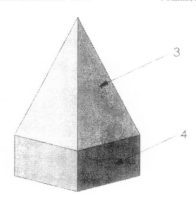

8. 测量高强度聚焦超声功率的吸收靶发明专利（澳大利亚）

澳大利亚专利证书：测量高强度聚焦超声的吸收靶

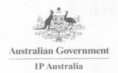

Australian Government

IP Australia

CERTIFICATE OF GRANT

STANDARD PATENT

2011220262

I, Fatima Beattie, the Commissioner of Patents, certify that the following are the particulars of this patent appearing in the Register of Patents:

Name and Address of Patentee(s):
Nanjing Haike Medical Equipment Co., Ltd
3-102 No. 12 Dinghuaimen Gulou Nanjing Jiangsu 210013 China

Name of Actual Inventor(s):
Lai, Qiji; Lai, Ninglei; Xiong, Guogan and Liu, Kefan

Title of Invention:
Absorption target for measuring power of high-intensity focused ultrasound

Term of Patent:
Twenty years from 30 January 2011

Priority Details

Number	Date	Filed with
201010115001.2	26 February 2010	CN

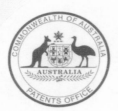

Dated this 17th day of October 2013

Fatima Beattie
Commissioner of Patents

PATENTS ACT 1990

9. 测量高强度聚焦超声功率的吸收靶发明专利(日本)

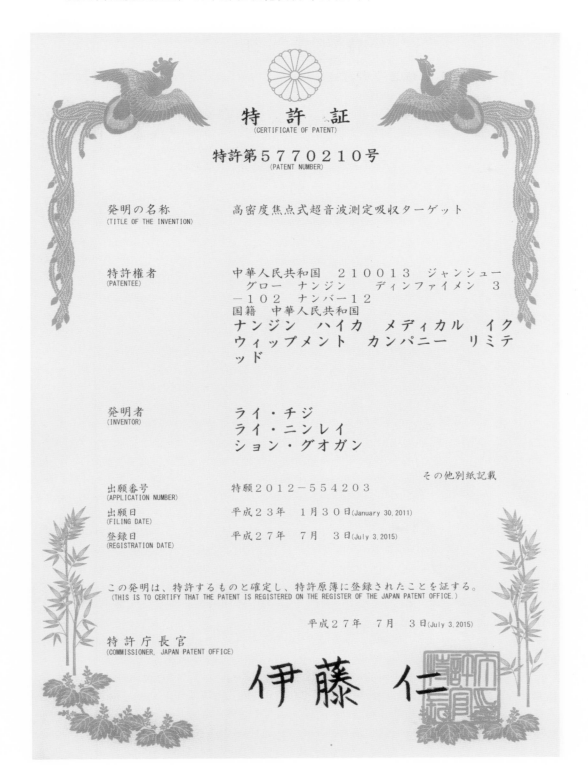

特 許 証
(CERTIFICATE OF PATENT)

特許第５７７０２１０号
(PATENT NUMBER)

発明の名称
(TITLE OF THE INVENTION)　　高密度焦点式超音波測定吸収ターゲット

特許権者
(PATENTEE)　　中華人民共和国　２１００１３　ジャンシュー
　　　　グロー　ナンジン　ディンファイメン　３
　　　　－１０２　ナンバー１２
　　国籍　中華人民共和国
　　ナンジン　ハイカ　メディカル　イク
　　ウィップメント　カンパニー　リミテ
　　ッド

発明者
(INVENTOR)　　ライ・チジ
　　ライ・ニンレイ
　　ション・グオガン

その他別紙記載

出願番号
(APPLICATION NUMBER)　　特願２０１２－５５４２０３

出願日
(FILING DATE)　　平成２３年　１月３０日(January 30, 2011)

登録日
(REGISTRATION DATE)　　平成２７年　７月　３日(July 3, 2015)

この発明は、特許するものと確定し、特許原簿に登録されたことを証する。
(THIS IS TO CERTIFY THAT THE PATENT IS REGISTERED ON THE REGISTER OF THE JAPAN PATENT OFFICE.)

平成２７年　７月　３日(July 3, 2015)

特許庁長官
(COMMISSIONER, JAPAN PATENT OFFICE)

伊藤 仁

特　許　証
(CERTIFICATE OF PATENT)

（続葉　1）

特許第５７７０２１０号 (PATENT NUMBER)

特願２０１２−５５４２０３ (APPLICATION NUMBER)

発明者
(INVENTOR)　　　　　リュー・カファン

［以下余白］

10. 测量高强度聚焦超声功率的吸收靶发明专利(韩国)

특허증
CERTIFICATE OF PATENT

특 허 제 10-1587868 호
Patent Number

출원번호 제 10-2012-7012389 호
Application Number

출원일 2012년 05월 14일
Filing Date

등록일 2016년 01월 18일
Registration Date

발명의 명칭 Title of the Invention
고강도 초점 초음파의 전력을 측정하는 흡수 타겟

특허권자 Patentee
난징 하이케 메디칼 이큅먼트 코포레이션 리미티드
중국, 지앙슈 210013, 굴루우 난징, 딩휴아이민, 12번지3-102

발명자 Inventor
등록사항란에 기재

위의 발명은 「특허법」에 따라 특허등록원부에 등록되었음을 증명합니다.

This is to certify that, in accordance with the Patent Act, a patent for the invention has been registered at the Korean Intellectual Property Office.

2016년 01월 18일

특허청장
COMMISSIONER,
KOREAN INTELLECTUAL PROPERTY OFFICE

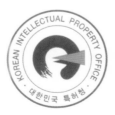

등 록 사 항

특   허   등록 제 10-1587868 호
Patent Number

발명자 Inventors

라이 퀴지
중국, 지앙슈 210013, 굴루우 난징, 딩휴아이민 12번지 3-102

라이 닝레이
중국, 지앙슈 210013, 굴루우 난징, 딩휴아이민 12번지 3-102

지옹 구오간
중국, 지앙슈 210013, 굴루우 난징, 딩휴아이민 12번지 3-102

리우 케판
중국, 지앙슈 210013, 굴루우 난징, 딩휴아이민 12번지 3-102

11. 一种六路合成超大功率高强度聚焦超声射频驱动系统发明专利(中国)

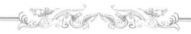

发明专利证书

证书号 第3699840号

发 明 名 称：一种六路合成超大功率高强度聚焦超声射频驱动系统

发 明 人：何爱军;许聪聪;付思东;赖宁磊;晏张平;陈仿;唐尧;陆佳

专 利 号：ZL 2018 1 0227614.1

专利申请日：2018年03月14日

专 利 权 人：南京海克医疗设备有限公司;南京大学

地 址：210016 江苏省南京市鼓楼区定淮门12号3楼102室

授权公告日：2020年02月21日 授权公告号：CN 108578915 B

　　国家知识产权局依照中华人民共和国专利法进行审查，决定授予专利权，颁发发明专利证书并在专利登记簿上予以登记。专利权自授权公告之日起生效。专利权期限为二十年，自申请日起算。

　　专利证书记载专利权登记时的法律状况。专利权的转移、质押、无效、终止、恢复和专利权人的姓名或名称、国籍、地址变更等事项记载在专利登记簿上。

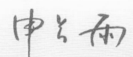

局长
申长雨

2020年02月21日

第 1 页 (共 2 页)

其他事项参见背面

图书在版编目(CIP)数据

尿路感染目标性监测报告及其应用 / 邵宁毅，郝宁蕾
著. —南京：南京大学出版社，2022.9
ISBN 978-7-305-26120-6

Ⅰ.①尿… Ⅱ.①邵… ②郝… Ⅲ.①尿路—监测—报告
Ⅳ.①R454.3

中国版本图书馆 CIP 数据核字(2022)第 163766 号

出版发行 南京大学出版社
社　　址 南京市汉口路 22 号　　邮　编 210093
出 版 人 金鑫荣

书　　名 尿路感染目标性监测报告及其应用
著　　者 邵宁毅 郝宁蕾
责任编辑 王南雁　　编辑热线 025－83595840
排　　版 南京开卷文化传媒有限公司
印　　刷 苏州工业园区美柯乐制版印务有限责任公司
开　　本 787 mm×1092 mm　1/16　印张 13.75　字数 430 千
版　　次 2022 年 9 月第 1 版　2022 年 9 月第 1 次印刷
ISBN 978-7-305-26120-6
定　　价 98.00 元

网　　址 http://www.njupco.com
官方微博 http://weibo.com/njupco
微信服务号 njupxue
销售咨询热线 (025)83594756